वैद्यकीय मदत

डॉ. अविनाश भोंडवे

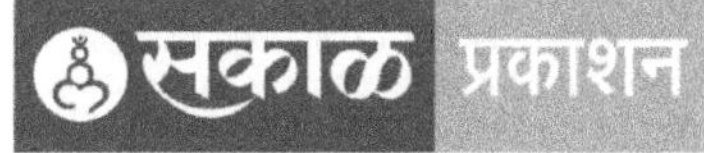

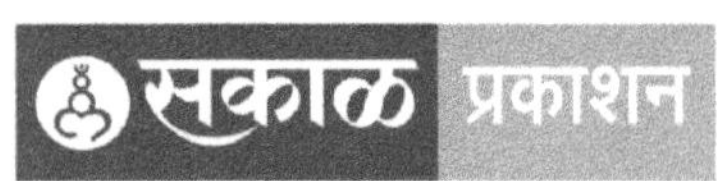

वैद्यकीय मदत
© डॉ. अविनाश भोंडवे, २०२३

Vaidyakiy Madat
© Dr. Avinash Bhondwe, 2023

प्रथम आवृत्ती	:	जानेवारी, २०२४
प्रकाशक	:	सकाळ मीडिया प्रा. लि.
		५९५, बुधवार पेठ, पुणे ४११ ००२
संपादन	:	ऐश्वर्या कुमठेकर
मुखपृष्ठ	:	शिवदास मोरे
मांडणी	:	गौरी खराडे
मुद्रणस्थळ	:	विकास प्रिंटिंग ॲण्ड कॅरिअर्स प्रा. लि.
		प्लॉट नं. ३२, एमआयडीसी, सातपूर, नाशिक
ISBN	:	978-81-19311-98-9
संपर्क	:	०२०-२४४० ५६७८ / ८८८८८ ४९०५०
		sakalprakashan@esakal.com

कोणाचे कोणतेही पाठबळ न घेता,
जगभरातल्या दुःखीकष्टी दरिद्रीनारायणांची
आयुष्यभर निरलस सेवा करणाऱ्या
माझ्या समाजसेवी आरोग्यमित्रांना
सविनय अर्पित !

मनोगत

'वैद्यकीय मदत' हे एक आगळेवेगळे समाजोपयोगी पुस्तक वाचकांच्या हाती देताना मनाला एक अपूर्व समाधान वाटते आहे. सुमारे १४० कोटी भारतीयांपैकी जवळजवळ ३० टक्के लोक दारिद्र्यरेषेखाली आणि ३३ टक्के जनता निम्न मध्यमवर्गीय म्हणून जीवन जगते. या ६३ टक्के लोकांना आजच्या भांडवलशाही अर्थव्यवस्थेत आणि कणव-हीन समाजात, जीवनातील प्रत्येक गरज भागवताना पावलोपावली ठेचा बसतात. पैशाचे पाठबळ नसल्यामुळे त्यांना जीवनावश्यक गरजाही निराशेच्या बासनात गुंडाळून ठेवाव्या लागतात. अपघातामध्ये हातपाय मोडलेल्या, डोक्याला मार लागलेल्या व्यक्तीला पैशांच्या अभावामुळे आजारांवर उपचार करता येत नसल्याने जीवनभरासाठी अपंगत्व स्वीकारावे लागते. हृदयविकाराचा झटक्यामध्ये किंवा कर्करोगाची सुरुवात झाली असताना, उपचार मिळाले तर वाचण्याची शक्यता असूनही, हॉस्पिटलची बिले भरायला खिसे रिकामे असल्यामुळे अगणित बाळांना, युवकांना घरच्या कमावत्या व्यक्ती गमवाव्या लागतात. एक डॉक्टर म्हणून अशा हजारो घटनांचा मी नक्कीच साक्षीदार आहे. पण आपल्यापैकी प्रत्येकजण अशा घटना रोजच पाहतो. कदाचित काही जणांनी त्यांच्या प्रियजनांच्या बाबतीत अशा घटना जवळून अनुभवल्याही असतील.

आजच्या जगाची व्यावहारिक रचना पैशांवर आधारित आहे. जीवनातील सर्व गरजा भागवण्यासाठी पैशांची गरज लागते, मग ती गरज अन्न, वस्त्र, निवारा अशा जीवनावश्यक गोष्टींची असो किंवा शिक्षण, आरोग्य अशा मानवतेने आणि भारतीय राज्यघटनेने दिलेल्या मूलभूत हक्कांची असो! यापैकी आरोग्याबाबतचे हक्क माणसाच्या जीवनमरणाशी संबंधित असल्याने, या ६३ टक्के लोकांना आरोग्यसुविधा देणे आणि प्राणघातक, गंभीर आजारांत त्यांना आर्थिक पाठबळ देणे, हे केंद्रातील आणि राज्यातील सरकारांचे उत्तरदायित्व असते.

आपल्या देशातल्या गरिबांच्या गंभीर आजारांवर औषधोपचार करण्याच्या दृष्टीने सरकारी आरोग्यव्यवस्था संख्यात्मकदृष्ट्या आणि उच्च उपचारांसाठी तुटपुंजी आहे. त्यामुळे दुर्दैवाने ६३ टक्के भारतीयांना खासगी दवाखान्यांचे आणि पंचतारांकित रुग्णालयांचे उंबरठे झिजवावे लागतात. खासगी आरोग्यसेवांना देखील देशाच्या भांडवलशाही अर्थव्यवस्थेचा विळखा पडला आहे. रुग्णालयाची जागा, उभारणी, रुग्णालयातील यंत्रसामग्री, इतर सेवा- सुविधा, आरोग्य कर्मचारी, आरोग्यविषयक सरकारी कर अशा अनेक गोष्टींमुळे रुग्णालयांचे मूलभूत खर्च अवाढव्य होत चालले असल्यामुळे खासगी वैद्यकीय सेवाशुल्क देखील महागडे होत चालले आहे.

यातून मार्ग काढण्यासाठी केंद्र सरकार, राज्य सरकार, रेल्वेसारखी काही सरकारी खाती, इत्यादींनी गरिबांच्या अशा गंभीर आणि खर्चिक आजारांवर उपचार व्हावेत, यासाठी आयुष्मान भारत, महात्मा फुले जनआरोग्य योजना, आयपीएफ सेवा अशा विविध योजना विकसित केल्या आहेत. त्याचसोबत काही सार्वजनिक ट्रस्ट, दानशूर व्यक्ती, धार्मिक देवस्थान संस्था यांच्यातर्फे देखील काही निधी उपलब्ध केला जात असतो. अनेक स्वयंसेवी संस्था अशा गंभीर रुग्णांना मदत करण्यासाठी जात असतात. अशा योजना, त्यासाठीच्या पात्रता अटी, कागदपत्रे आणि त्यातील बारकाव्यांची माहिती समाजसेवी संस्था, सामाजिक कार्यकर्ते आणि मुख्य म्हणजे दुर्धर आजाराने पीडित व्यक्तींपर्यंत आणि त्यांच्या कुटुंबांपर्यंत दुर्दैवाने पोहोचत नाही. ही पोकळी भरून काढावी, या उद्देशाने या पुस्तकाची निर्मिती करण्यात आली आहे. या पुस्तकात रुग्णांना मदत करणाऱ्या योजनांसह गंभीर आजार कोणते, त्यांचे उपचार, रुग्णांमधील अशी गंभीर लक्षणे जी प्राणघातक ठरू शकतात, अशा महत्त्वाच्या मुद्द्यांवरही मार्गदर्शन करण्यात आले आहे.

अशा प्रकारचे पुस्तक मी लिहावे, त्यात केवळ मदत योजनाच नव्हे, तर इतरही आवश्यक विषयांचे समायोजन असावे, यासाठी सकाळ प्रकाशनाचे प्रमुख आशुतोष रामगीर आणि संपादिका ऐश्वर्या कुमठेकर यांनी मला प्रेरणा दिली व पाठपुरावा केला. या पुस्तकाची मांडणी करणाऱ्या गौरी खराडे तसेच पुस्तकाचे आकर्षक व समर्पक मुखपृष्ठ करणारे शिवदास मोरे या सर्वांचा मी शतशः ऋणी आहे. या पुस्तकाच्या साहाय्याने महाराष्ट्रातील गरीब आणि निम्न मध्यमवर्गीयांना उचित आरोग्य सेवा मिळून त्यांचे आयुष्य निरामय व्हावे, अशी सदिच्छा मी मनोमन व्यक्त करतो.

- डॉ. अविनाश भोंडवे

अनुक्रमणिका

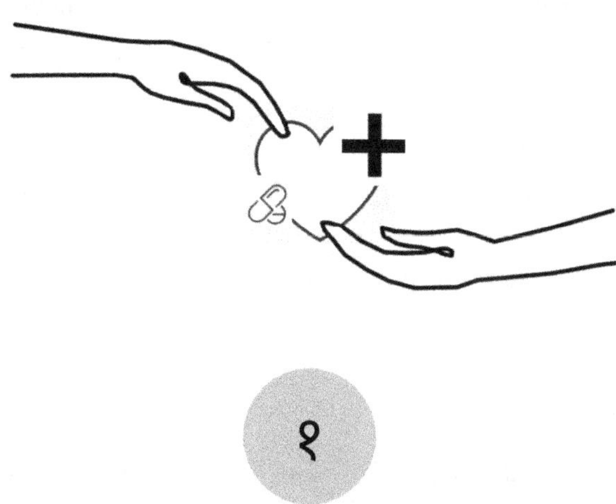

१

असाध्य आणि दीर्घकालीन आजार

आजार अनेक प्रकारचे असतात. काही अगदी दोन-तीन दिवसांत बरे होतात, तर काही आजारांना बरे व्हायला काही महिने-वर्षे लागू शकतात. या आजारांमध्ये वर्षपिक्षा जास्त काळ किंवा काही आजारांमध्ये आयुष्यभर औषधे घेत राहावे लागते. अशा आजारांना दीर्घकाळ चालणारे किंवा जुनाट आजार म्हणतात. एक वर्ष किंवा त्याहून अधिक काळ टिकणारा आजार किंवा शारीरिक परिस्थिती म्हणजे जुनाट आजार. यामध्ये औषधे घेणे मध्येच बंद करून उपचार खंडित करायचे नसतात. हे जुनाट आजार दैनंदिन जीवनातील मोकळीक आणि मर्यादित स्वास्थ्य देतात.

हृदयविकार, कर्करोग, मधुमेह, स्ट्रोक आणि संधिवात यांसारखे जुनाट आजार ही आपल्या देशातल्या अपंगत्व आणि मृत्यूची प्रमुख कारणे आहेत. सर्वसाधारणपणे प्रौढांना होणाऱ्या आजारांपैकी ४० टक्के आजार जुनाट असतात. भारतात रुग्णालयात दाखल कराव्या लागणाऱ्या रुग्णांपैकी २३ टक्के रुग्ण हे जुनाट आजारांसाठी दाखल होतात. दर १० पैकी ६ मृत्यू हे जुनाट आजारांमुळे होतात. सर्व मृत्यूंपैकी निम्म्याहून अधिक मृत्यू हृदयरोग आणि कर्करोग अशा जुनाट आजारांनी होतात.

ही आकडेवारी गंभीर असली तरी, यांतील अनेक आजार योग्य उपचारांनी टाळता येण्यासारखे/नियंत्रित करण्यासारखे आहेत ही आशादायक गोष्ट आहे. अनेक जुनाट आजार हे जीवनशैलीशी निगडित आहेत. ती बदलणे आपल्या हातात आहे. पौष्टिक

पदार्थ खाणे, शारीरिक क्रियाशील होणे, व्यायाम करणे, तंबाखूसारखी व्यसने टाळणे यासारख्या सोप्या उपायांनी अनेक रोगांना दूर ठेवता येते. मधुमेह, हृदयविकार, संधिवात किंवा दुसरा कोणताही जुनाट आजार असेल तरीही, अधिक आरोग्यदायी जीवनशैली अंगिकारून तो आजार अधिक चांगल्या प्रकारे व्यवस्थापित करता येतो. यामुळे आरोग्याशी संबंधित गुंतागुंत टाळता येते आणि परिणामी व्यक्तीला आरोग्यसंपन्न आयुष्य लाभते.

मोठ्या प्रमाणात आणि नेहमी आढळणाऱ्या काही जुनाट आजारांची थोडक्यात माहिती करून घेऊ.

हृदयविकार

आयुष्यभर सतावणाऱ्या जुनाट आजारांमध्ये उच्च रक्तदाब, हृदयविकाराचा झटका येणे, अर्धांगवायू अशा हृदय आणि रक्तवाहिन्यांसंबंधित (कार्डिओव्हॅस्कुलर डिसीजेस) आजारांचा समावेश होतो. या आजारांत रक्तवाहिन्यांमध्ये

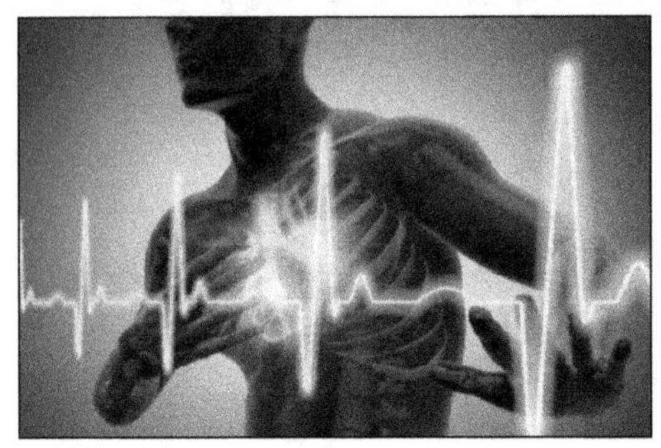

कोलेस्टेरॉलचे थर जमा होतात. परिणामतः हृदय आणि मेंदूकडे जाणाऱ्या धमन्या अरुंद होतात आणि गंभीर आजार उद्भवतात. या आजारांचे प्रमाण आणि त्यामुळे होणाऱ्या मृत्यूंची संख्या भारतात कमालीच्या वेगाने वाढत आहे. भारतामध्ये दर एक लाख लोकसंख्येमागे २७२ मृत्यू हृदय आणि रक्तवाहिन्यांच्या विकारांमुळे होतात. या मृत्यूंची जागतिक सरासरी २३५ आहे. भारतात या आजारांमुळे होणाऱ्या मृत्यूचे प्रमाण एकूण मृत्यूसंख्येच्या २८.१ टक्के आहे.

उच्च रक्तदाबाचा विकार होण्याची काही कारणे-

- **मीठ** - आहारात मिठाचे प्रमाण जास्त असणाऱ्यांना उच्च रक्तदाबाचा त्रास सुरू होण्याची शक्यता जास्त असते. त्यामुळे खूप मीठ असणारे वेफर्स, लोणचे यांसारखे पदार्थ शक्यतो टाळावेत. तसेच जेवताना वरून मीठ घेणे टाळावे.
- **अतिरिक्त वजनवाढ** - उंचीच्या मानाने वजन खूप जास्त असेल, तर उच्च रक्तदाबाचा विकार उद्भवू शकतो. उंची आणि वजन यांच्या गुणोत्तराला

बेझल मेटाबोलिक इंडेक्स (बीएमआय) म्हणतात. किलोग्रॅम मधील वजनाला मीटरमधील उंचीच्या (गणितीय) वर्गाने भागले असता जी संख्या येते त्याला *बीएमआय* म्हणतात. कोणत्याही व्यक्तीबाबत बीएमआय हे २५ पेक्षा कमी असावे लागते. ते जितके जास्त तितके त्या व्यक्तीमध्ये अतिरिक्त वजनवाढ आहे असे समजले जाते. बीएमआय ३० पेक्षा जास्त असेल, तर ती व्यक्ती स्थूल आहे असे समजावे. अशा व्यक्तींमध्ये अगदी तरुण वयातदेखील रक्तदाब वाढल्याचे लक्षात येते. मात्र सुरुवातीपासून आपले वजन कमी राखल्यास उच्च रक्तदाब होण्याचा धोका नगण्य असतो. ज्या स्थूल व्यक्तींमध्ये रक्तदाबाचे निदान होते त्यांनी सुरुवातीच्या काळात वजन कमी केल्यास आणि नियमितपणे बीएमआय २५ खाली ठेवल्यास त्यांचा वाढलेला रक्तदाब कमी होऊ शकतो.

- **व्यायामाचा अभाव** – नियमितपणे व्यायाम न करणाऱ्या व्यक्तींमध्ये उच्च रक्तदाब उद्भवतो. याबाबत वैद्यकीय मार्गदर्शक तत्त्व सांगते, की वयाच्या तिशींनंतर दररोज किमान २५ मिनिटे भरभर चालणे, सायकलिंग, जॉगिंग असे एरोबिक व्यायाम नित्याने करणाऱ्या व्यक्तींमध्ये उच्च रक्तदाब उद्भवण्याचे प्रमाण खूप कमी आढळते.

- **व्यसने** – अतिरिक्त मद्यपान, अती प्रमाणात चहा-कॉफीसारखी उत्तेजक अति प्रमाणात पेये घेणे अशा सवयी असलेल्या व्यक्तींना उच्च रक्तदाब होण्याचा धोका संभवतो. धूम्रपान, तंबाखूजन्य पदार्थांचे व्यसन हा उच्च रक्तदाबाच्या दृष्टीने लक्षणीय धोका असतो.

- **अतिरिक्त ताणतणाव** – आजच्या जीवनशैलीत ताणतणावांचे प्रमाण खूप अधिक आहे. वैयक्तिक, आर्थिक, व्यावसायिक, नोकरीबाबत, कौटुंबिक, सामाजिक, नैतिक अशा अनेक बाबतीतला ताणतणाव उच्च रक्तदाबाचे रुग्ण वाढण्यास कारणीभूत ठरताना दिसतो.

- **वृद्धत्व** – ज्येष्ठ नागरिक - पुरुषांमध्ये ६५ वर्षांनंतर आणि स्त्रियांमध्ये रजोनिवृत्ती झाल्यावर शरीरातील रक्तवाहिन्या, कोलेस्टेरॉल आणि काही हार्मोनल बदलांमुळे रक्तदाब वाढू शकतो.

- आनुवंशिकता - कौटुंबिक आनुवंशिकता हे रक्तदाब वाढण्याचे महत्त्वाचे कारण आहे. आई, वडील, काका, मामा, आजोबा, आजी अशा रक्ताच्या नातेवाईकांमध्ये उच्च रक्तदाबाचा विकार असल्यास, तो आपल्याला होऊ शकतो.

कोलेस्टेरॉल

कोलेस्टेरॉलमधील एलडीएल कोलेस्टेरॉलची पातळी खूप जास्त असलेल्या व्यक्तींमध्ये हृदयविकाराचा धोका दुप्पट असतो. कारण जास्त प्रमाणातील हे कोलेस्टेरॉल रक्तवाहिन्यांच्या भिंतींवर जमा होते. परिणामतः हृदय, मेंदू, मूत्रपिंड, पाय आणि अन्य

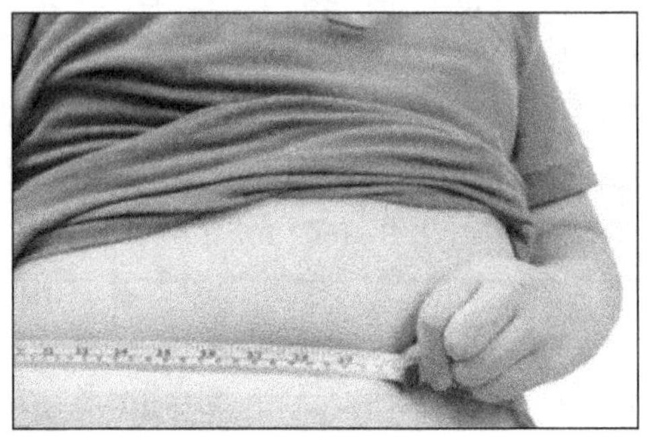

अवयवांना होणारा रक्तपुरवठा मर्यादित होतो.

हृदय आणि रक्तवाहिन्यांचे हे आजार क्वचितच बरे होतात. त्यामुळे आयुष्यभर त्यांना नियंत्रणात ठेवावे लागते. तेल आणि मीठ कमी असलेला संतुलित आहार, शारीरिकदृष्ट्या सक्रिय राहणे, आपली उंची आणि वयानुसार आदर्श वजन राखणे आणि डॉक्टरांचा सल्ला नियमितपणे पाळणे हे केल्यास रक्तदाब आणि कोलेस्टेरॉलची पातळी नियंत्रणात राहू शकते.

मधुमेह

मधुमेहदेखील हा देखील जुनाट आजारांमध्ये गणला जातो. याचे दोन प्रकार आहेत. टाईप१ मधुमेहामध्ये शरीरातील स्वादुपिंड पुरेशा प्रमाणात इन्सुलिन तयार करत नाही. तर टाईप२ मधुमेहात शरीराने तयार केलेल्या इन्सुलिनचा प्रभाव कमी होत असतो. इन्सुलिन हे रक्तातील साखरेचे नियमन करते. अनियंत्रित मधुमेहामुळे रक्तातील साखरेची पातळी सतत वाढलेली राहते. कालांतराने त्यातून शरीरातील विविध अवयवांमध्ये, विशेषतः मज्जातंतू, रक्तवाहिन्या, मूत्रपिंडे, डोळे, पाय यांमध्ये गंभीर आजार उद्भवू शकतात. मधुमेहामध्ये लवकरात लवकर निदान करून उपचार न केल्यास आरोग्यविषयक गुंतागुंत निर्माण होते.

आयसीएमआरच्या २०२२मधील आकडेवारीनुसार भारतात अंदाजे ११.५ कोटी व्यक्ती टाइप२ मधुमेहाने पीडित आहेत आणि जवळपास १३.५ कोटी व्यक्ती मधुमेह होण्याच्या उंबरठ्यावर (प्रीडायबिटिक) आहेत. यापैकी ५० टक्क्यांपेक्षा जास्त लोकांनी कधीच शारीरिक तपासणी न केल्याने, त्यांना त्यांच्या मधुमेहाच्या स्थितीबद्दल माहिती नसते.

* मधुमेह असलेल्या प्रौढांमध्ये हृदयविकाराचा झटका आणि अर्धांगवायू यांचा धोका दोन ते तीन पटींनी जास्त असतो.
* रक्तप्रवाह मंदावल्यामुळे पायांच्या मज्जातंतूना सूज येते, संवेदना वाहून नेण्याची क्षमता कमी होते याला डायबेटिक न्यूरोपॅथी म्हणतात.
* पायांच्या रक्तवाहिन्यातील रक्तप्रवाह कमी होतो. याचा परिणाम पायांना जखमा होऊन त्या चिघळतात, त्यात जंतुसंसर्ग होऊन पाय कापण्याची वेळ येते. याला डायबेटिक फूट म्हणतात.
* डायबेटिक रेटिनोपॅथी हे अंधत्वाचे एक महत्त्वाचे कारण असते. डोळ्यातील दृष्टिपटलामधील सूक्ष्म केशवाहिन्यांवर परिणाम होऊन दृष्टिपटलाची क्षमता कमी होते.
* मूत्रपिंडे निकामी होण्याच्या कारणांमध्ये मधुमेह हे प्रमुख कारण आहे.

स्थूलता आणि लठ्ठपणा

स्थूलता हा एक आजार मानला जातो. विशेष काळजी घेऊन वजन कमी न केल्यास तो मधुमेह, उच्च रक्तदाब, हृदय विकार, सांध्यांचे आजार, पीसीओएस, वंध्यत्व आणि कर्करोग अशा जुनाट आजारांचे मूलभूत कारण बनतो.

सर्वसाधारण कमी वजन असलेल्या लोकांच्या तुलनेत, जास्त वजन किंवा लठ्ठपणा असलेल्या लोकांना हृदयविकार आणि स्ट्रोकचा धोका वाढतो. त्यांना उच्च रक्तदाब, एलडीएल कोलेस्टेरॉल जास्त असणे, एचडीएल कोलेस्टेरॉल कमी असणे, ट्रायग्लिसराइड्स खूप जास्त प्रमाणात असणे आणि टाइप-२ मधुमेह यांसारख्या गोष्टींमुळे जास्त जोखीम असते.

२०१९ ते २०२२ दरम्यान भारतीयांमध्ये लठ्ठपणाचे प्रमाण ५० टक्क्यांनी वाढले आहे. ४५ वर्षांपिक्षा कमी वयाच्या व्यक्तींमध्ये लठ्ठपणाचे प्रमाण ४३ टक्के आहे, तर ४५ वर्षांपिक्षा जास्त वयाच्या नागरिकात ते ६० टक्क्यांनी वाढले आहे. कोलेस्टेरॉलच्या आणि त्यातील घटकांच्या पातळ्या अनियमित (डिसलिपीडीमिया) होण्याचे प्रमाण या काळात १८ टक्क्यांने वाढले, तर तेच ४५ वर्षांपिक्षा जास्त वयाच्या लोकांमध्ये ३५ टक्क्यांपेक्षा पेक्षा जास्त वाढले.

शारीरिक निष्क्रियतादेखील लठ्ठपणास, परिणामतः हृदयविकारास कारणीभूत ठरू शकते. अगदी जोखीम घटक नसलेल्या लोकांमध्येही लठ्ठपणामुळे उच्च रक्तदाब, उच्च कोलेस्टेरॉल आणि टाइप२ मधुमेह तसेच इतर विकारांची शक्यता वाढते. केवळ २४ टक्के प्रौढ आणि १६.५ टक्के किशोरावस्थेतील मुलेमुली एरोबिक व्यायाम आणि स्नायू-मजबूत करणारे व्यायाम करतात, असे निरीक्षणातून आढळून आले आहे.

कर्करोग

जुनाट आजारांमध्ये समाजाच्या दृष्टीने सर्वांत भीतीदायक आजार म्हणजे कर्करोग. कर्करोग हा अनेक प्रकारच्या आणि विविध अवयवांच्या आजारांचा एक समूह आहे. यात शरीरातील कोणत्याही प्रकारच्या पेशींची वेगाने वाढ होते आणि शरीराच्या विविध भागांवर परिणाम होतो. कर्करोग हे भारतातील मृत्यू आणि अपंगत्वाच्या प्रमुख कारणांपैकी एक आहे. २०२०-२१मध्ये कर्करोगाच्या सुमारे १४ लाख नवीन रुग्णांची नोंद झाली आहे आणि ८.५ लाख व्यक्तीं कर्करोगामुळे मृत्यू पावल्या आहेत. कर्करोगाच्या रुग्णांची संख्या २०२५पर्यंत १५ लाखाच्या पुढे जाईल असा तज्ज्ञांचा अंदाज आहे. भारतीय आरोग्य व्यवस्था आणि समाजाच्या दृष्टीने हे एक मोठे आव्हानच आहे.

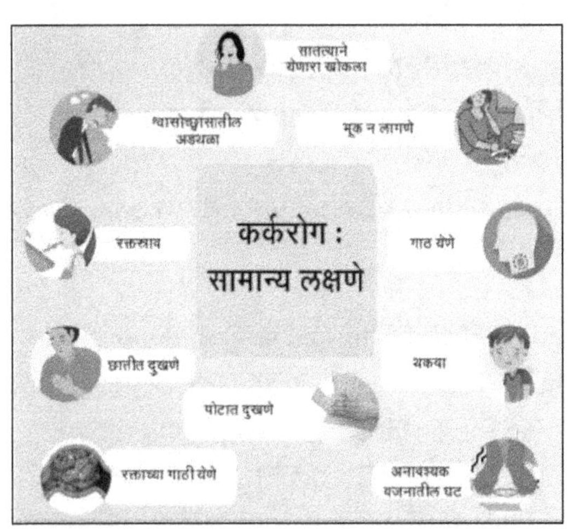

भारतात आढळणाऱ्या कर्करोगांमध्ये स्तनांचा, तोंडाचा, गर्भाशयाच्या मुखाचा, फुफ्फुसांचा, जठराचा, तसेच मोठे आतडे, अन्ननलिका, प्रोस्टेट, पित्ताशय आणि मूत्राशयाच्या कर्करोगांचा समावेश होतो.

कर्करोग जरी जुनाट किंवा दीर्घकालीन आजारांमध्ये मोडत असला, तरी मुख्य म्हणजे तो टाळता येऊ शकतो. तपासणी करून त्याचे लवकर निदान लवकर केले जाऊ शकते, त्यावर प्रभावीपणे उपचार केले जाऊ शकतात. परंतु, याबाबतचे जोखीम घटक, लक्षणे आणि उपचारांचे पर्याय याबद्दल नागरिकांमध्ये जागरूकता नसल्यामुळे बहुसंख्य रुग्णांचे निदान उशीरा होऊन हा आजार जास्तच दुर्धर बनतो.

तंबाखूचा सतत वापर, आहारातील अनारोग्याच्या सवयी, अपुरी शारीरिक हालचाल, मद्यपान, जंतुसंसर्ग, पर्यावरणीय प्रदूषण, आनुवंशिक घटक आणि वृद्धत्व हे भारतातील कर्करोगाचे काही प्रमुख घटक आहेत. तंबाखूचे सेवन हे पुरुषांमध्ये ४० ते ५० टक्के आणि महिलांमध्ये २० टक्के कर्करोगाचे मुख्य कारण असते. तंबाखू आणि तंबाखूजन्य पदार्थांमुळे तोंडाची पोकळी, फुफ्फुस, अन्ननलिका, स्वरयंत्र, मूत्राशय, मूत्रपिंड, स्वादुपिंड, पोट आणि गर्भाशय यांचा कर्करोग होऊ शकतो. ही व्यसने सोडल्यास कर्करोग आणि इतर जुनाट आजारांचा धोका लक्षणीयरीत्या कमी होतो.

आहाराबाबतच्या सवयी - फळे, भाज्या, संपूर्ण धान्य, शेंगा, दाणे आणि बिया यांचा समावेश असलेल्या आहारामुळे शरीराला आवश्यक अँटिऑक्सिडंट्स, फायटोकेमिकल्स, फायबर आणि इतर पोषक घटक मिळतात. हे घटक कर्करोगापासून शरीराचे संरक्षण करू शकता. लाल रंगाचे मांस, प्रक्रिया केलेले मांस, मीठ, साखर आणि चरबी यांचे प्रमाण जास्त असलेल्या आहारामुळे कोलोरेक्टल, पोट, स्तन, प्रोस्टेट आणि स्वादुपिंडाचे कर्करोग होण्याचा धोका वाढतो. संतुलित आणि वैविध्यपूर्ण आहार घेतल्याने शरीरातील विविध अन्नघटकांची कमतरता भरून येते. तसेच लठ्ठपणा टाळता येऊ शकतो. यामुळे कर्करोगाला प्रतिबंध होतो.

कर्करोगाचा प्रतिबंध करण्यासाठी शारीरिक हालचाली महत्त्वपूर्ण ठरतात. नियमित व्यायाम करून आदर्श वजन राखणे, चयापचय सुधारणे, रोगप्रतिकारक शक्ती वाढवणे, दाह कमी करणे यामुळे कर्करोगाची शक्यता कमी होते. शारीरिक हालचालींमुळे स्तन, कोलन, एंडोमेट्रियल, फुफ्फुस आणि प्रोस्टेट यांच्या कर्करोगाचा धोका कमी होतो. जागतिक आरोग्य संघटनेच्या मार्गदर्शक तत्त्वांनुसार प्रौढांनी दर आठवड्याला मध्यम तीव्रतेचा किमान १५० मिनिटे शारीरिक व्यायाम किंवा ७५ मिनिटे जोरकस शारीरिक व्यायाम करणे उपयुक्त ठरते.

मद्यसेवन हेदेखील कर्करोग होण्यामागचे आणखी एक कारण आहे. मद्यसेवनामुळे तोंड, घसा, स्वरयंत्र, अन्ननलिका, यकृत, स्तन, मोठे आतडे आणि गुदाशय यांच्या कर्करोगाचा धोका असतो.

जंतुसंसर्ग

कर्करोग होण्यामागे काही विषाणू किंवा जीवाणू अथवा परजीवी जीव कारणीभूत ठरू शकतात. यामध्ये ह्युमन पॅपिलोमाव्हायरस हा विषाणू गर्भाशयाच्या मुखाचा कर्करोग होण्यास कारणीभूत ठरतो. हेलिकोबॅक्टर पायलोरीमुळे जठराचा आणि शिस्टोसोमा यामुळे मूत्राशयाचा कर्करोग होऊ शकतो. जंतुसंसर्गामुळे गर्भाशय, पोट, यकृत, मूत्राशय आणि घशाचा कर्करोग होऊ शकतो. या संक्रमणांना प्रतिबंध केल्याने हे कर्करोग टाळता येतात आणि त्यावर उपचार झाल्यास ते बरेही होऊ शकतात.

पर्यावरणीय प्रदूषण हा कर्करोगाचा धोका वाढवणारा आणखी एक घटक. वायू प्रदूषण, जल प्रदूषण, भूमी प्रदूषण, किरणोत्सर्ग आणि रसायने (उदा. एस्बेस्टोस, आर्सेनिक, बेंझिन आणि कीटकनाशके) यांच्या संपर्कात आल्याने मानवी पेशीतील डीएनएला हानी पोहोचते आणि हार्मोन्सचे संतुलन बिघडते. यातून कर्करोग होऊ शकतो. या प्रदूषकांचा संपर्क कमी करणे किंवा टाळणे हे कर्करोगाच्या प्रतिबंधात महत्त्वाचे ठरते.

आनुवंशिक घटकांमुळे देखील कर्करोग होण्याची शक्यता असते. काही व्यक्तींना

काही जनुकांमधील उत्परिवर्तन किंवा बदल, आनुवंशिकतेमधून मिळतात. कोणत्याही कर्करोगाची अनुवंशिकता असेल तर त्या व्यक्तीला तो कर्करोग होण्याची शक्यता अधिक असते. आनुवंशिकतेची चाचणी केल्यास जास्त धोका असलेल्या लोकांना ओळखण्यात मदत होते. तसेच, कर्करोगाचा प्रतिबंध करणे, रोग बळावल्यास त्वरित शस्त्रक्रिया किंवा इतर उपचार सुरू करणे शक्य होते.

कर्करोगाची शक्यता वाढवणारा आणखी एक घटक म्हणजे वृद्धत्व. जसजसे वय वाढते, तसतसे पेशी अधिक उत्परिवर्तनशील बनतात. त्यांची रोगप्रतिकारक शक्ती कमकुवत होते. त्यामुळे व्यक्ती कर्करोगाला बळी पडू शकते. बहुतेक कर्करोग ५० वर्षांपिक्षा जास्त वयाच्या लोकांमध्ये होतात. म्हणून आजाराचे निदान लवकर करून त्यानुसार तपासण्या करणे महत्त्वाचे असते.

भारतातील कर्करोगाचा प्रतिबंध आणि नियंत्रणासाठी सर्वसमावेशक आणि समन्वयित दृष्टिकोन आवश्यक आहे. भारत सरकार २०१०पासून राष्ट्रीय आरोग्य अभियानांतर्गत, कर्करोग, मधुमेह, हृदय व रक्तवाहिन्यांसंबंधी रोग आणि स्ट्रोक या आजारांचा प्रतिबंध आणि नियंत्रणासाठी राष्ट्रीय स्तरावर कार्यक्रम राबवत आहे. आरोग्य संवर्धन, लवकर निदान, उपचार, पुनर्वसन आणि उपशामक काळजी याद्वारे कर्करोगाची वाढती संख्या कमी करणे हे या कार्यक्रमाचे उद्दिष्ट आहे.

भारतात अनेक गैर-सरकारी, ना-नफा तत्त्वावरील संस्था कर्करोगाबद्दल जागरूकता, निदान आणि उपचार यासाठी काम करतात. या संस्था तपासणी शिबिरे, जागरूकता कार्यक्रम, उपचारांसाठी आर्थिक मदत, समर्थन गट, कर्करोगातून वाचलेल्यांचे पुनर्वसन यासांरखे कार्यक्रम आयोजित करत असतात. इंडियन कॅन्सर सोसायटी, इंडियन कॅन्सर एड सोसायटी, कॅन्सर पेशंट एड असोसिएशन, कॅनसपोर्ट, कॅनकिड्स, किडस्कॅन आणि इंडियन कॅन्सर फाऊंडेशन या काही स्वयंसेवी संस्था भारतात कार्यरत आहेत. या संस्था रुग्णांना कर्करोगाशी संबंधित विविध सेवा प्रदान करतात.

कर्करोग हा जरी एक गंभीर आणि गुंतागुंतीचा आजार असला तरी, त्याबाबतीबद्दलची सजगता, प्रतिबंध, स्क्रीनिंग, उपचार आणि समर्थन यातून अनेक कर्करोग बरे किंवा नियंत्रित केले जाऊ शकतात.

संधिवात

संधिवात हा एक स्वयंप्रतिकार आजार (ऑटोइम्युन डिसीज) आहे. या आजारात विविध सांधे आणि शरीरात इतर भागात दीर्घकाळ दाह होत असतो. मनगटे, हात आणि गुडघे अशा शरीराच्या दोन्ही बाजूंच्या सांध्यांवर याचा परिणाम होतो. त्याचप्रमाणे संधिवातात डोळे, त्वचा, फुफ्फुस, रक्त, हृदय किंवा मज्जातंतूंवरदेखील परिणाम होत असतो.

* सांधे दुखणे
* सांधे कडक होणे
* सांध्यांवर सूज येणे आणि ते सुजून लालसर दिसणे
* सांध्यांचा आकार वाढणे किंवा बदलणे
* शारीरिक हालचालींमध्ये त्रास होणे

संधिवाताचा परिणाम प्रत्येक व्यक्तीवर सारखाच असतो असे नाही. काही रुग्णांमध्ये सांध्यांची आग होणे, दाह होणे अशी लक्षणे काही वर्षे हळूहळू विकसित होताना आढळतात. इतर काही रुग्णांत आजाराच्या सुरुवातीलाच सांधे सुजतात आणि वेदनामय होतात. सुरुवातीच्या काळातील सांध्यांचा दाह दुर्लक्षित केला आणि त्यावर योग्य उपचार केले नाहीत, तर सांध्यांच्या हाडांना तसेच कुर्चेला हानी पोहचते. संधिवाताच्या प्रारंभिक अवस्थेत निदान करता येण्यासारखी काही लक्षणे असतात. ही लक्षणे आढळल्यास शक्य तितक्या लवकर प्रमाणित संधिरोगतज्ज्ञांना किंवा ऑर्थोपेडिकतज्ज्ञांना (हाडांच्या डॉक्टरांना) दाखववावे. संधिवाताची काही प्रमुख लक्षणे खाली दिली आहेत. अशा लक्षणांबाबत जागरूक राहिले तर विकार बिघडण्या आधीच त्यावर उपचार करता येतात.

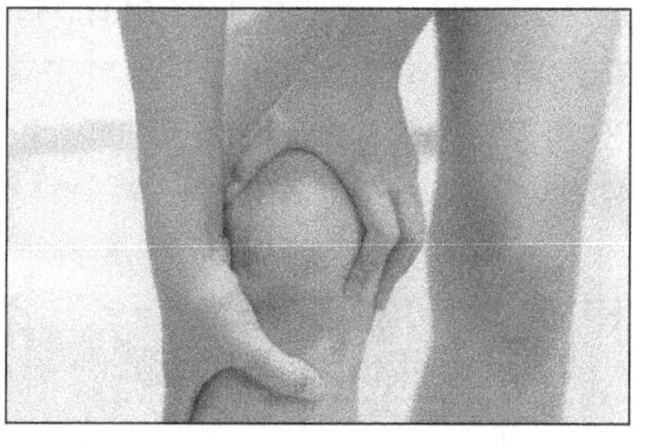

* **सकाळच्या वेळी सांधे कडक वाटणे-** हे संधिवाताचे प्रमुख आणि सर्वसाधारण लक्षण आहे. सांध्यांचा ताठरपणा सैल व्हायला काही काळ लागतो. हा ताठरपणा काही मिनिटे टिकला, तर ते संधिवातामुळे सांध्याची झीज झाल्याचे लक्षण मानले जाते. सांध्यांचा कडकपणा अनेक तास टिकून राहिला, तर तो दाहक संधिवात असतो. संधिवात असलेल्या लोकांना बराच वेळ निष्क्रीय राहिल्यानंतर पुन्हा हालचाल करताना त्रास जाणवतो. उदा. एकाच जागी खूप वेळ बसून राहिले, किंवा बसल्या जागी डुलकी लागली, तर शरीर जड होऊन हालचाल करणे त्रासाचे होते.

* **थकवा येणे** - संधिवातात तीव्र थकवा येतो. संधिवाताशी संबंधित थकवा इतर कारणांमुळे येणाऱ्या थकव्यापेक्षा निराळा असतो. अशा आलेल्या थकव्यामध्ये झोप आणि विश्रांती घेणे कठीण होऊन बसते.

* **सांधे कायमचे कडक होणे** - सांधे कडक होणे इतर कारणांमुळे देखील उद्भवू शकते. मात्र, हे संधिवाताच्या व्यवच्छेदक लक्षणांपैकी एक मानले जाते. संधिवातात एका किंवा अनेक लहान सांध्यांमध्ये कडकपणा येऊ शकतो. सुरुवातीला हातांचे सांधे कडक होतात. हळूहळू शरीरातील सर्व सांधे कडक होऊ लागतात. काही रुग्णांमध्ये संधिवाताच्या सुरुवातीलाच तीव्र लक्षणे उद्भवू शकतात.

संधिवात म्हणजे एक किंवा अधिक सांधे सुजतात आणि खूप दुखू लागतात. सामान्यतः वयाबरोबर लक्षणे वाढत जातात. संधिवाताचा सर्वांत जास्त आढळणारा प्रकार म्हणजे ऑस्टिओआर्थ्रायटिस आणि ऱ्हुमॅटॉईड आर्थ्रायटिस हे आहेत. ऑस्टिओआर्थरायटिसमुळे हाडांच्या कूर्चा कठीण होतात आणि तुटतात. ऱ्हुमॅटॉईड आर्थ्रायटिसमध्ये रुग्णाची स्वतःची रोगप्रतिकारक शक्ती त्याच्याच सांध्यांवर आक्रमण करते आणि सांधे बिघडवून टाकते, याची सुरुवात सांध्याच्या अस्तरापासून सुरुवात होते.

रक्तामधल्या युरिक ऑसिडचे प्रमाण खूप वाढले, तर सांध्यांमध्ये युरिक ऑसिड क्रिस्टल्स तयार होतात. त्यामुळे गाऊट हा आजार होतो. संसर्ग किंवा सोरायसिस, ल्युपस यामध्येही संधिवात होऊ शकतो.

सांधेदुखीच्या प्रकारानुसार उपचार बदलतात. संधिवात पूर्ण आणि कायमचा कधीच बरा होत नाही. तो एक जुनाट आजार बनून जातो. संधिवाताच्या उपचारांमध्ये रुग्णाची लक्षणे कमी करणे आणि त्याच्या दैनंदिन हालचाली सुधारून त्याच्या जीवनाचा दर्जा सुधारणे हे मुख्य उद्दिष्ट असते.

संधिवाताचे प्रकार

* ॲकिलोझिंग स्पॉन्डिलायटीस
* गाऊट
* ज्युव्हेनाईल इडिओपॅथिक आर्थ्रायटिस
* ऑस्टिओ आर्थ्रायटिस
* सोरायटिक आर्थ्रायटिस
* रीॲक्टिव्ह आर्थ्रायटिस
* सेप्टिक आर्थ्रायटिस
* अंगठ्याचा संधिवात
* ऱ्हुमॅटॉइड आर्थ्रायटिस

जोखीम घटक

खाली दिल्यापैकी काही गोष्टी एखाद्या व्यक्तीमध्ये आढळल्या तर त्याला संधिवात होण्याची शक्यता जास्त असते.

- कौटुंबिक इतिहास
- वय
- पूर्वी झालेली सांध्याची दुखापत
- लठ्ठपणा

निदान – रुग्णाने दिलेली माहिती, रक्ताच्या काही विशेष तपासण्या, एक्सरे, सिटीस्कॅन, एमआरआय, सोनोग्राफी याद्वारे संधिवात कोणत्या प्रकारचा आहे हे ओळखता येते.

उपचार – संधिवातावरील उपचारात रुग्णाची लक्षणे दूर करणे आणि त्याच्या हालचाली सुधारणे यावर लक्ष केंद्रित केले जाते. अनेकदा वेगवेगळी औषधे किंवा उपचार डॉक्टरांच्या सल्ल्याने घेत राहावे लागतात.

औषधे – संधिवाताच्या प्रकारानुसार त्याची औषधे दिली जातात. यामध्ये नॉनस्टेरॉइडल अँटी-इंफ्लेमेटरी औषधे दिल्यावर वेदना आणि दाह कमी होतो. या औषधांमध्ये आयबुप्रोफेन, नाप्रोक्सेन, डायक्लोफीनॅक, एसायक्लोफीनॅक वगैरे औषधे येतात. या औषधांनी आजाराची लक्षणे कमी होतात, पण पोटात जळजळ होणे आणि हृदयविकाराचा झटका येणे, स्ट्रोक किंवा अर्धांगवायू होणे असे त्रासही होऊ शकतात. ही औषधे गोळ्या, इंजेक्शन तसेच क्रीम आणि जेल स्वरूपातदेखील उपलब्ध आहेत. याशिवाय, स्टिरॉइड्स, कॉर्टिकोस्टेरॉइड औषधे दिली जातात. अशांनी सांध्यांचा दाह आणि वेदना कमी होतात. कॉर्टिकोस्टेरॉईड्स हे औषध गोळी म्हणून किंवा वेदनादायक सांध्यामध्ये इंजेक्शन म्हणून दिले जाते. या औषधांच्या साइड इफेक्ट्समध्ये हाडे ठिसूळ होणे, वजन वाढणे आणि मधुमेह होणे असे त्रास उद्भवतात.

स्मृतिभ्रंश (डिमेंशिया)

स्मृतिभ्रंश किंवा डिमेंशिया हा आजार अनेक लक्षणांचा समूह आहे. यामध्ये एखाद्या व्यक्तीची स्मरणशक्ती, विचार आणि वागणूक यांमध्ये नकारात्मक बदल घडून येतात. स्मृतिभ्रंशाची कारणे वेगवेगळी असतात आणि त्यांचे लोकांवर होणारे परिणामही वेगवेगळ्या प्रकारे होतात. स्मृतिभ्रंशाबद्दल काही तथ्ये समजून घेणे गरजेचे असते.

भारतात ६० वर्षावरील वयोगटामधील स्मृतिभ्रंशाचे प्रमाण ७.४ टक्के आहे. ६० वर्षावरील वयाच्या सुमारे ८८ लाख भारतीयांना स्मृतिभ्रंशाचा विकार आहे. पुरुषांपेक्षा महिलांमध्ये आणि शहरी भागापेक्षा ग्रामीण भागात स्मृतिभ्रंशाचे प्रमाण जास्त आढळते.

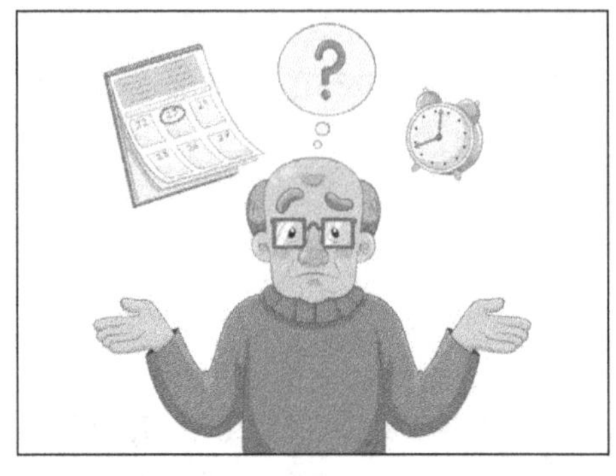

स्मृतिभ्रंशाचे अनेक प्रकार आहेत. उदा. अल्झायमर डिसीज, रक्तवहिन्यासंबंधी स्मृतिभ्रंश, लेवी बॉडी डिमेंशिया, फ्रंटोटेम्पोरल डिमेंशिया आणि मिश्र स्मृतिभ्रंश. प्रत्येक प्रकाराची कारणे, लक्षणे आणि उपचार वेगवेगळे असतात. स्मृतिभ्रंशाच्या रुग्णात भाषा, लक्ष, तर्क, निर्णय, नियोजन, अभिमुखता, मनःस्थिती, व्यक्तिमत्व आणि वर्तन यामध्ये फरक जाणवतो.

स्मृतिभ्रंशाचे निदान करण्यासाठी एकच अशी कोणतीही चाचणी नाही. त्याचे निदान करण्यासाठी व्यक्तीच्या संज्ञानात्मक आणि कार्यात्मक क्षमतांचे मूल्यांकन विविध पद्धतींमध्ये केले जाते. यात रुग्णाचा वैद्यकीय इतिहास, शारीरिक तपासण्या, रक्त चाचण्या, मेंदूचा स्कॅन आणि न्यूरोसायकोलॉजिकल चाचण्या या गोष्टी पडताळल्या जातात.

स्मृतिभ्रंशावर उपचार केले जातात. मात्र हे रुग्ण पूर्ण बरे होत नाहीत. हा आजार त्यामुळेच दीर्घकाळ चालू राहतो. बऱ्याच प्रकारच्या स्मृतिभ्रंशांवर कोणताही इलाज नाही. परंतु अशी औषधे आणि थेरपी आहेत ज्या रुग्णाची काही लक्षणे व्यवस्थापित करण्यात आणि रुग्णाचे जीवनमान सुधारण्यास मदत करू शकतात.

विस्मरण (अल्झायमर)

आधुनिक काळात इतर अनेक बदलांबरोबर झालेला आणखी एक वैशिष्ट्यपूर्ण बदल म्हणजे माणसाचे वाढलेले आयुर्मान! हा बदल कितीही सकारात्मक असला तरी त्यामुळे जगात वृद्धांचे आणि परिणामतः वृद्धत्वामुळे होणाऱ्या आजारांचे प्रमाणही वाढलेले आढळून येते. अल्झायमर डिसीज हा असाच मुख्यत्वेकरून वृद्धत्वात आढळणारा आणि दीर्घकाळ राहणारा आजार आहे.

या आजारात मेंदूवर परिणाम होतो. परिणामतः स्मरणशक्ती, विचार आणि वागणुकीमध्ये समस्या निर्माण होतात. हा स्मृतिभ्रंशाचा (डिमेंशिया) सर्वांत जास्त आढळणारा प्रकार आहे. अल्झायमर म्हणजे मानसिक क्षमतांवर परिणाम करणाऱ्या लक्षणांचा एक समूहच आहे. अल्झायमर डिसीज सर्वसामान्यपणे हळूहळू सुरू होतो आणि कालांतराने तीव्र होतो. प्रौढांच्या कोणत्याही वयोगटातील लोकांना तो होऊ शकतो, परंतु वृद्ध व्यक्तींमध्ये त्याचे प्रमाण जास्त आहे.

या आजारावर कोणताही इलाज अजून तरी उपलब्ध नाही. पण जगभरात अनेक ठिकाणी त्याबाबतची संशोधने चालू आहेत. मात्र, काही उपचारांनी रुग्णाची काही लक्षणे व्यवस्थापित करता येतात आणि त्यायोगे रुग्णांचे जीवनमान सुधारू शकते. या उपचारांमध्ये औषधे, संज्ञानात्मक उत्तेजना, वर्तणूक थेरपी आणि सामाजिक समर्थन यांचा समावेश असतो.

मज्जासंस्थेतील बदलांमुळे अल्झायमर आजार होतो. या बदलांची नेमकी कारणे अजूनही पूर्णपणे समजलेली नाहीत. परंतु त्यात आनुवंशिक, पर्यावरणीय आणि जीवनशैलीशी निगडित घटकांचा समावेश असू शकतो.

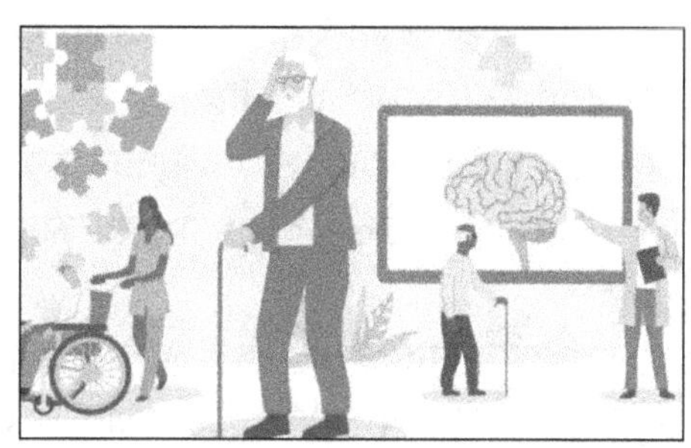

प्रमुख लक्षणे

* **स्मरणशक्ती कमी होणे :** या आजारामध्ये रुग्ण नुकतीच घडलेली घटना, इतरांशी झालेले संभाषण, नेहमीच्या व्यक्तींची नावे किंवा ठिकाणे विसरतात. स्वतः बोललेल्या वाक्यांची पुनरावृत्ती करतात किंवा तेच प्रश्न वारंवार विचारत राहतात.

* **गोंधळ उडणे (कन्फ्युजन):** रुग्णांना त्यांच्या आजूबाजूला काय चालले आहे हे समजून घेण्यात, रोजच्या येण्याजाण्यातल्या रस्त्याच्या दिशानिर्देशांचे पालन करण्यात किंवा एखादा निर्णय घेण्यात अडचणी येतात. नेहमीच्या आणि परिचित ठिकाणीही त्यांना हरवल्यासारखे होते. बोलताना शब्द किंवा वस्तू यांचे अर्थ विचारात न घेता सरमिसळ करतात.

* **मनःस्थिती आणि व्यक्तिमत्त्व बदल :** रुग्ण अधिक चिडचिडे, चिंताग्रस्त, उदास किंवा आपल्या स्वतःत गुंगून गेलेले असतात. त्यांच्या आवडत्या छंदांबद्दलचे किंवा नेहमीच्या गोष्टींबद्दलचे स्वारस्य अचानक नाहीसे झाल्याचे दिसते. त्यांचा मूड अचानक बदलू शकतो.

* **दैनंदिन कामांमध्ये अडचण:** रुग्णांना नेहमी करत असलेल्या दैनंदिन गोष्टी करण्यात त्रास होऊ शकतो. उदा. कपडे घालणे, स्वयंपाक करणे, बिले भरणे, आंघोळ किंवा स्वच्छतागृहाचा वापर, केस विंचरणे अशा साध्या गोष्टीत मदतीची आवश्यकता भासू लागते.

अल्झायमरचे जोखीम घटक-

वय : वयानुसार अल्झायमर रोगाचा धोका वाढतो. ही स्थिती असलेले बहुतेक लोक ६५ वर्षांपिक्षा जास्त वयाचे असतात. परंतु काही रुग्णांमध्ये अल्झायमर ६५ वर्षांच्या आधीही उद्भवू शकतो.

कौटुंबिक इतिहास : एखाद्याच्या आईवडिलांना किंवा भावंडांना अल्झायमर असल्यास, त्या व्यक्तीला तो होण्याची शक्यता जास्त असते. काही जनुकांमुळे अल्झायमर डिसीजचा धोका वाढतो तर काही जनुकांमुळे तो धोका कमीही होऊ शकतो.

अन्य आजार : मधुमेह, उच्च रक्तदाब, उच्च कोलेस्टेरॉल, हृदयविकार, अर्धांगवायू किंवा डोक्याला झालेल्या दुखापती अशा काही आजारांमुळे अल्झायमर्सचा धोका वाढू शकतो.

जीवनशैलीचे घटक : धूम्रपान, अतिरिक्त मद्यपान, शारीरिकदृष्ट्या निष्क्रिय असणे, संतुलित आहार न घेणे, किंवा झोपेच्या चुकीच्या सवयी असण्यामुळे अल्झायमर्सचा धोका वाढतो.

अल्झायमर डिसीज ही एक गंभीर आणि गुंतागुंतीची स्थिती असते. जगभरातील लाखो लोक त्यामुळे पीडित आहे. या आजाराचा परिणाम केवळ रुग्णाच्याच नव्हे, तर त्याच्या कुटुंबियांच्या आणि प्रियजनांच्या जीवनावरही होतो. तथापि, या आजारासाठी उपलब्ध वैद्यकीय उपचार घेणे, मदत गटांचे साहाय्य घेणे या गोष्टी केल्या जाऊ शकतात. अल्झायमर आजार, त्याची लक्षणे, कारणे, उपचार आणि प्रतिबंधक धोरणांबाबत अधिक जाणून घेतल्याने, या आजाराने ग्रस्त असलेल्यांना आपण अधिक चांगल्या प्रकारे समजून घेऊ शकतो आणि मदतही करू शकतो.

अस्थमा

अस्थमा किंवा दमा हा एक जुनाट आजार आहे. या आजारात श्वासनलिकेपासून फुफ्फुसांपर्यंतच्या श्वसनमार्गावर परिणाम होताना दिसून येतो. यात खोकला, छातीतून घरघर होणे, श्वास लागणे आणि छाती आतून आवळून गेल्यासारखी दुखणे अशी लक्षणे दिसतात. ही लक्षणे वारंवार उद्भवतात, तेव्हा त्याला दम्याचा अॅटॅक म्हटले जाते. हे झटके कधी तीव्र, तर कधी सौम्य असू शकतात. मात्र या दीर्घकालीन आजारात गंभीर परिस्थितीही ओढवू शकते. दम्याचे निदान योग्य पद्धतीने झाल्यास, त्यावर शास्त्रीय पद्धतीने उपचार केल्यास आणि दम्याचा योग्य प्रतिबंध केल्यास, हा आजार नियंत्रणात ठेवता येतो.

अस्थमा होण्याचे नेमके कारण अज्ञात आहे. परंतु आनुवंशिक आणि पर्यावरणीय घटकांच्या संयोजनामुळे अस्थमा उद्भवतो, असे मानायला शास्त्रीय आधार आहेत. दम्याचा

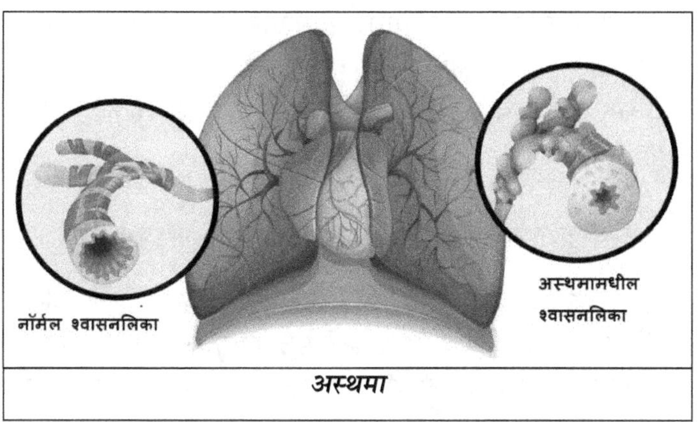

अस्थमा

कौटुंबिक इतिहास असल्यास, श्वासनलिकेमध्ये दाह निर्माण करणाऱ्या विशिष्ट ॲलर्जी किंवा त्रासदायक घटकांच्या संपर्कात असल्यास, रुग्णांना दम लागतो. दम लागण्याची स्थिती निर्माण करणाऱ्या या घटकांना ट्रिगर फॅक्टर्स म्हणतात. यामध्ये वातावरणातील धूळ, जमिनीवरील अंथरलेली जाजमे, गालिचे, सतरंजा, पडदे यामध्ये असलेले सूक्ष्म किडे (माइट्स), परागकण, बुरशी, प्राण्यांच्या शरीरावरील केसातील कोंडा, धूर, प्रदूषण, थंड हवा, व्यायाम, ताणतणाव आणि काही औषधे यांचा समावेश होतो.

अस्थमाचे निदान रुग्णाचा वैद्यकीय इतिहास, त्याची शारीरिक तपासणी आणि फुप्फुसांच्या कार्य चाचण्या (पल्मनरी फंक्शन टेस्ट्स) यांच्या आधारे केले जाते.

फुप्फुसांच्या कार्य चाचण्या – यामध्ये, फुप्फुसे किती चांगल्या प्रकारे व किती प्रमाणात हवा आत-बाहेर सोडू शकतात, तसेच श्वसनमार्ग विशिष्ट पदार्थांसाठी संवेदनशील आहेत काय, हे तपासले जाते. याचबरोबर दम्याच्या त्रासामधील बारकावे स्पष्ट करण्यासाठी, दम्यासारखीच लक्षणे असलेला अन्य काही आजार रुग्णाला आहे का हेही तपासले जाते. यासाठी ॲलर्जी चाचण्या, छातीचा एक्सरे, इसीजी, टूडी एको, सिटीस्कॅन, रक्त चाचण्या केल्या जातात.

अस्थमा हा कायमचा बरा होणारा आजार नाही. त्यामुळे या आजारात रुग्णाची लक्षणे नियंत्रित करणे, वारंवार दम्याचा त्रास होण्यापासून रोखणे, रुग्णाला दम लागेल त्या वेळेस उपचार करणे ही उद्दिष्टे ठेवून काम करावे लागते.

औषधांव्यतिरिक्त उपचार

इम्युनोथेरपी : हा एक विशेष प्रकारचा उपचार असून, यात वेळोवेळी एखाद्या रुग्णाची ट्रिगर फॅक्टर्सबाबतची संवेदनशीलता आणि प्रतिक्रिया कमी करण्यासाठी, त्याला सौम्य ॲलर्जेनच्या (ॲलर्जी निर्माण करणारा घटक) संपर्कात आणले जाते.

ब्रॉन्कियल थर्मोप्लास्टी : या उपचारात श्वसनमार्गाच्या सभोवतालच्या गुळगुळीत स्नायूंची संकुचित होण्याची क्षमता कमी करण्यासाठी त्यांना उष्णता पुरवली जाते. यासाठी ब्रॉन्कोस्कोप नावाची पातळ नलिका तोंड किंवा नाकातून आत टाकून फुप्फुसापर्यंत सोडली जाते.

दम्याच्या उपचारासाठी वापरली जाणारी मुख्य औषधे

* **इनहेल्ड कॉर्टिकोस्टिरॉईड्स :** ही दाहविरोधी औषधे असतात. त्यांच्या योगे श्वसनमार्गाला आलेली सूज आणि श्लेष्माची निर्मिती कमी केली जाते. अस्थमाची लक्षणे टाळण्यासाठी दीर्घकालीन नियंत्रण औषध म्हणून याचा वापर फवारे (स्प्रे) किंवा इतर स्वरूपात केला जातो.

* **इनहेल्ड ब्रोन्कोडायलेटर्स :** दम्याचा त्रास होत असताना, श्वसनमार्गाच्या सभोवतालचे स्नायू आकुंचन पावलेले असतात. त्यामुळे श्वासनलिका, श्वासवाहिन्या दबल्या जाऊन श्वास घेण्यास अडथळा येत असतो. आकुंचन पावलेले ते स्नायू या औषधांनी सैलावतात आणि त्यामुळे श्वसनमार्ग रुंदावतो. श्वास मोकळा होतो. दम्याच्या लक्षणांपासून त्वरित मुक्ती मिळण्यासाठी हे औषध डॉक्टरांच्या सल्ल्याने आणि आवश्यकतेनुसार घ्यायचे असते. ब्रॉन्कोडायलेटर्सचे दोन प्रकार असतात- जलद परिणाम करणारे (शॉर्ट ॲक्टिंग) आणि दीर्घकाळ परिणाम करणारे (लॉंग ॲक्टिंग).

* **ल्युकोट्रिएन मॉडिफायर्स :** ही तोंडाने घेण्याची औषधे असतात. अस्थम्याची लक्षणे टाळण्यासाठी आणि दम्याच्या त्रासावर दीर्घकालीन नियंत्रण ठेवण्यासाठी हे औषध दररोज घ्यायचे असते.

* **थीओफायलिन :** हे तोंडाने घेण्याचे औषध असते. याच्यामुळे श्वसनमार्गाच्या सभोवतालचे स्नायू सैल पडतात आणि फुप्फुसातून श्लेष्म बाहेर टाकण्याचे प्रमाण वाढते. दम्याची लक्षणे टाळण्यासाठी तसेच त्यावर दीर्घकालीन नियंत्रण ठेवण्यासाठी हे औषध रोज घ्यायचे असते..

* **बायोलॉजिक्स :** ही इंजेक्शनद्वारे घेण्याची औषधे असतात. गंभीर किंवा अनियंत्रित दमा असलेल्या रुग्णांसाठी एक अतिरिक्त उपचार म्हणून काही आठवड्यांनी किंवा महिन्यांनी ही इंजेक्शन्स दिली जातात.

अस्थमा शिक्षण : अस्थमा उपचाराचा हा एक महत्त्वाचा भाग आहे. यात आजाराची स्थिती, त्याचे ट्रिगर, लक्षणे, औषधे आणि त्यांचा योग्य वापर, फुफ्फुसाच्या कार्याचे निरीक्षण कसे करावे आणि दम्याचा अटॅक कसा व्यवस्थापित करावा याबद्दल रुग्णांना आणि त्यांच्या नातेवाईकांनाही प्रशिक्षित केले जाते.

प्रतिबंध

अस्थम्याला कारणीभूत ठरू शकणाऱ्या ट्रिगर्सचा संपर्क टाळणे किंवा कमी करणे हे अस्थमा प्रतिबंधामध्ये सर्वांत महत्त्वाचे असते. काही प्रतिबंधात्मक उपाय -

- घरातील हवेची गुणवत्ता सुधारण्यासाठी घरी एअरफिल्टर किंवा ह्युमिडिफायर वापरावा.
- प्राण्यांना होणारा कोंडा कमी करण्यासाठी त्यांची नियमितपणे स्वच्छता ठेवावी. शक्यतो पाळीव प्राण्यांना बेडरूमच्या बाहेर ठेवावे.
- धुळीचे कण कमी करण्यासाठी गाद्या आणि उशांना 'डस्ट-माइट-प्रूफ' कव्हर्सने झाकावे. पांघरायच्या आणि अंथरायच्या चादरी, अभ्रे, पडदे दर आठवड्याला धुवावेत आणि बदलावेत.
- धूम्रपान आणि दुय्यम धूर टाळावा.
- इन्फ्लुएंझा आणि न्यूमोकॉकल संसर्ग टाळण्यासाठी त्यांच्या लसी घ्याव्यात.
- दररोज आहारात फळे, भाज्या यांचा समावेश असावा. तसेच ओमेगा-३ फॅटी ॲसिड्स, क आणि इ जीवनसत्त्वांनी समृध्द असलेला संतुलित आहार घ्यावा.
- योग्य वॉर्म-अप आणि कूल-डाउन रुटीनसह नियमितपणे व्यायाम करावा.

दमा हा एक दीर्घकालीन उपचार घ्यावा लागणारा जुनाट आजार आहे. त्याच्या लक्षणांबाबत नेहमी जागरुक राहणे आणि सतत व्यवस्थापन करणे आवश्यक असते. दम्याच्या रुग्णांनी त्यांच्या उपचारांची उद्दिष्टे, औषधे, पीक फ्लो रीडिंग, लक्षणे आणि दम्याचा अटॅक आल्यास काय करावे याची रूपरेषा देणारी 'अस्थमा कृती' लेखी योजना, डॉक्टरांच्या सल्ल्याने आखून घ्यावी. ही योजना अंमलात आणल्यास, अस्थम्याच्या रुग्णांना त्यांच्या आजारावर चांगले नियंत्रण मिळवण्यात आणि त्यांच्या जीवनाची गुणवत्ता सुधारण्यास मदत होऊ शकते.

जुनाट खोकला– सीओपीडी

दीर्घकाळ त्रास होत राहणाऱ्या खोकल्याच्या जुनाट आजाराला *क्रॉनिक ऑब्स्ट्रक्टिव्ह पल्मनरी डिसीज (सीओपीडी)* या नावाने वैद्यकीय जगतात संबोधले जाते. फुफ्फुसांना

होणारा हा एक गंभीर आजार असून, तो मोठ्या प्रमाणात आढळतो. भारतात याचे सरासरी प्रमाण लोकसंख्येच्या ५ टक्के आहे. भारतात होणाऱ्या मृत्यूंच्या कारणांपैकी पहिल्या तीन कारणांमध्ये सीओपीडी हे एक कारण आहे. २०१९मध्ये जगभरात ३२.२ लाख व्यक्ती या आजाराने दगावल्या आहेत.

<h2>लक्षणे</h2>

* सीओपीडीमध्ये रुग्णांना श्वास घेण्यास त्रास होतो, सतत खोकला येतो, घरघर लागते. यामुळे हृदयविकार, फुप्फुसाचा कर्करोग आणि नैराश्य यासारखे इतर दीर्घकालीन आजार बळावू शकतात. हा आजार पूर्ण आणि कायमचा बरा होऊ शकत नाही, परंतु योग्य काळजी आणि जीवनशैलीत बदल करून, त्यावर उपचार करून तो नियंत्रणात ठेवता येतो.

सीओपीडी उद्भवण्याचे मुख्य कारण म्हणजे धूम्रपान. धूम्रपानामुळे फुप्फुसांचा दाह होतो, श्वासनलिका आकुंचन पावून अरुंद होतात. त्यामुळे ऑक्सिजन आणि कार्बन डाय ऑक्साईडची देवाणघेवाण करणारे फुप्फुसातील वायुकोष नष्ट होतात. धूम्रपानामुळे रोगप्रतिकारशक्ती देखील कमकुवत होते, परिणामतः फुप्फुसांना जंतुसंसर्ग होण्याची शक्यता वाढते. सीओपीडी झाल्यावर त्याची वाढ रोखण्यासाठी किंवा कमी करण्यासाठी धूम्रपान सोडणे हा उपचारातला सर्वांत महत्त्वाचा भाग असतो.

सीओपीडीच्या इतर जोखीम घटकांमध्ये वायू प्रदूषण, धूळ, रसायने आणि धुके यांचा समावेश होतो. घरात, कामाच्या ठिकाणी किंवा रोजच्या येण्याजाण्याच्या प्रवासात या घटकांशी व्यक्तीचा संपर्क येत असतो. काही रुग्णामध्ये सीओपीडीची आनुवंशिक पूर्वस्थिती असते. त्यांच्यात अल्फा-१-अँटीट्रिप्सिनची फुप्फुसांचे संरक्षण करणाऱ्या प्रथिनांची कमतरता असते. त्यामुळे फुप्फुसांना सहजरित्या जंतुसंसर्ग होतो आणि याची परिणती रुग्णाची तब्येत गंभीर होण्यात होते.

निदान

रुग्णाची लक्षणे, वैद्यकीय इतिहास, शारीरिक तपासणी आणि फुप्फुसाच्या कार्य चाचण्या यांचा विचार करून सीओपीडीचे निदान केले जाते.

स्पायरोमेट्री ही सीओपीडीच्या निदानासाठी सर्वांत महत्त्वाची चाचणी असते. त्यात रुग्ण श्वास घेताना किती हवा आत घेतली जाते आणि उच्छ्वासात त्यातील किती हवा बाहेर पडते आणि कितपत वेगाने पडते याचे मोजमाप केले जाते. स्पायरोमेट्रीमुळे

सीओपीडीची तीव्रता ठरवता येते. इतर चाचण्यांमध्ये छातीचा एक्सरे, सीटी स्कॅन, शुद्ध रक्तवाहिन्यांमधील (रोहिणीमधील) रक्तातला प्राणवायू, कार्बन-डाय-ऑक्साईड आणि अन्य घटकांचे विश्लेषण करणारी 'आर्टेरियल ब्लड गॅसेस' ही चाचणी आणि रक्ताच्या चाचण्यांचा समावेश होतो.

उपचार

सीओपीडीच्या उपचारांचा उद्देश रुग्णाची लक्षणे दूर करणे, फुफ्फुसाचे कार्य सुधारणे, आजारातील गुंतागुंत आणि तीव्रता कमी करणे हा असतो. त्याचप्रमाणे या साऱ्या उपचारांनी रुग्णाच्या दैनंदिन जीवनाची गुणवत्ता वाढवता येते.

ऑक्सिजन थेरपी : सीओपीडीच्या रुग्णांना श्वास घेताना त्रास होतो तेव्हा त्यांच्या रक्तातील ऑक्सिजनचे प्रमाण खालावते. त्यामुळे त्यांची स्थिती गंभीर होऊ लागते. अशा वेळेस रक्तातील ऑक्सिजनचे प्रमाण पुरेसे राखण्यासाठी पूरक ऑक्सिजनची आवश्यकता भासते. ऑक्सिजनचा सिलेंडर ऑक्सिजन कॉन्सन्ट्रेटर यंत्रासोबत वापरून नाकाला नळी लावून (नेझल कॅन्युला) किंवा मास्कवाटे रुग्णाला ऑक्सिजन दिला जातो.

श्वासोच्छ्वास समस्यांवर उपयुक्त प्रभावी औषधे

* **ब्रॉन्कोडायलेटर्स :** या औषधामुळे आजारात आकुंचन पावलेले श्वासनलिकेचे स्नायू सैलावतात आणि श्वासमार्ग रुंदावतो. ही औषधे गोळ्या, पातळ औषध, इन्हेलर, नेब्युलायझर, रोटोकॅप या स्वरूपात दिली जातात.

* **कॉर्टिकोस्टिरॉईड्स :** ही दाह कमी करणारी औषधे आहेत. ही औषधे गोळ्यांपेक्षा इन्हेलर, नेब्युलायझर, रोटोकॅप या स्वरूपात अधिक परिणामकारक ठरतात.

* **प्रतिजैविके (अँटिबायोटिक्स) :** ही औषधे सीओपीडीमध्ये झालेल्या जंतुसंसर्गातील जंतूंना नष्ट करतात किंवा नियंत्रित करतात.

* **म्युकोलायटिक्स :** सीओपीडीमध्ये श्वसनमार्गात घट्ट श्लेष्म (म्युकस) निर्माण होत असतो. तो खोकल्यातून शरीराबाहेर टाकला गेल्याशिवाय रुग्णाला आराम पडत नाही. या औषधांमुळे श्लेष्म पातळ होऊन तो सहजपणे खोकल्यावाटे बाहेर पडतो. ही औषधे गोळ्यांपेक्षा इन्हेलर, नेब्युलायझर या स्वरूपात अधिक परिणामकारक ठरतात.

फुफ्फुसांचे पुनर्वसन : या उपचार पद्धतीमध्ये आजाराबाबतचे शिक्षण, व्यायाम, श्वासोच्छ्वासाचे तंत्र, आहार समुपदेशन आणि मनोसामाजिक समर्थन यांचा समावेश असतो. फुफ्फुसांच्या पुनर्वसन कार्यक्रमाद्वारे, सीओपीडी असलेल्या लोकांची शारीरिक आणि मानसिक स्थिती सुधारण्यास मदत होते.

शस्त्रक्रिया : गंभीर सीओपीडी असलेल्या रुग्णांमध्ये इतर सर्व पद्धतीचे उपचार करुनही हवी तशी सुधारणा होत नसेल, तर काही वेळेस शस्त्रक्रियेच्या पर्यायाचा विचार केला जातो. यामध्ये बुलेक्टॉमी, ज्यामध्ये शस्त्रक्रिया करून रुग्णाच्या खराब झालेल्या फुफ्फुसाचा काही भाग काढून टाकणे, फुफ्फुसाचा आकार कमी करणे आणि फुफ्फुसांचे प्रत्यारोपण करणे हे पर्याय असतात.

प्रतिबंध : सीओपीडी असलेल्या रुग्णांनी निरोगी जीवनशैलीच्या सवयी अंगिकारणे अत्यंत आवश्यक असते. यात धूम्रपान सोडणे, संतुलित आहार घेणे, पाणी भरपूर पिणे, पुरेशी विश्रांती घेणे, तणावाचे व्यवस्थापन करणे आणि शारीरिकरित्या सक्रिय राहणे यांचा समावेश होतो. या रुग्णांनी इन्फ्लुएंझा आणि न्यूमोनिया याकरिता नियमितपणे दरवर्षी लसीकरण करून घ्यावे. यामुळे सीओपीडीचा आजार वाढवणाऱ्या काही महत्त्वाच्या जंतुसंसार्गांना आळा बसतो.

सीओपीडी हा एक जुनाट आणि वाढत जाणारा आजार असतो. त्याचा आरोग्यावर आणि जीवनाच्या गुणवत्तेवर लक्षणीय परिणाम होऊ शकतो. तथापि, योग्य निदान, उपचार आणि काळजी घेतल्यास, सीओपीडीचे रुग्ण उत्तम आयुष्य दीर्घकाळ जगू शकतात.

हाडे ठिसूळ करणारा आजार- ऑस्टिओपोरोसिस

माणसाचे शरीर हाडा-मांसाने बनलेले असते. यातली हाडे म्हणजे एखाद्या उंच इमारतीत वापरल्या जाणाऱ्या, धातूच्या सळ्यांनी बनलेल्या कॉलमसारखी असतात.

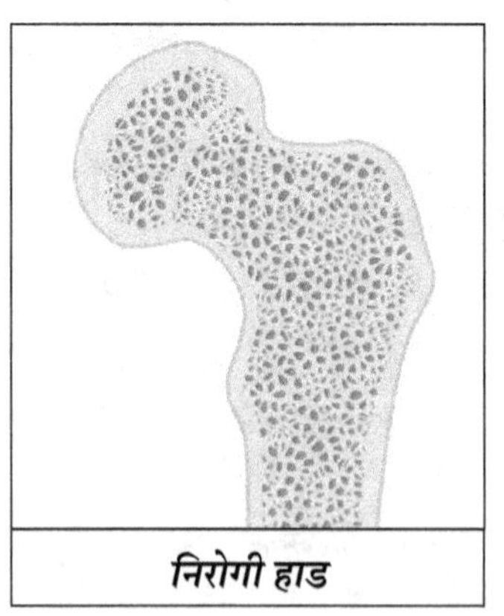

निरोगी हाड

हाडांमुळे शरीराला भक्कमपणा येतो. हाडे बळकट करण्यासाठी शरीर कॅल्शियम व फॉस्फेटचा वापर करते. परंतु शरीरात कॅल्शियम आणि ड जीवनसत्त्वाची कमतरता असेल, हाडांच्या बळकटीशी संबंधित हार्मोन्समध्ये बदल किंवा असंतुलन असेल, तर हाडे ठिसूळ बनतात. तसेच, वाढत्या वयानुसार हाडांची झीज मोठ्या प्रमाणात होते. अशा वेळेस आहारात योग्य प्रमाणात कॅल्शियम आणि प्रथिने नसल्यास हाडे ठिसूळ बनतात.

ऑस्टिओपोरोसिस म्हणजे विरळ किंवा सच्छिद्र झालेले हाड. यामध्ये हाडांच्या ऊतींची घनता कमी होते आणि त्यातील भक्कमपणा कमी होऊन हाडे ठिसूळ बनतात. ऑस्टिओपोरोसिसचे प्रमाण पुरुषांपेक्षा स्त्रियांमध्ये जास्त असते. विशेषतः रजोनिवृत्तीनंतर, इस्ट्रोजेनची पातळी कमी होत असल्याने त्यांच्या हाडांचा ठिसूळपणा वेगाने वाढतो.

ऑस्टिओपोरोसिस होण्याआधीच्या टप्प्याला *ऑस्टिओपेनिया* म्हणतात. यात हाडांचे वस्तुमान किंवा हाडांची खनिज घनता कमी झालेली असते. हाडांची खनिज घनता आणि हाडांचे वस्तुमान आणखी कमी झाल्यावर हाडांच्या ऊतींमध्ये रचनात्मक बदल घडून ऑस्टिओपोरोसिस होतो.

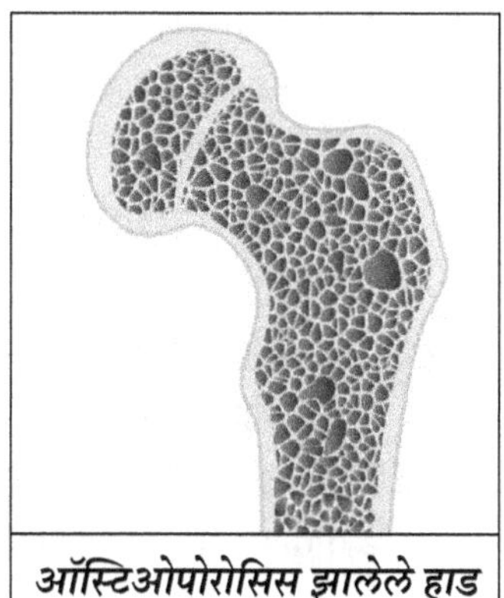

ऑस्टिओपोरोसिस झालेले हाड

रजोनिवृत्ती झालेल्या ५० ते ६० या वयोगटातील स्त्रियांवर याबाबत भारतात २०२१-२२ मध्ये एक संशोधन करण्यात आले. या संशोधनामधील आकडेवारीनुसार रजोनिवृत्ती झालेल्या स्त्रियांमध्ये अपघाताविना होणाऱ्या फ्रॅक्चर्सचे एकूण प्रमाण ८२.२ टक्के होते. त्यातील ३७.५ टक्के फ्रॅक्चर्स ऑस्टिओपोरोसिसमुळे, तर ४४.७ टक्के ऑस्टिओपेनियामुळे झाली होती. तसेच, भारतातील स्त्रियांच्या एकूण संख्येपैकी ४९.९ टक्के स्त्रियांना ऑस्टिओपेनिया आणि १८.३ टक्के स्त्रियांना ऑस्टिओपोरोसिस असल्याचे आढळून आले.

भारतातील पूर्व, पश्चिम, दक्षिण आणि उत्तर विभागांतील महिलांमध्ये ऑस्टिओपेनिया आणि ऑस्टिओपोरोसिसचे प्रमाण खालीलप्रमाणे आढळून आले:

भारताचा विभाग	ऑस्टिओपेनियाचे प्रमाण	ऑस्टिओपोरोसिसचे प्रमाण
पूर्व विभाग	५१.३	१८.४
पश्चिम विभाग	४७.९	१६.३
उत्तर विभाग	५५.६	१६.४
दक्षिण विभाग	४७.४	२०.७

भारतातल्या एकूण महिलांमध्ये दर ५ पैकी एका महिलेला आणि दर १० पैकी एका पुरुषाला ऑस्टिओपोरोसिसमुळे फ्रॅक्चर होते. कंबर, मनगट आणि मणके या हाडांमध्ये जास्त प्रमाणात फ्रॅक्चर्स होतात असे आढळून आले.

कारणे

खालील परिस्थितीमध्ये ऑस्टिओपोरोसिस होण्याची शक्यता जास्त असते-

- रजोनिवृत्ती तसेच मासिक पाळी दीर्घकाळ न येणे
- ऑस्टिओपोरोसिसचा कौटुंबिक इतिहास
- अतिरिक्त मद्यपान
- आदर्श वजनापेक्षा खूप कमी वजन असणे
- धूम्रपान
- एनोरेक्सिया नर्व्होसा सारख्या खाण्यापिण्याच्या विकृती, सवयी
- काही वांशिक गटांमध्ये हाडांची घनता आनुवंशिकतेनेच कमी असते
- नियमितपणे केल्या जाणाऱ्या व्यायामाचा अभाव,
- कुपोषण किंवा खाण्यातल्या चुकीच्या सवयी
- काही औषधे- उदा. ऑसिडिटीसाठी सर्रास वापरली जाणारी प्रोटॉन पंप इनहिबिटर (पीपीआय) प्रकारातली औषधे, मानसिक आजारांसाठी वापरली जाणारी सिलेक्टिव्ह सेरोटोनिन रिसेप्टर इनहिबिटर (एसएसआरआय), मधुमेहाच्या उपचारात वापरली जाणारी थायाझोलिडिनेडिओन्स (टीझेडडी), अप्स्मारातील झटके नियंत्रित करणारी अँटीकॉनव्हलसंट्स, स्त्रियांच्या हार्मोन्सबाबत असलेल्या त्रासांसाठी वापरले जाणारे मेड्रोक्सीप्रोजेस्टेरॉन एसीटेट (एमपीए), तसेच हार्मोन डिप्रायव्हेशन थेरपी, कॅल्सीन्युरिन इनहिबिटर, केमोथेरपी आणि रक्ताच्या गुठळ्या होऊ नयेत म्हणून वापरली जाणारी काही अँटीकोऑगुलंट्स.
- काही आजार- उदा. सेलिआक डिसीज, इन्फ्लेमेटरी बॉवेल डिसीज, मूत्रपिंड किंवा यकृताचे आजार, कर्करोग, मल्टिपल मायलोमा, संधिवात.

निदान

डेक्सास्कॅन नावाच्या चाचणीचा वापर करून हाडांची खनिज घनता (बोन मिनरल डेन्सिटी) मोजून ऑस्टिओपोरोसिसचे निदान केले जाऊ शकते. यासोबत ड जीवनसत्त्व, काही हार्मोन्ससाठी केल्या जाणाऱ्या रक्ताच्या चाचण्या, एक्सरे यांचाही समावेश निदानासाठी केला जातो.

प्रतिबंध

कॅल्शियम आणि ड जीवनसत्त्वाने समृद्ध संतुलित आहार, जिममध्ये नियमित वजन उचलण्याचे व्यायाम, धूम्रपान आणि जास्त मद्यपान टाळणे आणि पुरेशा सूर्यप्रकाशांत वावरणे यामुळे ऑस्टिओपोरोसिस टाळता येऊ शकतो.

हाडांची झीज कमी करणारी किंवा हाडांची निर्मिती वाढवणारी काही औषधे घेऊन ऑस्टिओपोरोसिसचा उपचार केला जातो. हाडांच्या आरोग्यासाठी आवश्यक असलेल्या कॅल्शियम आणि ड जीवनसत्त्वाचे पूरक आहारदेखील या आजारांमध्ये दिले जातात.

पचनसंस्थेचा दीर्घकालीन आजार – दाहक आंत्र रोग

दाहक आंत्र रोग (इन्फ्लेमेटरी बॉवेल डिसीज) हा पचनसंस्थेच्या काही विकारांचा एक समूह आहे. यात आतड्यांचा दीर्घकाळ दाह (वेदना आणि सूज), तसेच पचनसंस्थेवर दीर्घकाळ परिणाम होत राहतो. हा आजार जुनाट आजारांमध्ये गणला जातात. परंतु आधुनिक वैद्यकशास्त्रातील उपचारांमुळे ही आजीवन स्थिती नियंत्रित होण्यात मदत होऊ शकते.

तीन प्रकार

क्रॉह्न्स डिसीज, अल्सरेटिव्ह कोलायटिस आणि *मायक्रोस्कोपिक कोलायटिस* हे दाहक आंत्ररोगाचे मुख्य प्रकार आहेत. यामध्ये तुलनात्मकदृष्ट्या खालीलप्रमाणे स्थिती आढळते.

क्रॉह्न्स डिसीजमध्ये पचनमार्गाला सूज येऊन वेदना होतात. तोंडापासून गुदद्वारापर्यंत सर्व भागांवर त्याचा परिणाम दिसून येत असला, तरी लहान आतडे आणि मोठ्या आतड्याच्या वरच्या भागावर जास्त परिणाम दिसतो.

अल्सरेटिव्ह कोलायटिसमुळे मोठ्या आतड्यात (कोलन आणि गुदाशय) सूज आणि फोड (अल्सर) होतात.

मायक्रोस्कोपिक कोलायटिसमुळे आतड्यांसंबंधी जळजळ होते, जी केवळ सूक्ष्मदर्शकाने शोधता येते.

इरिटेबल बॉवेल सिंड्रोम (आयबीएस) हा देखील आतड्यांचा एक विकार आहे. मात्र दाहक आंत्ररोगापासून तो बराच वेगळा आजार आहे. दाहक आंत्ररोग हे आतड्याचे 'आजार' आहेत तर इरिटेबल बॉवेल सिंड्रोम हा केवळ 'लक्षणांचा एक समूह' आहे. दोन्हींची कारणे आणि उपचार वेगळे आहेत.

इरिटेबल बॉवेल सिंड्रोममध्ये आतड्यांच्या कार्यावर परिणाम झालेला दिसतो. यामध्ये आतडी नेहमीपेक्षा नेहमीपेक्षा थोडी जास्त किंवा कधीकधी कमी आकुंचन पावतात. त्यामुळे इरिटेबल बॉवेल सिंड्रोमला *स्पास्टिक कोलन* किंवा *नर्व्हस स्टमक* असेही म्हणतात. इरिटेबल बॉवेल सिंड्रोममध्ये आतड्यांना सूज येत नाही किंवा त्यांना इजाही होत नाही, त्यामुळे इमेजिंग स्कॅनवर त्याचे निदान होत नाही.

एकाच रुग्णाला इरिटेबल बॉवेल सिंड्रोम आणि दाहक आंत्ररोग हे दोन्ही आजार एकत्रित होऊ शकतात. दाहक आंत्ररोगामुळे इरिटेबल बॉवेल सिंड्रोमची लक्षणे उद्भवू शकतात, परंतु इरिटेबल बॉवेल सिंड्रोम असल्यामुळे दाहक आंत्ररोग होण्याची शक्यता नसते.

दाहक आंत्ररोगाची कारणे

हा आजार होण्यासाठी तीन घटक कारणीभूत ठरतात-

आनुवंशिकता : दाहक आंत्ररोग असलेल्या दर चार व्यक्तींपैकी एका व्यक्तीला या आजाराचा कौटुंबिक इतिहास असतो.

रोगप्रतिकारक प्रणाली प्रतिसाद : सामान्यतः आपली रोगप्रतिकारक प्रणाली बाह्य पदार्थांशी लढा देते. विशेषतः ती जंतुसंसर्गाचा सामना करते. मात्र दाहक आंत्ररोग असणाऱ्या रूग्णांमध्ये, रोगप्रतिकारक शक्ती आहारातील अन्नाला बाह्य पदार्थ समजते आणि त्या धोक्याचा सामना करण्यासाठी प्रतिपिंड (प्रथिने) सोडते. ज्यामुळे दाहक आंत्ररोगाची लक्षणे उद्भवतात.

पर्यावरणीय उत्तेजक (एनव्हारॉन्मेंटल ट्रिगर्स) : दाहक आंत्ररोगाचा कौटुंबिक इतिहास असलेल्या व्यक्तींना पर्यावरणीय उत्तेजकांच्या संपर्कात आल्यानंतर हा आजार उद्भवतो. या ट्रिगर्समध्ये धूम्रपान, तणाव, औषधांचा वापर आणि नैराश्य यांचा समावेश होतो.

गुंतागुंत

दाहक आंत्ररोग असलेल्या रुग्णांना कोलन (कोलोरेक्टल) कर्करोग होण्याचा धोका जास्त असतो. याशिवाय, गुदद्वाराचा फिस्च्युला, गुदद्वाराचे स्टेनोसिस किंवा स्ट्रिक्चर, ॲनिमिया, रक्ताच्या गुठळ्या, मुतखडे असे गुंतागुंतीचे आजार उद्भवतात.

या रुग्णांमध्ये लिव्हर सिऱ्हॉसिस, प्रायमरी स्क्लेरोझिंग कोलॅन्जायटिस असे यकृताचे आजार, कुपोषण, ऑस्टियोपोरोसिस, बॉवेल परफोरेशन (मोठ्या आतड्यात छिद्र पडणे किंवा फाटणे), टॉक्सिक मेगाकोलन असे गंभीर स्वरूपाचे गुंतागुंतीचे आजारही उद्भवतात.

निदान

क्रॉह्न्स डिसीज आणि अल्सरेटिव्ह कोलायटिस यांच्यात एकसारखी लक्षणे दिसून येतात. त्यामुळे या दोन्ही विकारांचे निदान एकाच चाचणीत होऊ शकत नाही. यामध्ये रुग्णाची लक्षणे, त्याच्या आजाराचा इतिहास नोंदवणे महत्त्वाचे असते. हिमोग्रॅम, शौच

दाहक आंत्ररोगाची लक्षणे

दाहक आंत्ररोग हा जुनाट आजार असला तरी त्याची लक्षणे उद्भवतात आणि त्यानंतर मावळतातसुद्धा! ती सौम्य किंवा गंभीर असू शकतात, काही रुग्णात ती अचानकपणे वेगाने उद्भवतात, तर काहींमध्ये ती हळूहळू दिसू लागतात.

दाहक आंत्ररोगात खालील लक्षणे दिसतात-

* ओटीपोटात दुखणे.
* जुलाब होणे किंवा बद्धकोष्ठता उद्भवणे. काही वेळेस रुग्णाला मलविसर्जनाची घाई होते.
* पोटात गुबारा धरणे किंवा गोळा येणे.
* भूक न लागणे
* वजन कमी होणे.
* शौचामध्ये श्लेष्मा किंवा रक्त पडणे
* सतत पोट बिघडल्याची भावना राहणे

क्वचित दिसून येणारी खालील लक्षणे काही रुग्णात आढळू शकतात-

* कमालीचा थकवा येणे
* ताप येणे
* डोळ्यांना खाज सुटणे, डोळे लाल होणे, डोळे दुखणे
* सांधेदुखी
* मळमळ आणि उलटी
* त्वचेवर पुरळ येणे, जखमा होणे
* दृष्टी समस्या उद्भवणे

चाचणी आणि प्रयोगशाळेतील अन्य चाचण्या केल्या जातात.

मोठ्या आणि लहान आतड्यांचे परीक्षण करण्यासाठी कोलोनोस्कोपी, एंडोस्कोपिक अल्ट्रासाऊंड केली जाते. सूज आणि अल्सरसाठी गुदाशय आणि गुद्द्वाराच्या आतील भागाची तपासणीसाठी फ्लेक्झिबल सिग्मॉइडोस्कोपी केली जाते. याशिवाय सीटी स्कॅन, एमआरआय, तोंडापासून लहान आतड्याच्या सुरुवातीपर्यंतच्या पचनमार्गाची अप्पर एंडोस्कोपी, कॅप्सूल एन्डोस्कोपी अशा विविध चाचण्यातून दाहक आंत्ररोगातील क्रॉह्न्स डिसीज आणि अल्सरेटिव्ह कोलायटिस यांचे निदान केले जाते.

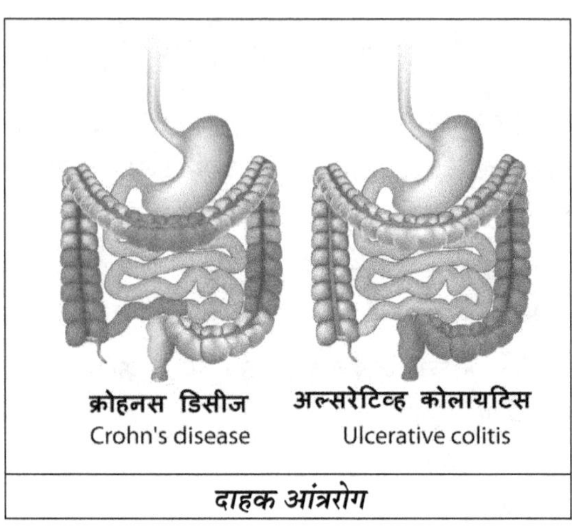

दाहक आंत्ररोग

उपचार

नॉनसर्जिकल उपचार : विविध प्रकारची औषधे आतड्यांचा दाह कमी करण्यासाठी वापरली जातात. याशिवाय, या आजारांमध्ये जुलाब कमी करणारी औषधे, नॉनस्टिरॉइडल अँटी-इंफ्लेमेटरी ड्रग्स, प्रोबायोटिक्स- जीवनसत्त्वे आणि पूरक खनिजे वापरली जातात.

क्रॉहन्स डिसीजसाठी शस्त्रक्रिया : क्रॉहन्स डिसीज असलेल्या १० पैकी ७ रुग्णांना जेव्हा औषधांमुळे लक्षणे कमी होत नाहीत, तेंव्हा शस्त्रक्रियेची आवश्यकता भासते. यात, कोलेक्टॉमी म्हणजे आतड्याचा रोगग्रस्त भाग काढून टाकणे आणि अॅतनॅस्टोमोसिस म्हणजे निरोगी आतड्याच्या दोन टोकांना एकत्र जोडणे यांचा समावेश होतो. शस्त्रक्रियेनंतर, आतड्याचा उर्वरित भाग पूर्वीप्रमाणेच जुळून येतो आणि कार्य करतो. क्रॉहन्स डिसीजसाठी शस्त्रक्रिया करणाऱ्या दहा पैकी अंदाजे सहा रुग्णांना दहा वर्षांच्या आत तो पुन्हा उद्भवतो. अशावेळी पुन्हा आतडे काढून टाकण्याची शस्त्रक्रिया करणे क्रमप्राप्त असते.

अल्सरेटिव्ह कोलायटिससाठी शस्त्रक्रिया : अल्सरेटिव्ह कोलायटिस आजार ३० किंवा अधिक वर्षे असलेल्या तीन पैकी एका रुग्णाला शस्त्रक्रियेची आवश्यकता भासते. यामध्ये, कोलेक्टॉमी, प्रोक्टोकोलेक्टॉमी अशा शस्त्रक्रिया केल्या जातात. यात मोठे आतडे, गुदाशय काढून टाकले जाते आणि लहान आतडे आणि गुदद्वार जोडले जाते. याशिवाय इलिअल पाउच, इलिओस्टॉमी अशा शस्त्रक्रियाही केल्या जातात. इलिओस्टॉमीमध्ये इलिओस्टॉमी पिशवी पोटाच्या बाहेर असते.

प्रतिबंध

दाहक आंत्ररोग टाळण्यासाठी-

- आहार आणि जीवनशैलीत बदल करावा.
- दर दोन ते चार तासांनी थोडा थोडा आहार घ्यावा.
- ध्यानधारणा, संगीत ऐकणे, फिरायला जाणे असे तणाव नियंत्रित करणारे उपयुक्त मार्ग हाताळावेत.
- योग्य वेळी, योग्य काळासाठी, नियमितपणे झोप घ्यावी.
- शारीरिकदृष्ट्या सक्रिय राहावे.

आहारातील कोणत्या पदार्थांमुळे त्रास होतो, कोणते अन्नपदार्थ त्रासदायक ठरतात, लॅक्टोज इन्टॉलरन्स आहे का, विशिष्ट पदार्थ पचण्यास त्रास होतो का, याची नोंद रुग्णांनी ठेवावी. ज्याने पोट खराब होते, असे आतड्यांना त्रास देणारे पदार्थ खाऊ नयेत. तंतुमय, मसालेदार, स्निग्ध किंवा दुधापासून बनवलेल्या पदार्थांमुळे काहींचा त्रास वाढू शकतो. त्याविरुद्ध मऊ, सौम्य, दाह कमी करणारे पदार्थ आहारात ठेवावेत. कॅफिन, कार्बोनेटेड पेये आणि मद्यपान कमी करावे. निर्जलीकरण टाळण्यासाठी पुरेसे पाणी प्यावे. धूम्रपान सोडावे.

दाहक आंत्ररोग हे आयुष्यभर त्रास देत राहतात. पण त्यामुळे रुग्णांच्या आयुर्मानावर विशेष परिणाम होत नाहीत. योग्य उपचाराने, आजाराच्या 'फ्लेअर' स्थितीला रोखता येते, तसेच 'रेमिशन'चा काळ लांबवता येतो.

दाहक आंत्ररोगाच्या रुग्णांमध्ये चिंताग्रस्त होणे, उदास होणे, निराश वाटणे अशी मानसिक आजारांची लक्षणे दिसल्यात त्वरित मानसरोग तज्ज्ञांचा सल्ला घ्यावा.

दाहक आंत्ररोग असलेले बहुतेक रुग्ण इतर निरोगी व्यक्तींइतका सक्रिय जीवनाचा

काही महत्त्वाची लक्षणे

दाहक आंत्ररोगाच्या रुग्णामध्ये खालील लक्षणे आढळल्यास डॉक्टरांचा सल्ला त्वरित घ्यावा :

- *वजन खूप घटणे.*
- *ओटीपोटात खूप दुखणे*
- *• जुलाब होणे*
- *ताप येणे किंवा जंतुसंसर्गाची अन्य चिन्हे आढळणे*
- *पोटात खूप आग आग होणे.*
- *तोंडाला कोरड पडणे, लघवीचे प्रमाण खूप कमी होणे अशी निर्जलीकरणाची चिन्हे अनुभवणे.*

आनंद नक्कीच घेऊ शकतात. तरीही, क्रॉह्न्स डिसीज आणि अल्सरेटिव्ह कोलायटिसची लक्षणे उद्भवल्यास त्यांच्या जीवनात उलथापालथ होऊ शकते. काही लोक औषधे घेतल्यानंतर, लक्षणविरहित अवस्थेत, म्हणजे रेमिशनमध्ये जातात. मात्र काही रुग्णांना गंभीर लक्षणांवर नियंत्रण आणण्यासाठी शस्त्रक्रियेची आवश्यकता भासते. आजार नियंत्रित करण्यासाठी डॉक्टरांच्या सल्ल्याने आहार आणि जीवनशैलीतील बदल आचरणात आणावेत.

क्रॉनिक किडनी फेल्युअर – मूत्रपिंडे निकामी होणे

आपल्या शरीरात आहारातून आलेले, चयापचय क्रियेतून निर्माण झालेले निरुपयोगी, विषारी, शरीराला घातक असे टाकाऊ पदार्थ, अतिरिक्त पाणी, क्षार, काही आम्लयुक्त द्राव, रासायनिक पदार्थ मूत्रपिंडातून मूत्राद्वारे शरीराबाहेर टाकले जातात. काही कारणांमुळे मूत्रपिंडांचे कार्य मंदावू शकते. अशा वेळी मूत्रपिंडात येणारे टाकाऊ पदार्थ पूर्णपणे उत्सर्जित होत नाहीत. मूत्रपिंडांच्या कार्यक्षमतेत येणाऱ्या कमतरतेला सुरुवातीला 'ॲक्युट रीनल फेल्युअर' म्हणतात. परंतु ही प्रक्रिया दीर्घकाळ सुरू राहिली, तर मूत्रपिंडाचे कार्य आणखी कमी होत जाते. याला 'क्रॉनिक रीनल फेल्युअर' म्हटले जाते. जेव्हा मूत्रपिंडे पूर्ण निकामी बनतात, त्याला 'एंड स्टेज रीनल डिसीज' (इएसआरडी) म्हणतात.

क्रॉनिक रीनल फेल्युअरमध्ये मूत्रपिंडे रक्तातील टाकाऊ पदार्थ, अतिरिक्त द्राव इत्यादी गाळून घेऊ शकत नाहीत. अनियंत्रित मधुमेह, आदर्श पातळीत न राहणारा उच्च रक्तदाब, ग्लोमेरुलोनेफ्रायटिस किंवा इतर किडनी रोग ही काही यामागची प्रमुख कारणे आहेत. क्रॉनिक रीनल फेल्युअरमुळे अशक्तपणा, हाडांच्या समस्या, मज्जातंतूंचे नुकसान आणि हृदय व रक्तवाहिन्यांसंबंधी रोगांसारख्या गंभीर गुंतागुंतीच्या आरोग्य समस्या उद्भवतात. यामुळे मूत्रपिंडे निकामी होण्याचा धोका वाढतो. अशा व्यक्तींना डायलिसिस किंवा मूत्रपिंड प्रत्यारोपण असे इलाज करावे लागतात.

निदान

रुग्णाच्या आजाराचा इतिहास, इतर सहव्याधी यांचा परामर्श घेतल्यावर रक्ताच्या काही चाचण्या केल्या जातात. यात क्रिएटिनिन, युरिया, ग्लोमेरुलर फिल्टरेशन रेट (जीएफआर) आणि इलेक्ट्रोलाइट्सची पातळी तपासली जाते. यातून रुग्णाचे मूत्रपिंड कितपत काम करत आहे हे समजते.

मूत्रपिंडाचा आकार आणि लांबी-रुंदी जोखण्यासाठी अल्ट्रासाऊंड किंवा सीटी स्कॅनसारख्या इमेजिंग चाचण्या केल्या जातात.

* थकवा आणि अशक्तपणा
* भूक न लागणे आणि वजन कमी होणे
* मळमळ आणि उलटी
* पाय, घोट्याला किंवा हातांना सूज येणे
* थोड्याशा कामाने धाप लागणे
* अंगाला खाज सुटणे आणि त्वचा कोरडी पडणे
* लघवी कमी होणे आणि गडद पिवळ्या रंगाची होणे
* डोकेदुखी आणि झोपेचा त्रास
* स्नायूंमध्ये पेटके येणे आणि मध्येच स्नायूचा एखादा भाग आकुंचन प्रसरण पावणे
* गोंधळून जाणे आणि लक्ष केंद्रित करण्यात अडचण येणे

किडनी बायॉप्सी : यामध्ये मूत्रपिंडातील उतींचा एक छोटा नमुना घेऊन सूक्ष्मदर्शकाखाली तपासला जातो. यातून मूत्रपिंडाचे अंतर्गत नुकसान समजू शकते.

उपचार

हा आजाराच्या कारणावर आणि तीव्रतेवर अवलंबून असतो. या उपचारांमध्ये-

* रक्तदाब, रक्तातील साखर, कोलेस्टेरॉल, अशक्तपणा आणि मूत्रपिंडांवर परिणाम करणाऱ्या अन्य आजारांवर नियंत्रण ठेवण्यासाठी औषधे देणे
* मीठ, पोटॅशियम, फॉस्फरस आणि प्रथिनांचे सेवन मर्यादित करण्यासाठी आहारात बदल करणे. यामुळे मूत्रपिंडांवरील भार कमी होतो.
* सूज आणि अतिरिक्त द्रव टाळण्यासाठी द्रवपदार्थांवर नियंत्रण ठेवणे.
* डायलिसिसद्वारे रक्तातील टाकाऊ पदार्थ आणि अतिरिक्त द्रव काढून टाकणे.
* मूत्रपिंडे खूप खराब झाली असतील, तर किडनी प्रत्यारोपण करणे.

क्रॉनिक रीनल फेल्युअर ही एक गंभीर

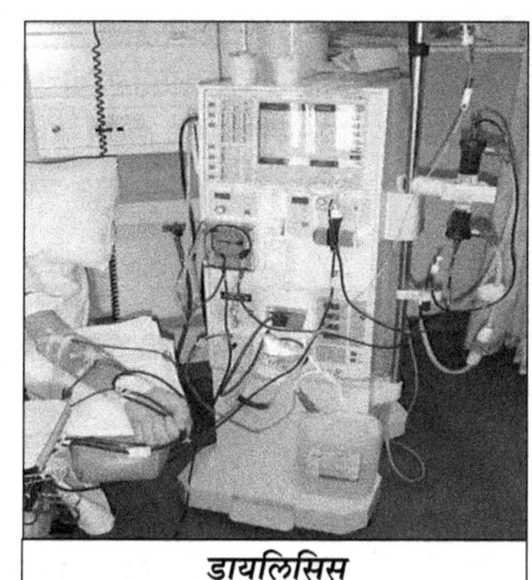

डायलिसिस

स्थिती असते. त्यामुळे रुग्णाची नियमितपणे देखरेख आणि काळजी घेणे आवश्यक असते. या काळजीमध्ये-

- रक्तदाब आणि रक्तातील साखर नियंत्रणात ठेवणे
- धूम्रपान आणि मद्यपान टाळणे
- पुरेसे पाणी पिऊन उत्तमरित्या हायड्रेटेड राहणे
- नियमित व्यायाम करणे आणि वजन निरोगी राखणे ही पथ्ये कटाक्षाने पाळावी लागतात.

या आजारात डॉक्टरांचा सल्ला घेऊन उपचार सतत चालू ठेवावे लागतात.

वर उल्लेख केलेले सर्व आजार दीर्घकालीन आजार म्हणून ओळखले जातात. योग्य तो वैद्यकीय सल्ला आणि निरोगी जीवनशैली यांच्या जोडीने हे आजार नियंत्रणात ठेवण्यास मदत होते आणि परिणामत: जीवनमान सुधारते.

साधी लक्षणे, गंभीर आजार

कोणताही आजार होण्याआधी आणि नंतर शरीरात काही बदल होत असतात. त्यांना लक्षणे म्हणतात. डॉक्टर रुग्णाला तपासताना रुग्णाच्या शरीरावर किंवा शरीरातील कार्यांमध्ये झालेले बदल तपासतात. त्यांना त्या आजाराची चिन्हे म्हणतात. कित्येकदा एखादे लक्षण अनेक आजारांमध्ये दिसून येते. उदा. ताप येणे, खोकला येणे किंवा डोके दुखणे. कोणकोणती लक्षणे एकत्रित असतील तर कुठला आजार असू शकेल याचे निदान डॉक्टर करतात. काही चिन्हे आणि लक्षणे गंभीर आजारांची शक्यता दर्शवितात. अशा वेळी त्वरित डॉक्टरांचा सल्ला घ्यावा.

काहीवेळा, शरीराच्या एका भागात एक लक्षण आणि दुसऱ्या भागात दुसरे लक्षण असू शकते. कधी कधी वरवर किरकोळ वाटणारी असंबंधित लक्षणे दिसतात. मात्र ती अधिक गंभीर आजाराचे किंवा स्थितीचे संकेत देणारी असू शकतात. त्यामुळे आपल्या शरीराकडे जागरुकपणे लक्ष देणे, शरीराचे ऐकणे, लक्षणांकडे विशेष लक्ष देणे आणि हे सर्व आपल्या डॉक्टरांना तपशीलवार सांगणे महत्त्वाचे आहे.

महत्त्वाच्या आजारांची महत्त्वपूर्ण चिन्हे आणि लक्षणे

हृदयविकार - हृदयविकाराचे महत्त्वाचे लक्षण म्हणजे छातीच्या मध्यभागी प्रचंड वेदना होतात. कुणीतरी छातीवर बसून दाब दिल्यासारखे वाटते. छातीत काहीतरी पिळले जातेय असे वाटते. या वेदना काही मिनिटांपेक्षा जास्त काळ टिकतात. शरीराच्या वरच्या भागात वेदना होतात. अस्वस्थ वाटते. श्वास लागतो. थंड घाम येतो. मळमळते किंवा उलटीदेखील होते. संपूर्ण शरीराला एक हलकेपणा येऊ लागतो.

हृदयविकाराचा झटका

हृदयविकाराचा झटका चित्रपटांमध्ये दाखवलेला असतो तसा नाटकी नसतो. हृदयविकाराच्या झटक्याची खालील प्रारंभिक लक्षणे झटका येण्याआधी एक महिना किंवा त्यापूर्वीपासून जाणवू शकतात.

- असामान्य थकवा किंवा कमी ऊर्जा
- झोपायला त्रास होणे
- श्वास घ्यायला त्रास होणे
- अपचन
- चिंता
- पाठ किंवा ओटीपोटात दुखणे

हृदयविकाराच्या झटक्यादरम्यान लक्षणे

- छातीच्या मध्यभागी वेदना होणे, कमालीचे अस्वस्थ वाटणे, छातीवर प्रचंड दाब आल्यासारखे वाटणे, छाती पिळवटून जातेय असे वाटणे, छाती पूर्ण गच्च झाल्यासारखे वाटणे, ही वेदना वराच काळ टिकते, त्यांनतर कमी होते किंवा निघून जाते आणि थोड्यावेळाने परत येते
- हात, पाठ, मान, जबडा किंवा पोट यासह शरीराच्या वरच्या भागात वेदना किंवा अस्वस्थता वाटणे
- छातीत अस्वस्थता वाटून श्वास किंवा दम लागणे

झटक्यादरम्यान इतर लक्षणे

- अंगावरील कपडे ओले होण्याइतका खूप थंड घाम येणे
- मळमळणे, उलट्या होणे
- शरीर हलके झाल्यासारखे किंवा शरीरात बिलकुल त्राण नसल्यासारखे वाटणे
- धाप लागणे,
- पाठ किंवा जबडा दुखणे
- रजोनिवृत्ती झालेल्या स्त्रियांमध्ये छातीत दुखणे आणि अस्वस्थता वाटणे ही लक्षणे असल्यास त्यांना हृदयविकाराचा झटका असण्याची शक्यता पुरुषांपेक्षा अधिक असते.

अर्धांगवायू (स्ट्रोक)

स्ट्रोक किंवा अर्धांगवायूच्या लक्षणांमध्येअ चेहऱ्याच्या एका बाजूचा गाल लोंबू लागणे, एक हात उचलता न येणे, एका हातामधील आणि त्याच बाजूच्या पायामधील शक्ती नाहीशी होणे, बोलायला त्रास होणे, चक्कर येणे, शरीराचा तोल जाणे, अचानक सुन्न झाल्यासारखे वाटणे, कमालीचा अशक्तपणा येणे, दृष्टी अंधुक होणे, गोंधळून गेल्यासारखे वाटणे, तीव्र डोकेदुखी होणे अशापैकी काही लक्षणांचा समावेश असतो. अर्धांगवायू अचानकपणे उद्भवण्याची शक्यता जास्त असते. याची चिन्हे व लक्षणे हृदयविकाराच्या लक्षणांपेक्षा वेगळी असतात. एखाद्या व्यक्तीला अर्धांगवायू (स्ट्रोक) झाला आहे का हे जोखण्यासाठी अमेरिकन स्ट्रोक असोसिएशनने FAST या इंग्रजी आद्याक्षरावरून लक्षात ठेवावीत अशी खालील चिन्हे पहायला सांगितलेली आहेत-

- Face drooping- एका बाजूचा चेहरा, गाल, भुवया लोंबू लागणे
- Arm weakness - हातापायात कमजोरी निर्माण होणे
- Speech Difficulty- बोलण्यात अडचण होणे किंवा अचानक तोतरे बोलू लागणे
- Time to Call ambulance- रुग्णवाहिकेला त्वरित बोलावण्याची वेळ येणे.

अर्धांगवायूची इतर चिन्हे आणि लक्षणे

- अचानक दृष्टी मंदावणे, डोळ्यांना धुरकट/ अस्पष्ट दिसणे, डोळ्यांसमोर अंधारी येणे
- चक्कर येणे, शरीराचा तोल सांभाळणे आणि हातापायांचा समन्वय साधून चालणे आणि इतर हालचाली करण्यात अचानकपणे असमर्थता येणे
- चेहरा, हात, पाय यात अचानक बधीरपणा आणि/ किंवा अशक्तपणा जाणवणे
- आजूबाजूच्या परिस्थितीबाबत अचानक गोंधळून जाणे किंवा आजूबाजूला नक्की काय चाललले आहे हे समजण्यास अडचण निर्माण होणे
- अचानक योग्य शब्द बोलण्यास असमर्थता येणे, बोलण्यात विसंगती येणे किंवा बोलणे अस्पष्ट होणे
- अचानक कोणतेही कारण नसता तीव्र डोकेदुखी निर्माण होणे

स्तनाचे आजार

स्तनाच्या आजारातील अनेक समस्या कर्करोगाशी संबंधित नसल्या, तरी त्यांच्या पूर्ण तपासण्या कराव्यात आणि आजाराचा पाठपुरावा दरवर्षी करत राहावा.

स्तनाच्या आजाराची लक्षणे

* स्तनाग्रातून दुधाळ, पिवळसर, हिरवट किंवा तपकिरी यापैकी एका रंगाचा स्राव येणे
* अचानक स्तनांमध्ये वेदना होणे किंवा हुळहुळणे
* स्तनावरील किंवा स्तनाग्रांवरील त्वचेत बदल होऊन तिच्यावर सुरकुत्या पडणे, खळी पडणे, बारीक बारीक खड्डे पडणे, लालसर होणे, सूज येणे, स्तनांवरील त्वचेचे पापुद्रे निघणे
* स्तनांमध्ये किंवा काखेमध्ये गाठ निर्माण होणे किंवा तिथल्या त्वचेच्या आतील भागांमध्ये घट्ट गोळा निर्माण होणे. किंवा जवळ ढेकूळ किंवा घट्ट होणे
* स्तनाग्राचे टोक, बाहेर न दिसता, आतमध्ये वळलेले असणे.

स्तनाच्या समस्येची यापैकी कोणतीही लक्षणे आढळल्यास, त्याच्या तपासणी आणि निदानासाठी त्वरित आरोग्यसेवा व्यावसायिकांना भेटावे.

फुफ्फुसाचे आजार

फुफ्फुसाचा कर्करोग, क्रॉनिक ऑब्स्ट्रक्टिव्ह पल्मोनरी डिसीज (सीओपीडी), एम्फायझीमा, दमा आणि फुफ्फुसाचे इतर आजार गंभीर असू शकतात. त्यावर लक्ष ठेवून त्यांचा पाठपुरावा करत राहाणे खूप आवश्यक असते.

फुफ्फुसाच्या गंभीर आजारांच्या लक्षणांमध्ये खालील चिन्हे आणि लक्षणे आढळतात.

* खोकल्यातून रक्त पडणे
* छातीत तीव्र घरघर होणे
* श्वास घेण्यास खूप त्रास होणे

अशी लक्षणे आढळल्यास त्वरित वैद्यकीय सल्ला घेऊन उपचार सुरू करावेत.

वरीलपैकी कोणतीही लक्षणे आढळल्यास आपत्कालीन कक्ष असलेल्या जवळच्या रुग्णालयामध्ये जाऊन वैद्यकीय सेवा घ्यावी.

फुफ्फुसाच्या आजारांची इतर लक्षणे

* सतत येणारा, उतरोत्तर वाढत जाणारा दीर्घकालीन खोकला.
* ब्रॉंकायटिस किंवा न्यूमोनिया असे फुफ्फुअसाचे गंभीर आजार वारंवार होणे
* खोकल्यातून सतत आणि जास्त प्रमाणात श्लेष्म (कफ) पडत राहणे
* श्वास घेताना छातीत खूप दुखणे, अस्वस्थ वाटणे

मूत्राशयाचे आजार

मूत्राशयाच्या समस्येच्या लक्षणांमध्ये लघवी करताना वेदना होणे, वारंवार लघवी होणे, मूत्राशयावरील नियंत्रण गमावणे, लघवीमध्ये रक्त येणे, लघवी करण्यासाठी रात्री वारंवार जाग येणे, रात्री अंथरुण ओले करणे, लघवी गळणे यांचा समावेश होतो. मूत्राशयाचे आजार आणि त्यात होणारा त्रास असह्य असतो. हे त्रास अंगावर काढू नयेत. खालील लक्षणे जाणवल्यास त्वरित मूत्ररोगतज्ज्ञ (युरॉलॉजिस्ट) डॉक्टरांना भेटून उपचार सुरू करावेत.

लक्षणे

* लघवी करताना खूप त्रास आणि वेदना होणे
* दिवसातून आठ पेक्षा जास्त वेळा लघवीला होणे.
* लघवीची भावना रोखता न येणे, मूत्राशयावरील नियंत्रण गमावणे
* लघवीमध्ये रक्त येणे
* मूत्राशय रिकामे असताना लघवी करण्याची तीव्र इच्छा जाणवणे
* लघवी करण्यासाठी रात्री वारंवार जाग येणे किंवा रात्री कपड्यात लघवी होणे
* हसताना, खोकताना, शिंकताना किंवा व्यायाम करताना कपड्यात थोडी थोडी लघवी होणे

युरोलॉजिस्ट हे डॉक्टर असतात जे मूत्राशयाच्या कार्य आणि रोगांमध्ये विशेषज्ञ असतात.

मानसिक आजार

भावनिक समस्यांच्या लक्षणांमध्ये चिंता, नैराश्य, मानसिक थकवा, तणाव जाणवणे, पूर्वीच्या त्रासदायक आठवणी येणे (फ्लॅश बॅक), वाईट स्वप्ने पडणे, दैनंदिन क्रियाकलापांमध्ये अनास्था निर्माण होणे, आत्महत्येचे विचार येणे, अस्तित्वात

नसलेल्या गोष्टी दिसण्याचा भास होणे, नसलेले आवाज ऐकू येणे, सतत संशय येणे, एखादी अनावश्यक गोष्ट सतत करत राहणे, अचानक खूप चिडणे यांचा समावेश होतो.

मानसिक आजाराची लक्षणे

* *सतत चिंता वाटणे, सतत चिंताग्रस्त राहणे*
* *सतत उदास वाटणे, सतत रिकामपणाची भावना असणे, सर्व वेळ दुःखी राहणे. आयुष्य आणि आपले काम व्यर्थ वाटणे*
* *विश्रांती घेतल्यानंतरही कमालीचा थकवा जाणवत राहणे*
* *'ज्याचे वर्णन केले जाऊ शकत नाही', इतका जास्त ताणतणाव असणे*
* *पूर्वी घडून गेलेल्या घटनांचे 'फ्लॅश बॅक' येणे,*
* *घडून गेलेल्या क्लेशकारक घटना पुन्हा घडत आहेत असे भास होणे,*
* *पूर्वींच्या त्रासदायक घटनांची दुःस्वप्ने पडणे*
* *खाणे, लैंगिक संबंध, अंथरुणातून उठणे, रोजची दैनंदिन कामे वगैरेमध्ये स्वारस्य न वाटणे*
* *आत्महत्येचे आणि मृत्यूचे विचार मनात येत राहणे*
* *इतरांना ठार मारण्याचा विचार सतत येणे*
* *अस्तित्वात नसलेल्या गोष्टी पाहणे, नसलेले आवाज ऐकू येणे (भ्रम)*
* *प्रत्यक्षातील वस्तू किंवा गोष्टी आहेत त्यापेक्षा वेगळ्या पद्धतीच्या दिसणे (भ्रम)*
* *प्रसूतीनंतर येणारे नैराश्य, त्यानंतर दोन आठवडे उलटून गेल्यावरही कायम राहणे आणि दिवसेन्दिवस नैराश्य वाढत जाणे.*
* *प्रसूतीपश्चात स्वतःला किंवा आपल्या बाळाला हानी पोहचवण्याबद्दलचे विचार येत राहणे*

या लक्षणांची कारणे शारीरिकही असू शकतात. त्याबाबत डॉक्टरांचा सल्ला आणि मत ग्राह्य मानून उपचार करावेत.

मानसिक आणि भावनिक आरोग्य यातील फरक

मानसिक आणि भावनिक आरोग्य हे सर्वांगीण स्वास्थ्याचे दोन परस्परसंबंधित पैलू आहेत. ते एकमेकांशी निगडीत आहेत आणि तरीही वेगळे आहेत.

मानसिक आरोग्य : मानसिक आरोग्य म्हणजे मानसिक आणि संज्ञानात्मक स्वास्थ्याची स्थिती असते. यात विचार करण्याची, तर्क करण्याची आणि निर्णय घेण्याची क्षमता समाविष्ट असते.

उदाहरणार्थ, नैराश्य, चिंता आणि स्किझोफ्रेनिया यासारखे विकार मानसिक आरोग्याशी संबंधित असतात. हे विकार विचार प्रक्रिया, धारणा आणि लक्ष केंद्रित करण्याची क्षमता यांच्यावर परिणाम करतात.

भावनिक आरोग्य : भावनिक आरोग्य म्हणजे आपल्या भावना, मनःस्थिती आणि भावनांना योग्यपणे व्यवस्थापित करण्याची आणि व्यक्त करण्याची क्षमता यांच्याशी संबंधित असते.

उदाहरणार्थ, आनंद, राग, दुःख, किंवा उत्तेजित होणे हे भावनिक आरोग्याचे पैलू असतात. एखादी व्यक्ती, भावनिक तणावाचा सामना कशी करते?दुःख कसे हाताळते?किंवा आनंदाचा अनुभव कसा घेते?हे त्या व्यक्तीच्या भावनिक आरोग्याशी संबंधित असते.

मुख्य फरक : मानसिक आरोग्यामध्ये संज्ञानात्मक आणि विचारासंबंधित गोष्टींना महत्त्व असते, तर भावनिक आरोग्यात भावना आणि मूड्स यांचा संबंध असतो.

मानसिक आरोग्य सुस्पष्ट आणि तर्कशुद्ध विचार करण्याच्या क्षमतेवर परिणाम करू शकते, तर भावनिक आरोग्य एखाद्याचा मूड कसा आहे? आणि तो भावना कशी व्यक्त करतो? यावर परिणाम करते.

उदाहरणार्थ, जर एखाद्याला त्याच्या कामामुळे तणाव येतासेल, तर त्याचा मानसिक आणि भावनिक आरोग्यावर परिणाम होतो. त्याला स्वतःच्या मानसिक आरोग्यामुळे लक्ष केंद्रित करण्यात अडचण येऊ शकते, तर भावनिक आरोग्यामुळे त्याच्यामध्ये निराशा किंवा चिंतेची भावना येऊ शकते.

मानसिक आणि भावनिक आरोग्यामध्ये समतोल राखणे सर्वांगीण आरोग्यासाठी आवश्यक असते. चांगले आरोग्य राखण्यासाठी या दोन्ही पैलूंच्या महत्त्वाबद्दल समाजाला शिक्षित करणे महत्त्वाचे आहे.

स्त्रियांच्या जननसंस्थेचे आजार

स्त्रियांना होणाऱ्या कर्करोग, गर्भाशयातील फायब्रॉइड्स , एंडोमेट्रिओसिस, ओव्हेरियन ट्यूमर्स, वंध्यत्व आणि लैंगिक संक्रमित रोग (एसटीडी) आणि इतर काही आजारांमुळे त्यांच्या प्रजनन प्रणालीवर परिणाम होऊ शकतो.

* मासिक पाळीच्या दरम्यान जास्त रक्तस्राव होणे किंवा फक्त स्पॉटिंग होणे
* मासिक पाळीमध्ये तीव्र वेदना होणे
* योनी किंवा जननेंद्रियाच्या भागात खाज सुटणे, आग आग होणे, जननेंद्रियात पाण्याने भरलेले फोड येणे, गाठी होणे
* शारीरिक संबंधादरम्यान वेदना होणे किंवा अस्वस्थता वाटणे
* ओटीपोटात तीव्र वेदना होणे
* योनिस्रावाच्या रंगामध्ये बदल होणे, त्याला तीव्र वास येणे, स्रावाचे प्रमाण जास्त होणे
* ओटीपोटाच्या खालील भाग गच्च झाल्यासारखा वाटणे
* वारंवार लघवी होणे किंवा तातडीने लघवी करण्याची भावना होणे
* कंबर खूप दुखणे
* ओटीपोटात वेदना होत राहणे
* वंध्यत्व अथवा गर्भपात किंवा अपुऱ्या दिवसांची प्रसूती असे जननसंस्थेशी संबंधित त्रास असणे
* चेहरा, छाती, पोट, अंगठे किंवा बोटांवर केस जास्त येणे
* टक्कल पडणे किंवा केस पातळ होणे
* त्वचेवर पुरळ येणे, त्वचा तेलकट होणे, डोक्यात कोंडा होणे
* गडद तपकिरी किंवा काळ्या रंगाचे ठिपके त्वचेवर पडणे

पचनसंस्थेचे आजार

तोंडापासून सुरू होणाऱ्या पचनसंस्थेमध्ये अन्ननलिका, जठर, लहान आतडे, मोठे आतडे, गुदाशय, गुदद्वारापर्यंत सर्व अवयव क्रमाने येतात. याशिवाय पचनमार्गापासून थोडे बाजूला असणारे, यकृत, स्वादुपिंड आणि पित्ताशय हे अवयवसुद्धा पचनसंस्थेचा भाग असतात. यापैकी कोणत्याही अवयवाचा आजार दैनंदिन जीवनावर परिणाम करतो.

* गुदाशयातून रक्तस्राव होणे
* शौचामध्ये रक्त किंवा श्लेष्म (अतिसारासह) असणे किंवा शौचाला काळी होणे
* शौचाला जाण्याच्या सवयी बदलणे
* शौचावर नियंत्रण ठेवता न येणे
* सतत किंवा आलटून पालटून बद्धकोष्ठता आणि अतिसार होणे
* सतत छातीत जळजळ होत राहणे, किंवा घशात अथवा तोंडात आंबट गुळण्या येणे
* पोटात खूप वेदना होणे किंवा पोटात गुबारा भरल्यासारखे वाटणे
* ओटीपोटामध्ये सूज येणे, पोट कडक होणे, पोटात सतत अस्वस्थता जाणवणे
* सतत तीव्र उलट्या होणे
* रक्ताच्या उलट्या होणे

त्वचेचा कर्करोग

पाश्चात्य जगात त्वचेचा कर्करोग खूप जास्त प्रमाणात आढळतो. परंतु अलिकडे भारतासह दक्षिण आशियाई देशातही तो दिसू लागला आहे. 'मेलॅनोमा' हा त्वचेच्या कर्करोगाचा एक प्रकार विशेष प्राणघातक असतो.

त्वचेच्या आजारांची खालील चिन्हे आणि लक्षणे लक्षात घ्यावीत

* त्वचेवरील तिळाचा आकार, रंग आणि रचनेमध्ये बदल होणे
* वारंवार चेहरा, मान लाल होणे, मध्येच अचानकपणे चेहऱ्याची त्वचा गरम झाल्यासारखी वाटणे
* त्वचा आणि डोळे पिवळे पडणे
* त्वचेवरील दुखणाऱ्या, सुजलेल्या आणि घट्ट झालेल्या, पापुद्रे निघणाऱ्या किंवा पू अथवा द्राव निघणाऱ्या, लवकर बऱ्या न होणाऱ्या, दीर्घकाळ राहिलेल्या जखमा
* सूर्यप्रकाश पडल्यावर लगेच भाजल्यासारखी वाटणारी संवेदनशील त्वचा
* त्वचेवरील लालसर किंवा तपकिरी रंगाची, गुळगुळीत गाठ
* त्वचेवर नवीन तीळ उद्भवणे किंवा अनेक ठिकाणी त्वचेवर चट्टे निर्माण होणे
* चंदेरी ठिपके असलेली जाड, लालसर त्वचा

त्वचेच्या कोणत्याही आजाराचे मूल्यमापन करण्यासाठी त्वचा विशेषज्ञ डॉक्टरांचा सल्ला घ्यावा.

स्नायूचे आणि सांध्यांचे आजार

स्नायूंना आणि सांध्यांना अनेक प्रकारचे आजार आणि विकार होतात. खालीलपैकी कोणतीही लक्षणे आढळल्यास डॉक्टरांचा सल्ला घ्यावा:

लक्षणे

* सतत स्नायू आणि शरीर दुखत राहणे
* दुखणे वारंवार उद्भवणे
* बधीरपणा, मुंग्या येणे, सुया टोचल्यासारख्या वेदना होणे, हात, पाय किंवा अंगामध्ये अस्वस्थता वाटणे
* सांध्यांमध्ये वेदना, हुळहुळेपणा, जडपणा, सूज येणे, जळजळ होणे किंवा सांध्याभोवती लालसरपणा येणे
* सांध्याच्या हालचालींची शक्ती आणि विस्तार कमी होणे
* कोणतेही स्नायू किंवा सांध्याचे कार्य कमी होणे
* स्नायू अशक्त होत जाणे, स्नायूंची जाडी बारीक होत जाणे
* हातांची पकड ढिली होणे
* सतत अतिशय थकवा जाणवणे

डोकेदुखीचा आजार

आपल्या सर्वांनी कधी ना कधी डोकेदुखी अनुभवलेली असते. ती किरकोळ असेल तर थोड्या वेळाने बरे वाटते. परंतु जर डोकेदुखी खूप तीव्र किंवा वारंवार होत असेल, तर मायग्रेन किंवा डोकेदुखीचा दुसरा गंभीर प्रकार असू शकतो.

गंभीर डोकेदुखी विकारांमध्ये खालील लक्षणे दिसून येतात –

* अचानक उद्भवणारी तीव्र डोकेदुखी
* खूप त्रास होणारी डोकेदुखी
* डोके दुखून बेशुद्ध होणे, उलट्या होणे आणि चालण्यास असमर्थता वाटणे
* डोके दुखू लागल्यावर गोंधळून जायला होणे, झटके येणे, अडखळत बोलू लागणे, अंगात खूप अशक्तपणा वाटणे, संपूर्ण शरीर सुन्न किंवा बधीर झाल्यासारखे वाटणे
* मान कडक होणे आणि ताप यांच्याशी संबंधित गंभीर डोकेदुखी

* दोन्ही डोळ्यांच्या मध्यभागी डोके दुखणे
* दोन दिवसांपेक्षा जास्त काळ टिकणारी डोकेदुखी
* डोकेदुखी सुरू होण्यापूर्वी तात्पुरते अंधुक दिसणे, तात्पुरती दृष्टी कमी होणे, डोळ्यासमोर दिवे किंवा काजवे चमकणे, डोळ्यांसमोर वेड्यावाकड्या रेघा दिसणे
* एका डोळ्यात वेदना सुरू होऊन ती सर्व चेहऱ्यावर पसरणे
* डोक्याच्या एका किंवा दोन्ही बाजूंना तीव्र वेदना होऊन मळमळणे किंवा नजर अंधुक होणे.
* डोकेदुखीदरम्यान डोळ्यांभोवती लालसरपणा येणे, नाक वाहणे आणि पापणी गळणे.

डोकेदुखीच्या या लक्षणांपैकी कोणतेही लक्षण आढळल्यास त्वरित डॉक्टरांचा अथवा न्यूरॉलॉजिस्टचा सल्ला घ्यावा.

वजनवाढ आणि खाण्याचे आजार

काही व्यक्ती वजन कमी करण्यासाठी अतिरेकी प्रयत्न करतात. अशा व्यक्तींना

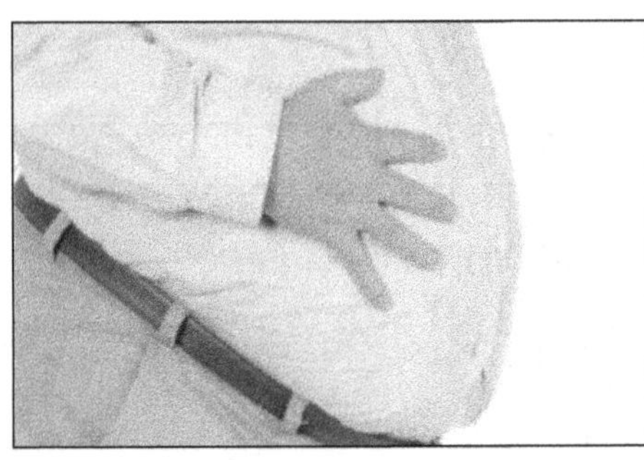

बुलिमिया किंवा एनोरेक्सिया नर्व्होझा सारखे खाण्याचे विकार असू शकतात. वजनाची चिंता हीच या व्यक्तींची एक गंभीर वैद्यकीय समस्या बनते.

खाणे किंवा वजन यासंबंधीच्या समस्यांमध्ये पुढील चिन्हे आणि लक्षणे समाविष्ट आहेत:

लक्षणे

* कमालीची जास्त तहान लागणे
* निर्जलीकरण होणे
* अतिरेकी भूक लागणे
* प्रयत्न न करता वजन कमी होणे आणि खूप जास्त प्रमाणात वजन घटणे
* खाण्यामध्ये प्रत्येकवेळा अतिरेक करण्याची इच्छा
* हेतुपुरस्सर उलटी करण्याची इच्छा
* उपाशी राहण्याची इच्छा (अजिबात न खाणे)
* खाणे आणि वजन याबाबत सतत विचार आणि चिंता करणे
* स्वतःच्या शरीराबद्दल मनात विकृत प्रतिमा असणे
* वजन वाढण्याची कमालीची जास्त आणि सतत भीती वाटत राहणे
* खाण्यास नकार देणे किंवा अन्नातील अगदी मोजकेच खाणे, किंवा एकट्याने खाणे
* वजनवाढीच्या भीतीने अनावश्यक आणि अतिरेकी व्यायाम
* थंडीबाबत खूप संवेदनशील, अकारण जास्त थंडी आहे असे वाटणे
* स्त्रियांमधली मासिक पाळी बंद होणे
* पोट साफ होण्यासाठी रेचके, लघवीची औषधे अतिरेकी प्रमाणात वापरणे, आहार घटकांच्या पूरक गोळ्या औषधे सतत घेणे
* नैराश्य

वर उल्लेख केलेल्या आजारांचे निदान लवकरात लवकर करून घेतल्याने आणि त्यावर त्वरित उपचार केल्याने आजमितीला दिसून येणाऱ्या प्रगत वैद्यकीय उपचारांचा वापर करून अनेक चांगले सुधारित परिणाम दिसून येतात. आजार नुकताच झालेला असला आणि त्याचे निदान सुरुवातीच्या टप्प्यावर केल्यास, उपचार यशस्वी होण्याची आणि रुग्ण दीर्घकालीन जगण्याची शक्यता लक्षणीयरित्या वाढते. स्तनाच्या कर्करोगाचे निदान लवकर केल्यास, प्रगत अवस्थेतील कर्करोगाच्या तुलनेत, ५ वर्षांचा जगण्याचा दर ९० टक्क्यांपेक्षा अधिक असतो.

उपचार खर्च कमी : मधुमेह किंवा उच्च रक्तदाब यांसारख्या दीर्घकाळ राहणाऱ्या आजारांवर सुरुवातीच्या टप्प्यात उपचार केल्यास ते कमी खर्चात होतात आणि त्यांचे नियंत्रणही लवकर होते, उलटपक्षी प्रगत अवस्थेतल्या आजारांसाठी महागड्या चाचण्या, शस्त्रक्रिया आणि हॉस्पिटलायझेशन आवश्यक पडू शकते. लवकर निदान

केल्यास वैद्यकीय मदतीची गरजही कमी लागते. आजार नुकताच झालेला असला आणि तो गंभीर जरी असला, तरी त्यासाठी वैद्यकीय मदत लगेच मिळते. पण आजारांकडे दीर्घकाळ दुर्लक्ष केल्याने होणाऱ्या गुंतागुंतीमुळे मदत टाळली जाते.

गुंतागुंत प्रतिबंध : उच्च रक्तदाब आणि उच्च कोलेस्टेरॉल यासारख्या हृदयविकाराच्या जोखीम घटकांचे निदान आणि आजाराचे नियंत्रण त्वरित केल्यास, हृदयविकाराचा झटका आणि स्ट्रोक अशांसारख्या घटना टळू शकतात.

सुधारित जीवन गुणवत्ता : नैराश्य किंवा चिंता अशा मानसिक विकारांचे लवकर निदान केल्यास, वेळेवर मानसोपचार घेतल्यास, त्या व्यक्तीचे भावनिक स्वास्थ्य आणि एकूण जीवनमान सुधारणे शक्य होते.

संसर्गजन्य रोगांचा प्रसार कमी : क्षयरोग, एचआयव्ही, कोरोनासारख्या संसर्गजन्य रोगांचे लवकर निदान करून, त्यांचे विलगीकरण केल्यास त्यांचा इतरांना होणारा सांसर्गिक प्रसार रोखता येतो. परिणामतः या रोगांचा सार्वजनिक आरोग्यावरील एकूण भार कमी होतो.

वैयक्तिक उपचार योजना : गंभीर आजारांचे लवकर निदान केल्यास, एखाद्या व्यक्तीच्या विशिष्ट गरजांनुसार उपचार योजना तयार करता येते. रुग्णावरील उपचारांचा परिणाम उत्तम होतो आणि दुष्परिणाम कमी होतात.

आरोग्य व्यवस्थेची कार्यक्षमता वाढते : लवकर निदान केल्याने आरोग्यसेवा प्रणालींना संसाधनांचे अधिक कार्यक्षमतेने वाटप करण्यात मदत होऊ शकते, कारण प्रतिबंधात्मक उपाय आणि लवकर उपचारांमुळे रुग्णालये आणि वैद्यकीय व्यावसायिकांवरील ताण कमी होतो.

संशोधन आणि वैद्यकीय प्रगती : लवकर निदान केल्यामुळे त्या आजारावरील संशोधन आणि नवीन उपचारांच्या विकासनाचा प्रकल्प उभारता येतो. उदाहरणार्थ, दुर्मिळ आनुवंशिक विकाराचे निदान लवकर केल्याने जनुकीय उपचारांमध्ये प्रगती होऊ शकते.

જ્જ્જ્

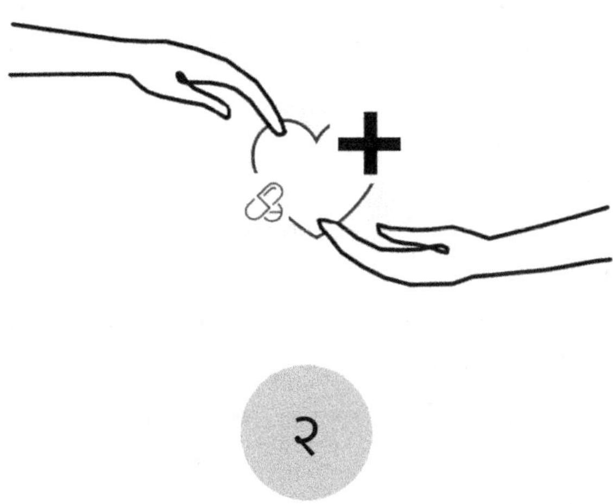

२

वैद्यकीय मदत कधी घ्यावी?

आजार होणे ही मानवी जीवनातील एक नैसर्गिक गोष्ट आहे. अनेकदा आजार तसे साधे असतात. त्यांना औषधांची गरज नसते. थोडी विश्रांती आणि आरोग्याची काही पथ्ये सांभाळली की ते बरे होतात. याचे सुपरिचित उदाहरण म्हणजे सर्दी. बहुतांश वेळा, सर्दीसाठी विशेष औषधे न घेता केवळ विश्रांती, कोमट पाण्याच्या गुळण्या आणि व्यवस्थित ताजे जेवण घेत राहिले की सर्दी बरी होते. पण नेहमीच असे होईल किंवा सर्वच आजार असे बरे होतील असे नाही. अनेक आजारांमध्ये सुरुवातीला, वरवर साधी लक्षणे दिसतात. पण अल्पावधीतच ती वाढत जाऊन आजार हाताबाहेर जाऊ शकतो. काही आजारांमध्ये सुरुवातीपासूनच गंभीर लक्षणे दिसतात आणि अगदी अल्पावधीत तो आजार विकोपाला जातो, प्रसंगी प्राणघातकही ठरतो. त्यामुळे अशा वेळी योग्य वैद्यकीय सल्ला घेणे अत्यंत आवश्यक आहे. त्याचबरोबर अशा गंभीर आजारांची लक्षणे प्रत्येकाला माहिती असणेही आवश्यक आहे.

गंभीर आजारांच्या लक्षणांबाबत सतर्कता

आजार कोणताही असला तरी लक्षणे दिसताच सतर्क होणे आणि त्यावर शक्य तितक्या लवकर वैद्यकीय मदत घेणे अत्यंत महत्त्वाचे असते. मात्र, वैद्यकीय मदत मिळेपर्यंत किंवा ती तात्काळ उपलब्ध नसल्यास काही गोष्टी माहिती असणे सर्वांसाठी गरजेचे

आहे. यामुळे, आपल्याला स्वतःला किंवा कुटुंबीयांना अथवा मित्रपरिवारापैकी कोणाला अशी काही लक्षणे दिसली तर, आपण त्वरित हालचाल करून आपले किंवा त्या व्यक्तीचे प्राण वाचवू शकतो.

रुग्णामध्ये खालीलप्रमाणे काही लक्षणे असल्यास रुग्णाचा आजार गंभीर अवस्थेत आहे असे समजावे:

• छातीत दुखणे

डाव्या बाजूला छातीत दुखत असेल, तर ते हृदयाच्या झटक्याचे लक्षण असू शकते. छातीत दुखण्याबरोबर खूप घाम आला, उलटी झाली, श्वास घेण्यास त्रास होऊ लागला, दम लागू लागला तर ते गंभीर लक्षण असते. अनेकदा छातीतली कळ डाव्या खांद्याच्या टोकाच्या दिशेने जाते.

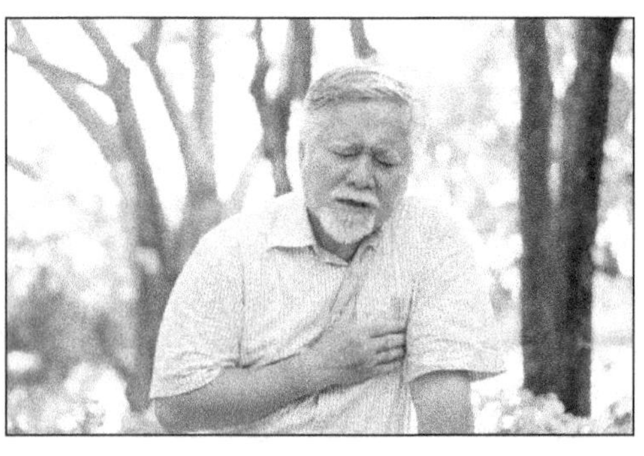

जर या वेदना छातीतून पाठीकडे आरपार जाऊ लागल्या तर ते आणखी गंभीर असू शकते.

छातीत दुखणे अनेक प्रकारात दिसून येते. चाकू खुपसल्यासारखे तीक्ष्ण दुखण्यापासून ते मंद-मंद दुखत राहणे. कधी कधी छातीत दुखते किंवा जळजळ वाटते. काही रुग्णांमध्ये, वेदना मानेपर्यंत आणि जबड्यापर्यंत जातात आणि नंतर एक किंवा दोन्ही हातांच्या मागच्या बाजूला किंवा खाली पसरतात.

अनेक वेगवेगळ्या समस्यांमुळे छातीत दुखू शकते. मात्र त्यापैकी, हृदय किंवा फुफ्फुसांशी संबंधित कारणांमुळे दुखत असेल तर, ते जीवघेणे ठरू शकते. त्यामुळे, कोणत्याही कारणामुळे छातीत दुखल्यास तात्काळ वैद्यकीय मदत घेणे अत्यंत महत्त्वाचे आहे.

छातीत दुखणे अनेकदा हृदयविकाराशी संबंधित असते. हृदयविकार असलेल्या लोकांच्या म्हणण्यानुसार त्यांना छातीत एक सौम्य अस्वस्थता जाणवते, ती वेदना म्हणण्याइतकी तीव्र नसते. हृदयविकाराचा झटका येणे किंवा हृदयविकाराबाबतच्या इतर समस्यांमुळे छातीत अशी अस्वस्थता जाणवू शकते.

* छातीवर दाब येतो. छाती भरल्यासारखी वाटते. छाती आवळून घेतल्यासारखी घट्ट होते.
* छातीतील वेदना कित्येकदा पाठ, मान, जबडा, खांदे आणि एका किंवा दोन्ही हातांकडे पसरते.
* छातीतील वेदना काही मिनिटांपेक्षा जास्त काळ टिकते. हालचाल केल्याने वाढते. काही वेळी वेदना कमी होतात आणि पुन्हा काही वेळात सुरू होतात. वेदनेची तीव्रता बदलते.
* धाप लागते.
* थंडीतही घाम येतो.
* चक्कर येते, डोके दुखते किंवा कमालीचा अशक्तपणा जाणवतो.
* हृदयाचे ठोके वेगाने पडू लागतात.
* मळमळते किंवा उलट्या होतात.

छातीत दुखण्याचे इतर प्रकार

छातीत दुखणे हे हृदयाशी संबंधित आहे की इतर कारणांमुळे, हे रुग्णाच्या हृदयासंदर्भातील चाचण्या केल्याशिवाय सांगणे कठीण असते. तरीही, जर छातीत दुखत असताना खालीलपैकी काही लक्षणे जाणवत असतील तर छातीतील दुखण्याला अन्य कारणे असू शकतात:

* तोंडात आंबट चव येणे किंवा अन्नाची संवेदना जाणे
* गिळताना त्रास होणे
* शरीराची स्थिती बदलल्यास वेदना कमी किंवा जास्त होणे
* खोल श्वास घेतल्यावर, छाती फुगवल्यावर किंवा खोकल्यावर वेदना तीव्र होणे
* वेदना अनेक तास चालू राहणे
* छातीत जळजळ - छातीच्या मध्यभागी असलेल्या हाडामागे वेदनादायक जळजळ होणे

डॉक्टरांना कधी भेटावे

प्रथमच छातीत दुखत असल्यास किंवा छातीतले दुखणे नक्की कुठे आहे हे अस्पष्ट असल्यास, हृदयविकाराचा झटका आला आहे असे वाटत असल्यास, रुग्णवाहिकेला फोन करावा किंवा तात्काळ वैद्यकीय मदत घ्यावी.

• रक्ताची उलटी होणे

रक्ताची उलटी होण्याला **हिमॅटॅमिसिस** म्हणतात. हे एक धोकादायक आणि गंभीर अवस्थेची सूचना देणारे लक्षण असते. हिमॅटॅमिसिसमध्ये पोटात अंतर्गत रक्तस्राव होतो आणि परिणामी उलट्या होतात. हिमॅटॅमिसिस ही वैद्यकीय आणीबाणी मानली जाते. यामध्ये डॉक्टरांकडून त्वरित तपासून घेणे आणि त्वरित उपचार सुरू करणे आवश्यक असते.

हिमॅटॅमिसिसची लक्षणे

* तपकिरी किंवा काळी उलटी होणे
* गडद, डांबरासारखे शौचाला होणे.

हिमॅटॅमिसिसची कारणे

* पोटामधील अल्सरमधून रक्तस्राव होणे
* जोराच्या उलट्या दीर्घकाळ होत राहिल्यास अन्ननलिकेच्या अंतस्थ त्वचेमध्ये जखमा होऊन रक्ताच्या उलट्या होतात. (मॅलरी-वेइस सिंड्रोम)
* जठरातील किंवा आतड्यातील रक्तवाहिन्या फुगून फुटणे (व्हरायसेस)
* पचनमार्गातील रक्तवाहिन्यांमधील दोष
* जठराचे किंवा अन्ननलिकेचे ट्यूमर
* गॅस्ट्रोएन्टेरिटिस, गॅस्ट्रायटिस किंवा पेप्टिक अल्सरमुळे होणारा अंतर्गत रक्तस्राव
* कर्करोगासाठी घेतल्या जाणाऱ्या किरणोपचाराचा परिणाम (रेडिएशन एक्सपोजर)
* रक्तस्रावी ताप

गंभीर नसलेली कारणे

* मुखाच्या शस्त्रक्रिया, ज्यात काही रक्त गिळले जाऊ शकते
* नाकातून होणारा रक्तस्राव गिळला जाऊन पचनमार्गात रक्त येणे
* तीव्र आणि दीर्घकालीन खोकला

रुग्णावर नेमके उपचार करण्यासाठी डॉक्टर रुग्णाला प्रश्न विचारतात. त्यातून मिळालेल्या माहितीतूनच डॉक्टर आजाराचे निदान आणि उपचार पद्धत ठरवू शकतात.

• पोटात दुखणे

पोटामध्ये तीव्र वेदना असलेल्या रुग्णाचे मूल्यमापन करताना, रुग्णाच्या एकूण आरोग्यावर

लक्ष केंद्रित करून ओटीपोटात होणाऱ्या वेदनांचे आणि त्या जोडीने असलेल्या गंभीर परिस्थितीचे निरीक्षण करून पोटात दुखण्याचे निदान केले जाते. पोटामध्ये नक्की कोणत्या जागी दुखते आहे, यावर डॉक्टरांचे क्लिनिकल निदान होऊ शकते. सहसा पहिल्या बाह्यरुग्ण

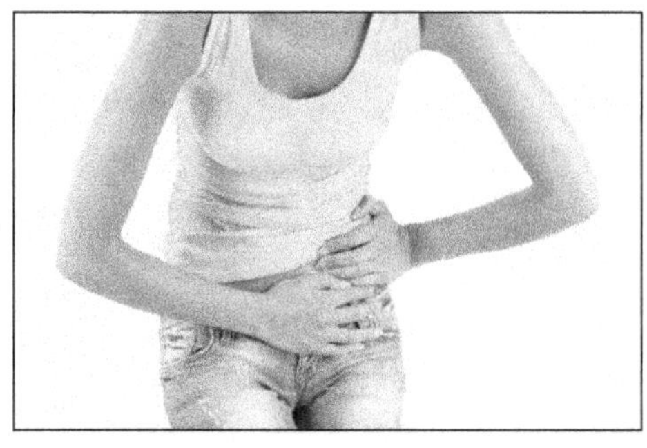

भेटीत अंतिम निदान केले जात नाही. एऑर्टिक डिसेक्शन (महाधमनी विच्छेदन) आणि मिझेंटरिक इस्केमिया यांसारख्या अतिगंभीर आजारात तात्काळ निर्णय घेऊन तातडीने उपचार करावे लागतात. अपेंडिसायटिस, पित्ताशयाचा दाह अशा आजारात क्लिनिकल तपासणीनंतर लगेच उपचार सुरू करून निदान पक्के करण्याच्या तपासण्या केल्या जातात. मात्र हे आजार वगळता, इतर आजारात लक्षणांचे विश्लेषण करून अन्य चाचण्या करून निदान पक्के केले जाते.

पोटदुखीच्या निदानाचे विभागवार विश्लेषण

पोटाचा वरचा उजवा कोपरा	• पित्ताशयाची पिशवी- बिलीअरी कोलेसिस्टायटिस, कोलेलिथियासिस, कोलँजायटिस • मोठे आतडे- कोलोनिक: कोलायटिस, डायव्हर्टिकुलिटिस • यकृत- हिपॅटिक: ऑब्सिस, हिपॅटायटीस, यकृतावरील गाठ • फुफ्फुसे - न्यूमोनिया, एम्बोलस • मूत्रपिंडे- किडनी स्टोन्स, पायलोनेफ्रायटिस
एपिगॅस्ट्रिक- (छातीच्या बरगड्या आणि पोट यांच्या सीमा रेषेमधील मधला भाग)	• हृदय- हृदयविकाराचा झटका (मायोकार्डियल इन्फार्क्शन), पेरीकार्डायटिस • जठरासंबंधित-अन्ननलिकेचा दाह (इसोफॅजायटिस), जठराची सूज (गॅस्ट्रायटिस) पेप्टिक अल्सर • स्वादुपिंड - स्वादुपिंडाचा ट्यूमर, स्वादुपिंडाचा दाह • महारोहिणी- महाधमनी विच्छेदन, मिझेंटरिक इस्केमिया

पोटाचा वरचा डावा कोपरा	• हृदय- अँजायना, मायोकार्डियल इन्फाक्शर्न, पेरीकार्डायटिस • जठर- अन्ननलिकेचा दाह (इसोफॅजाटिस), जठराची सूज (गॅस्ट्रायटिस) पेप्टिक अल्सर • स्वादुपिंड- ट्यूमर, स्वादुपिंडाचा दाह • मूत्रपिंडे: किडनी स्टोन्स (नेफ्रोलिथियासिस), पायलोनेफ्रायटिस • महारोहिणी: महाधमनी विच्छेदन, मेसेंटरिक इस्केमिया
पेरिअमबिलिकल (बेंबीच्या भोवतालच्या पोटाचा भाग)	• मोठे आतडे - अँपेंडिसायटिस • जठर- इसोफॅजायटिस, जठराची सूज, पेप्टिक अल्सर, लहान आतड्याचा ट्यूमर किंवा ऑब्स्ट्रक्शन • महारोहीणी- महाधमनी विच्छेदन, मिझेंटरिक इस्केमिया
पोटाचा खालचा उजवा कोपरा	• मोठे आतडे - अँपेंडिसायटिस, कोलायटिस, डायव्हर्टिक्युलायटिस, इन्फ्लेमेटरी बॉवेल डिसीज, इरिटेबल बॉवेल सिंड्रोम • स्त्रीरोग - एक्टोपिक गर्भधारणा, फायब्रॉइड्स, ओव्हेरियन ट्यूमर, ओव्हेरियन टॉर्शन, पेल्व्हिक इन्फ्लेमेटरी डिसीज • मूत्रपिंडे - किडनी स्टोन्स, पायलोनेफ्रायटिस
सुप्राप्युबिक (पोट संपून कंबर सुरू होते, तेथील मध्यभाग)	• मोठे आतडे - अँपेंडिसायटिस, कोलायटिस, डायव्हर्टिक्युलिटिस, इन्फ्लेमेटरी बॉवेल डिसीज, इरिटेबल बॉवेल सिंड्रोम • स्त्रीरोग- एक्टोपिक गर्भधारणा, फायब्रॉइड्स, ओव्हेरियन ट्यूमर, ओव्हेरियन टॉर्शन, पेल्व्हिक इन्फ्लेमेटरी डिसीज • मूत्रपिंड - सिस्टायटिस, किडनी स्टोन्स, पायलोनेफ्रायटिस

पोटाचा खालचा डावा कोपरा	• मोठे आतडे- कोलायटिस, डायव्हर्टिक्युलायटिस, इन्फ्लेमेटरी बॉवेल डिसीज, इरिटेबल बॉवेल सिंड्रोम • स्त्रीरोग - एक्टोपिक गर्भधारणा, फायब्रॉइड्स, ओव्हेरियन ट्यूमर, ओव्हेरियन टॉर्शन, पेल्व्हिक इन्फ्लेमेटरी डिसीज • मूत्रपिंड - किडनी स्टोन्स, पायलोनेफ्रायटिस
पोटाचा इतर कोणताही भाग	• पोटाचे बाह्य आवरण - हर्पीस झोस्टर, स्नायूंचा ताण, हर्निया, • आतड्यांसंबंधी अडथळा, मिझेंटरिक इस्केमिया, पेरिटोनिटिस, मादक पदार्थांचे व्यसन सोडल्यानंतर होणारे विथड्रॉवल, सिकल सेल क्रायसिस, पोर्फायरिया, इन्फ्लेमेटरी बॉवेल डिसीज, हेवी मेटल विषबाधा

पोटाच्या स्नायूंवर ताण आल्यास किंवा पोटाच्या त्वचेवर नागीण झाल्यासही पोटात दुखू शकते.

शौचामध्ये रक्त पडणे

वेदना न होता रक्त पडणे हे मूळव्याधीचे लक्षण असते. तसेच आतड्याच्या कर्करोगाचेदेखील लक्षण असते. शौचाला डांबरासारखी काळी होणे हे जठरात, लहान आतड्यात किंवा मोठ्या आतड्यात होणाऱ्या रक्तस्रावाचे लक्षण असते.

• सतत खोकला येणे

खोकला येणे हे बऱ्याचदा साधे लक्षण समजले जाते. पण खोकला जास्त दिवस राहिला आणि खोकल्यामधून रक्त पडू लागले, तर मात्र ते गंभीर आजाराचे लक्षण असते.

रुग्णाला येणारा खोकला तीन आठवड्यांपर्यंत राहिला तर त्याला तीव्र खोकला समजले जाते. खोकला जर तीन ते आठ आठवड्यांपर्यंत राहिला तर त्याला सबऑक्यूट खोकला म्हणतात आणि त्याहीपेक्षा, म्हणजे आठ आठवड्यांपेक्षाही जास्त राहिला तर तो दीर्घकालीन खोकला समजला जातो.

दीर्घकालीन खोकल्याची अनेक कारणे आहेत. दमा, गॅस्ट्रोएसोफेजल रिफ्लक्स डिसीज (जीइआरडी), नॉनअस्थमॅटिक इओसिनोफिलिक ब्रॉंकायटिस आणि अपर एअरवे कॉफ सिंड्रोम, म्हणजेच पोस्टनेझल ड्रिप सिंड्रोम ही त्यापैकी काही कारणे आहेत.

एखाद्या रुग्णाला दीर्घकालीन तीव्र खोकला असल्यास त्याची दम्यासाठी चाचणी करणे आवश्यक ठरते. अशा खोकल्यात श्वास घेण्यास त्रास होतो, श्वासोच्छ्वास करताना छातीतून घरघर आवाज येतो.

जीईआरडीशी संबंधित तीव्र खोकल्यामध्ये, काही जागतिक मार्गदर्शक तत्त्वांनुसार रोगनिदान केले जाते. त्यानुसार आहार आणि जीवनशैलीतील बदलांसह प्रोटॉन पंप इनहिबिटर (पीपीआय) औषधे सुरू करण्याची शिफारस केली जाते. खोकला येण्यास अन्य काही करणे न दिसल्यास, मर्यादित काळासाठी ही शिफारस केली जाते. परंतु जीईआरडीशी संबंधित तीव्र खोकला असलेले ३० ते ५० टक्के रुग्ण पीपीआयला प्रतिसाद देत नाहीत. त्यामुळे पीपीआय देऊनही खोकल्याचा त्रास कमी न झाल्यास ती बंद केली जातात.

नॉनअस्थमॅटिक इओसिनोफिलिक ब्राँकायटिस या आजारात, इओसिनोफिलिक दाह होत असतो. यामध्ये श्वसनमार्गात अधूनमधून अडथळा येतो आणि अडथळा आल्यावर श्वसनमार्गाद्वारे श्वास वेगाने घेणे अशक्य होते. यामध्ये इनहेल्ड कॉर्टिकोस्टिरॉईड्सचे फवारे दिल्यास रुग्णाला आराम मिळू शकतो. याव्यतिरिक्त, नाकाच्या आतील आवरणाचा ॲलर्जिक आणि नॉन-ॲलर्जिक दाह (ऱ्हायनायटिस) यांमुळे आणि श्वसनसंस्थेच्या सुरुवातीच्या भागातील वेगवेगळ्या विकारांमुळे असा खोकला येऊ शकतो.

दीर्घकालीन खोकल्यावरील उपचार हे एक आव्हानच असते. एका सर्वेक्षणानुसार, युरोपमध्ये दीर्घकालीन खोकल्याच्या ११२० रुग्णांमध्ये केवळ ५३ टक्के व्यक्तींचे पक्के निदान होऊ शकले. शिवाय या स्थितीत दिल्या जाणाऱ्या निर्धारित औषधांची परिणामकारकता ५७ टक्क्यांपुरतीच मर्यादित आहे आणि ३६ टक्के व्यक्तींना कोणत्याच उपचाराने पूर्ण बरे वाटत नाही, असे आढळून आले आहे.

दीर्घकालीन खोकला बरा करण्यासाठी, प्राथमिक निदानांसोबत इतर गोष्टींचेही निरीक्षण करणे महत्त्वाचे असते. यात पर्यावरणीय कारणे, आजार नक्की कशामुळे उद्दीपित होतो (ट्रिगर फॅक्टर्स), रुग्णांच्या छातीचे पूर्वी काढलेले एक्सरे, रुग्ण घेत असलेल्या इतर औषधांची माहिती या सर्व बाबी पाहिल्या जातात. ॲंजियोटेन्सिन-कन्व्हर्टिंग एन्झाईम इनहिबिटर आणि सिटाग्लिप्टीन अशा औषधांमुळे काही रुग्णांना खोकला येऊ शकतो, असे आढळून आले आहे.

नेहमीच्या आजारांसाठी केलेल्या चाचण्यात काही विशेष निष्पन्न न झाल्यास, इतर निदानांचा विचार करावा लागतो. यामध्ये ब्रॉन्किऑक्टॅसिस आणि मायकोबॅक्टेरियल इन्फेक्शन, ब्रॉन्किओलायटिस, इंटरस्टिशियल लंग डिसीज, फुफ्फुसाचा कर्करोग, क्रॉनिक ऑब्स्ट्रक्टिव्ह पल्मोनरी डिसीज, ऑब्स्ट्रक्टिव्ह स्लीप ॲप्निया अशा

फुप्फुसांशी संबंधित असलेल्या आणि संबंधित नसलेल्या आजारांचाही विचार करावा लागतो.

तीव्र खोकल्याचे मूल्यांकन करताना, उच्च-जोखीम असलेल्या स्थानिक भागात आणि लोकसंख्येमध्ये क्षयरोगाचा विचार करणे महत्त्वाचे असते. जरी छातीचा

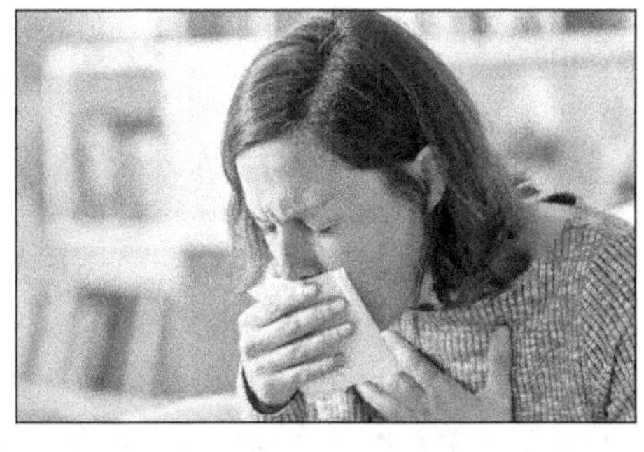

एक्सरे नॉर्मल असला तरीही तो क्षयरोग असू शकतो. क्षय रोगाच्या रुग्णाची देखरेख, उपचारापूर्वी आणि नंतर अत्यंत काटेकोरपणे करावी लागते. प्रमाणित चाचण्यांद्वारे दर ४ ते ६ आठवड्यांनी त्याचा पाठपुरावा करावा लागतो.

• डोळे खूप पिवळे दिसणे

सर्वसामान्यपणे काविळीला एक आजार असे मानले जाते. पण खरेतर ते असंख्य आजारांचे एक लक्षण असते. यामध्ये त्वचा आणि डोळ्यांमधील बाह्य पांढरा भाग हा रक्तातील बिलीरुबिन नावाच्या एका रंगद्रव्याचे प्रमाण वाढल्याने पिवळा दिसायला लागतो. बिलीरुबिन यकृतामध्ये निर्माण होत असल्याने, कावीळ हे सहसा यकृताच्या आजाराचे लक्षण मानले जाते. काविळीस ग्रीक भाषेमध्ये 'इक्टेरस' म्हणजे पिवळा या अर्थाचा शब्द आहे.

डोळ्याचा पांढरा पडदा पिवळसर दिसणे आणि लघवीचा रंग पिवळा होणे ही काविळीची सर्वसामान्य लक्षणे असतात. डोळ्यांचा पिवळेपणा फिकट असेल तर, रक्तातल्या लाल पेशींचे विघटन होणे हे अनेकदा त्याचे कारण असू शकते. मात्र डोळ्यांचा पिवळेपणा गडद असेल तर हा यकृताशी (लिव्हर) संबंधित आजार असू शकतो आणि ते गंभीर लक्षण समजले जाते. यकृतामध्ये होणारी पित्तरसाची निर्मिती, तसेच पित्तरस छोट्या आतड्याकडे वाहून नेणाऱ्या असंख्य नलिका (हिपॅटोबिलीयरी ट्री) आणि त्यांच्या प्रवाहातील बिघाडाचा तो परिणाम असतो. ही स्थिती कोलेस्टॅसिस म्हणून ओळखली जाते. काविळीच्या या स्थितीला 'कोलेस्टॅटिक जॉन्डिस' म्हटले जाते. काविळीचा हा प्रकार गंभीर असतो. यात लिव्हर सिऱ्हॉसिसपासून यकृताच्या विविध कर्करोगांचा समावेश होतो.

वैद्यकीय तपासणीत रुग्णाला अंगावर खाज येणे, थकवा, त्वचेवर पिवळे जाड चट्टे (झँथोमा) असणे, ऑस्टिओपोरोसिसमुळे पाठदुखी, शौचाला पांढरट रंगाची होणे, शौचामध्ये स्निग्धपदार्थांचे प्रमाण जास्त असणे अशी लक्षणे दिसून येतात.

डोळे गडद पिवळे दिसणे हे अतिशय गुंतागुंतीच्या अनेक आजारांमुळे होत असल्याने, अशा वेळी रुग्णाला त्वरित रुग्णालयामध्ये भरती करण्याची गरज असते.

• पोट फुगणे

पोट फुगण्यामागे अनेक साधी आणि गंभीर अशी दोन्ही प्रकारची करणे असतात. साध्या कारणात, जेवताना किंवा इतर वेळी हवा गिळणे, आतड्यांमध्ये गुबारा किंवा गॅस धरणे, वजन वाढणे, मासिक पाळी येण्यापूर्वीची अवस्था (पीएमएस), गरोदर अवस्था, जास्त प्रमाणात फायबर असलेले फळे किंवा भाज्या असे पदार्थ खाल्ल्याने पोट फुगणे ही कारणे असतात.

मात्र काही कारणे गंभीर असतात. ओटीपोटात सूज येऊन द्राव तयार होणे, आतड्यांचा दाह होणे, लॅक्टोज इन्टॉलरन्स, ओव्हेरियन ट्यूमर किंवा कर्करोग, लहान किंवा मोठ्या आतड्यात अडथळा येणे (इंटेस्टायनल ऑबस्ट्रक्शन), गर्भाशयातील फायब्रॉइड्स – अशी गंभीर कारणेही पोट फुगण्यामागे असू शकतात. अशा वेळी रुग्णाला त्वरित रुग्णालयात दाखल करून शस्त्रक्रियेची गरज लागू शकते.

• अपस्माराचे झटके येणे

फिट्सचा विकार असलेल्या व्यक्तींना अपस्माराचा झटका येतो. मात्र एकदा झटका आल्यावर तो बराच काळ टिकला किंवा सतत लागोपाठ झटके येत राहिले तर गंभीर परिस्थिती उद्भवू शकते. अशा वेळी रुग्णाला त्वरित रुग्णालयामध्ये भरती करण्याची गरज असते.

• अचानक शुद्ध हरपणे

शुद्ध हरपणे म्हणजे काही अल्प काळासाठी शरीरातील चेतना आणि संवेदना नष्ट होणे. मेंदूतील रक्तप्रवाहात अचानक घट झाल्यामुळे असे होते. मूर्च्छा सहसा काही सेकंद किंवा मिनिटे टिकते. त्यांनतर ती व्यक्ती शुद्धीवर येते आणि सामान्य स्थितीत येते.

मूर्च्छित होण्याचे सर्वांत सामान्य कारण म्हणजे रक्तदाब अचानक कमी होणे. यामध्ये मेंदूकडे जाणारा रक्तप्रवाह आणि ऑक्सिजन कमी होतो. रक्तदाब कमी झाल्यामुळे तात्पुरती चेतना कमी होते. या गंभीर आजाराची मुख्य कारणे खालीलप्रमाणे -

कार्डियाक सिंकोप : हृदयाच्या समस्येमुळे अशी मूर्च्छा येऊ शकते. हृदयाकडून मेंदूला किती प्रमाणात ऑक्सिजनयुक्त रक्ताचा पुरवठा होतो, यावर मेंदूचे कार्य

अवलंबून असते. शुद्ध हरपण्याच्या १५ टक्के केसेसमध्ये कार्डियाक सिंकोप हा प्रकार कारणीभूत असतो.

कॅरोटिड सायनस सिंकोप : मानेच्या भागात असणाऱ्या कॅरोटिड धमनीकडून मेंदूला रक्तपुरवठा होत असतो. काही कारणामुळे जर या धमनीवर दाब पडत असेल किंवा धमनी संकुचित होत असेल तर व्यक्तीची शुद्ध हरपू शकते.

व्हेझोव्हेगल सिंकोप : काही वेळा तणावपूर्ण घटनांमुळे व्यक्ती मूच्छिंत होऊ शकते. उदा. रक्त दिसणे, भावनिक ताण, शारीरिक आघात, भावनिक आघात किंवा तीव्र शारीरिक वेदना. अशा प्रकारच्या तणावपूर्ण घटना शारीरिक प्रतिसाद उत्तेजित करतात. त्याला व्हेझोव्हेगल प्रतिक्रिया म्हणतात. यात हृदयाचे ठोके मंद होतात, हृदयातून रक्त कमी प्रमाणात पंप होते. त्यामुळे रक्तदाब एकदम कमी होतो. साहजिकच मेंदूला पुरेसा ऑक्सिजन मिळत नाही आणि शुद्ध हरपते.

काही वेळेस विशिष्ट शारीरिक हालचाली किंवा विशिष्ट क्रिया नैसर्गिकरित्या रक्तदाब कमी करण्यास कारणीभूत ठरू शकतात. त्यामुळेही मूर्च्छा येऊ शकते. उदा. लघवी करताना, खोकल्याची तीव्र उबळ आल्यासदेखील शुद्ध हरपू शकते.

इतर कारणांमध्ये, उच्च रक्तदाबावर उपचारासाठी दिली जाणारी काही औषधे, लघवीचे प्रमाण वाढवणाऱ्या गोळ्या, कॅल्शियम चॅनेल ब्लॉकर्स आणि अँजिओटेन्सिन-कन्व्हर्टिंग एन्झाइम (एसीइ) इनहिबिटर्स, हृदयरोगासाठी दिली जाणारी नायट्रेट्स, मानसिक विकारांवर वापरली जाणारी अँटिसायकोटिक्स, ऑलर्जीसाठी उपयोगात आणली जाणारी अँटीहिस्टामिन्स आणि वेदनांसाठीची ओपिओइड्स यांचा समावेश होतो. या व्यतिरिक्त, अतिशय कमी पाणी प्यायल्यामुळे किंवा शारीरिक आजारात शरीरातील पाणी कमी झाल्यामुळे, खूप उष्ण हवामानामुळे, झटके येणे किंवा अर्धांगवायू अशा मेंदूच्या आजारांमुळे, मधुमेही रुग्णाच्या बाबतीत रक्तातील साखर अचानक कमी झाल्यामुळे, कठोर उपास-तापास केल्यामुळे, खूप काळ उपाशी राहिल्यामुळे, खूप वेगाने श्वास घेण्यामुळे, खूप खेळ किंवा कठीण व्यायाम केल्यामुळे, बराच वेळ बसल्यानंतर पटकन उभे राहिल्यामुळे, अति मद्यपान किंवा मादक पदार्थांचे सेवन केल्यामुळेही शुद्ध हरपू शकते. तसेच, साधारणपणे ५० टक्के रुग्णांमध्ये शुद्ध हरपण्याचे कोणतेही कारण सांगता येत नाही. त्यामुळे बेशुद्ध झालेल्या व्यक्तीला त्वरित रुग्णालयात घेऊन जाणेच योग्य ठरते.

• अपघाती जखमा

आपल्या देशात अलीकडच्या काळात अपघातांचे प्रमाण खूप वाढले आहे. एका आकडेवारीनुसार भारतात दररोज ११३० गंभीर अपघात होऊन ४२२ व्यक्तींचा

त्यामध्ये मृत्यू होतो. याशिवाय, अपघातामध्ये गंभीर जखमी झालेल्यांचे प्रमाणही खूप जास्त असते. अशा वेळी रुग्णाला साधारणतः तासाभरात उपचार सुरू झाल्यास, प्राण वाचण्याची शक्यता जास्त असते.

मेंदूला मार बसणे : कोणत्याही अपघातामुळे एखादी व्यक्ती अगदी थोड्या काळासाठी किंवा बराच वेळासाठी बेशुद्ध झाल्यास, मार लागल्यानंतर व्यक्तीला लगेच उलट्या सुरू झाल्यास, अपघात कसा घडला हे न आठवल्यास मेंदूला मार लागला आहे असे समजावे आणि रुग्णाला त्वरित रुग्णालयामध्ये घेऊन जावे.

फ्रॅक्चर : मार लागून शरीरातील एखादे किंवा अनेक हाडे मोडणे. मार लागल्यामुळे शरीरातील एखादा अवयव हलवता न येणे हे हाड मोडल्याचे लक्षण असू शकते. यामध्ये वेळेवर उपचार न मिळाल्यास कायमचे व्यंग येऊ शकते. मोठ्या हाडांच्या इजांमध्ये रक्तस्राव होत असल्यास तेही जोखमीचे ठरू शकते. त्यामुळे शक्य तितक्या लवकर वैद्यकीय उपचार घेणे अशा बाबतीत महत्त्वाचे ठरते.

• अर्धांगवायू

अर्धांगवायू म्हणजे शरीराच्या एका बाजूची हालचाल पूर्णपणे किंवा अंशतः कमी होणे. अर्धांगवायू हा सामान्यतः प्रभावित झालेल्या बाजूच्या विरुद्ध मेंदूच्या भागात उद्भवणाऱ्या दोषांमुळे किंवा इजांमुळे होतो. होतो. उदाहरणार्थ, मेंदूच्या डाव्या बाजूला दुखापत झाली असेल तर शरीराची उजवी बाजू त्यामुळे प्रभावित होते. काही वेळेस मेंदूतील ब्रेन स्टेमचे विकार, मेंदूच्या पेरिफेरल मज्जासंस्थेचे विकार, मानेच्या किंवा पाठीच्या कण्याला होणाऱ्या दुखापती किंवा आजार अशा इतर शारीरिक परिस्थितीतही

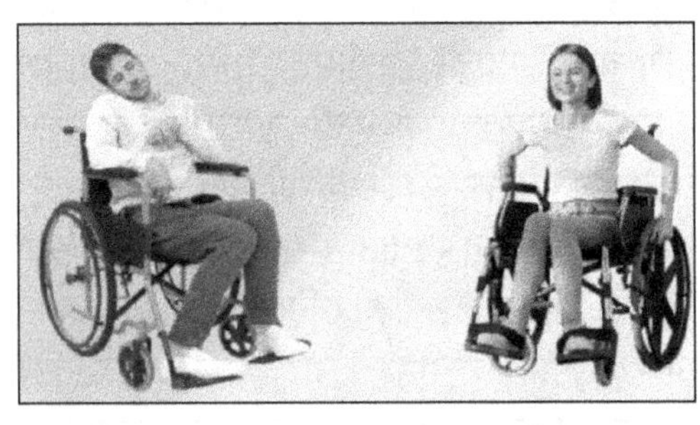

अर्धांगवायू होऊ शकतो. काही अर्भकांमध्ये जन्मानंतर लगेच किंवा वयाच्या दुसऱ्या वर्षापर्यंत जन्मजात हेमिप्लेजिया किंवा हेमिप्लेजिक सेरेब्रल पाल्सी आढळून येते. अर्धांगवायू होण्याची सामान्य कारणे खालीलप्रमाणे आहेत -

- स्ट्रोक- मेंदूच्या रक्तवाहिन्यात रक्ताची गाठ निर्माण होऊन किंवा मेंदूच्या रक्तवाहिनीत रक्तस्राव होऊन मेंदूचा रक्तपुरवठा बंद होतो.
- काही वेळेस काही वेळासाठी अध्र्या अंगातील शक्ती जाते. याला ट्रांझियंट इस्किमिक ॲटॅक (टीआयए) म्हणून ओळखले जाते.

- मेंदूच्या आतील रक्तवाहिनीच्या बाह्य आवरणामध्ये फुगवटा (एऑर्टिक अन्यूरिझम) निर्माण होऊन तो फुटतो आणि मेंदूत रक्तस्राव होतो.
- मेंदूशी निगडित अपघात, आघात आणि दुखापती (ट्रॉमॅटिक ब्रेन इंज्युरी)
- पाठीच्या कण्याला आणि मज्जारज्जूला होणारी दुखापत
- जन्मादरम्यान किंवा अगदी लहानपणी झालेल्या दुखापतीमुळे उद्भवणारी हेमिप्लेजिक सेरेब्रल पाल्सी

अर्धांगवायू हा एक गंभीर आणि चिंताजनक आजार आहे, विशेषतः अनपेक्षितपणे घडल्यास. तथापि, एखाद्या व्यक्तीला ताबडतोब वैद्यकीय सेवा मिळाल्यास त्या व्यक्तीचे प्राण वाचण्याची आणि शरीराची हालचाल पूर्ववत होण्याची शक्यता जास्त असते. त्यामुळे त्वरित वैद्यकीय सेवा घेणे महत्त्वाचे ठरते.

• घशात एखादी वस्तू किंवा पदार्थ अडकणे

घशात एखादी बाहेरील वस्तू किंवा पदार्थ अडकला तर व्यक्ती गुदमरून जाते. ही वैद्यकीय आणीबाणीची परिस्थिती असते. त्यावर तातडीने उपाय करावे लागतात. घशाप्रमाणे श्वसनमार्गामध्येही एखादी वस्तू/पदार्थ अडकून आणीबाणी निर्माण होऊ शकते.

गॅस्ट्रोएसोफेजल रिफ्लक्स डिसीज आणि अन्ननलिकेच्या सुरवातीच्या भागातल्या हालचालीत दोष असेल(डिसमोटिलिटी) तर रुग्णाला घशात काहीतरी अडकल्यासारखे वाटून त्रास सुरू होतो. अशा वेळेस प्रथमोपचार म्हणून, 'हेमलिश मॅन्युव्हर' केले जाते. प्रथमोपचाराचे प्रमाणित शिक्षण घेतलेल्या व्यक्ती हे उपचार देऊ शकतात. यात त्या व्यक्तीला कंबरेत वाकायला सांगितले जाते आणि त्याच्या पाठीत दोन्ही खवाट्यांच्या मध्ये हाताच्या मुठींनी किंवा पायांच्या टाचेने ५-६ जोरकस गुद्दे भराभर घातले जातात. तरीही अडकलेली वस्तू निघाली नाही तर त्या व्यक्तीच्या पोटावर चार-पाच वेळा जोरकस दाब देऊन प्रयत्न केले जातात.

काही वेळी घशात अडकलेली वस्तू पुढे पोटात जाते. छातीच्या एक्सरेमध्ये ती अन्ननलिकेत अडकलेली दिसून येते. त्यापेक्षा पुढे गेली असल्यास पोटाचा एक्सरे काढावा लागतो. वस्तू पारदर्शक असेल तर एक्सरेमध्ये ती लक्षात येत नाही. अशा वेळेस सिटी स्कॅन करावा लागतो. वस्तू सध्या उपायांनी न निघाल्यास घशासाठी लॅरिंगोस्कोपी तसेच अन्ननलिका, जठर यासाठी गॅस्ट्रोएंडोस्कोपी करून ती काढता येते. वैद्यकीयदृष्ट्या ही आपत्कालीन परिस्थिती असल्याने अशा वेळी रुग्णाला लगेच रुग्णालयामध्ये नेणे जरूरीचे असते.

• तापातील झटके

अनेक मुलांना तापामुळे झटके येतात. हा ताप अनेकदा काही जीवाणू किंवा विषाणूंच्या संसर्गामुळे येतो. सामान्यतः १०१ अंश फॅरेनहाइट (३८.३ अंश सेल्सिअस) पेक्षा जास्त ताप असेल तर झटके येण्याची शक्यता असते. सर्दी, फ्लू किंवा कानाचा संसर्ग अशा आजारांदरम्यानही झटके येऊ शकतात.

जंतुसंसर्गाने येणाऱ्या झटक्यांचे निदान करण्यासाठी रक्त, लघवी तपासणीबरोबरच इलेक्ट्रोएन्सेफॅलोग्राम (ईईजी) ही मेंदूच्या क्रियेचा आलेख करणारी चाचणी केली जाते. जर मुलाच्या डोक्याचा आकार नॉर्मल मुलांपेक्षा जास्त मोठा असेल, तर मेंदूची अंतर्गत तपासणी करण्यासाठी एमआरआय स्कॅन देखील करावा लागतो.

पाच वर्षांपिक्षा लहान मुलांमध्ये काही केसेसमध्ये खूप ताप येऊन झटके येतात. मुलांची मान कडक होते. अशा वेळी त्वरित डॉक्टरांना दाखवावे. झटके येतात तेव्हा मूल अर्धवट शुद्धीत असते. त्यामुळे त्याला तोंडाने औषधे देऊ नयेत. त्याऐवजी थंड पाण्याने त्याचे अंग ८-१० वेळा पुसून घ्यावे. आणि त्यानंतर जाड ब्लॅन्केटमध्ये पूर्ण गुंडाळून झोपवावे.

• प्रसूतीपूर्व वेदना

प्रसूतीपूर्व वेदना सुरू होणे, गर्भवती स्त्रीला रक्तस्राव होणे ही देखील आपत्तीजनक स्थिती असते. अशा वेळी तातडीने त्या गर्भवतीला रुग्णालयात नेण्याची आवश्यकता असते. भारतात दरवर्षी सुमारे ४५,००० माता प्रसूती दरम्यान मृत्यू पावतात. प्रसूती वेदना सुरू झाल्यावर, वेळेवर रुग्णालयात दाखल केले न जाणे हे त्यातील एक महत्त्वाचे कारण आहे.

• लघवी बंद होणे

जेव्हा मूत्रपिंडांमध्ये मूत्र तयार होत नाही आणि रुग्णाची लघवी बंद होते, त्या स्थितीला ऑन्युरिया किंवा ऑन्युरेसिस म्हणतात. त्या आधी रुग्णाचे लघवी होण्याचे प्रमाण बऱ्याचदा कमी झालेले असते. ऑन्युरिया काही रुग्णात अचानक होतो किंवा अल्प-मुदतीचा असतो. मात्र अनेकांमध्ये तो मूत्रपिंडाच्या दीर्घकालीन आजाराचा परिणाम असतो. लघवी कमी होत असेल किंवा लघवी होण्याचे थांबले असेल तर योग्य निदान आणि उपचारांसाठी डॉक्टरांना त्वरित भेटावे. बहुतेकदा प्रारंभिक उपचारांमुळे संभाव्य गंभीर गुंतागुंत टाळता येते.

लघवी बंद होण्याची कारणे

- **मधुमेह** : अनियंत्रित मधुमेहामुळे मूत्रपिंड निकामी होऊन लघवी बंद होऊ शकते.
- **उच्च रक्तदाब** : उच्च रक्तदाबात कालांतराने मूत्रपिंडाभोवतालच्या रक्तवाहिन्या अकार्यक्षम होऊ लागतात. त्यामुळे मूत्रपिंडाच्या कार्यामध्ये व्यत्यय येतो.
- **मूत्रपिंड निकामी होणे** : मूत्रपिंडाची मूत्रनिर्मितीची क्षमता पूर्ण नष्ट झालेली असते. याला एंड स्टेज किडनी डिसीज म्हणतात.
- **क्रॉनिक किडनी डिसीज** : मूत्रपिंडे दीर्घकाळ निकामी झालेली असतात. अशा स्थितीत मूत्राद्वारे शरीरातील दूषित द्रव्ये आणि टाकाऊ गोष्टी उत्सर्जित करण्याची क्षमता खूप कमी झालेली असते.
- **किडनी स्टोन** : मूत्रामधील अतिरिक्त खनिजांपासून बनणारे किडनी स्टोन, हळूहळू मोठे होत जातात आणि मूत्राच्या उत्सर्जनात अडथळा आणू शकतात. यामध्ये वेदना होणे, मूत्रावाटे रक्त जाणे, मूत्रपिंडे आणि मूत्रनलिका फुगणे अशी गुंतागुंत निर्माण होऊ शकते.
- **मूत्रपिंडाचे ट्यूमर** : या ट्यूमरमुळे मूत्रपिंडाच्या मूत्र बनवण्याच्या कार्यामध्ये व्यत्यय येतो. याशिवाय त्यामुळे मूत्रविसर्जनाच्या प्रक्रियेतही अडथळा निर्माण होतो.

• अचानक अंधत्व येणे

वेदना न होता अचानक दृष्टी कमी होणे, हे बहुतेक वेळेस नेत्रपटलाला होणारा रक्तप्रवाह खंडित झाल्याचे, नेत्रपटलावर रक्तस्राव झाल्याचे, नेत्रपटल विलग झाल्याचे लक्षण असते. रुग्णाचे डोके दुखून अचानक दृष्टी कमी होणे, हे जायंट सेल आर्टेरायटिस (जीसीए) आणि पिट्युटरी ॲपोप्लेक्सीमुळे होऊ शकते. तरुण रुग्णांमध्ये डोळ्यांच्या हालचालींमुळे वेदनांसह दृष्टी कमी होणे, ऑप्टिक न्यूरायटिस ही कारणे असू शकतात. ही स्थिती गंभीर असते आणि यात कायमचे अंधत्व येण्याची शक्यता असते. त्याकरिता असा त्रास जाणवल्यास रुग्णाने वेळ न घालवता त्वरित नेत्ररोगतज्ज्ञाकडे धाव घेतली पाहिजे.

• एकाचे दोन दिसणे

समोर पाहात असताना, समोरची एखादी वस्तू संख्येने एकच असताना, दोन दिसणे याला डिप्लोपिया म्हणतात. ही एकाऐवजी दोन प्रतिमा दिसण्याबाबतची व्यक्तिनिष्ठ तक्रार असते. सामान्य भाषेत त्याला डबल व्हिजन किंवा दुहेरी दृष्टी म्हणतात.

डिप्लोपियाच्या कारणांमध्ये शरीरातील विविध संस्थांच्या कार्यातील विकारांचे

किंवा दोषांचे प्रकार आढळतात. विशेषत: स्नायू किंवा मज्जातंतूंच्या विकाराचे ते पहिले प्रकटीकरण असते. रुग्णाच्या दृष्टीबाबतच्या लक्षणांचे अचूक, स्पष्ट आणि तपशीलवार वर्णन मिळणे योग्य निदान आणि उपचारांसाठी गरजेचे असते.

दुहेरी दृष्टी असलेल्या काही लोकांना दृष्टीच्या बदललेल्या क्षेत्रामुळे, मळमळ, उलटी किंवा चक्कर येऊ शकते. काहींना यामध्ये डोळ्यांवर ताण येणे, तीव्र प्रकाशाचा किंवा मोठ्या आवाजाचा त्रास होणे अशी लक्षणे जाणवतात. शरीरातील जंतुसंसर्गामध्ये तसेच ब्रेन ट्यूमरमुळेही दुहेरी दृष्टी येऊ शकते आणि हा गंभीर त्रास बनू शकतो.

डॉक्टरांच्या तपासणीत आढळणारे गंभीर त्रास –

- नाडी न लागणे किंवा अतिशय मंद लागणे
- ब्लडप्रेशर खूप कमी लागणे किंवा न लागणे
- श्वास बंद असणे, किंवा छाती पूर्ण भरलेली असणे
- खूप जास्त ताप असणे- उदा. १०१ अंश फॅरेनहाईट किंवा त्यापेक्षा जास्त

वर उल्लेख केलेले सर्व आजार, त्यांची लक्षणे गंभीर समजली जातात. अशी लक्षणे असणाऱ्या रुग्णांना शक्य तितक्या लवकर योग्य ती वैद्यकीय मदत देण्याची गरज असते.

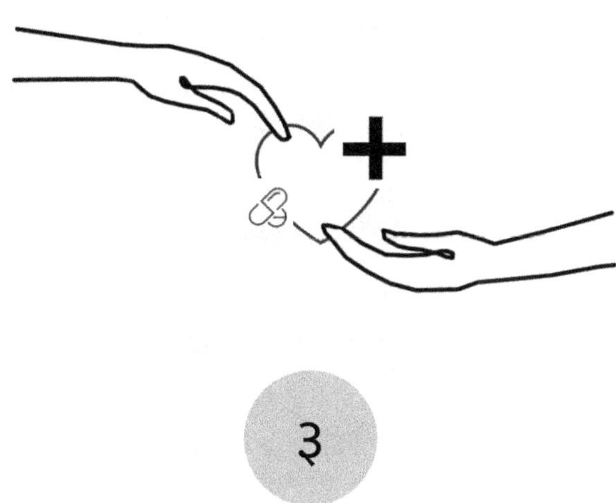

३

वैद्यकीय मदतीसाठी आवश्यक कागदपत्रे

पार्श्वभूमी

वाढता वैद्यकीय खर्च हा दिवसेंदिवस समाजातील सर्व स्तरांमधील लोकांसाठी कठीण प्रश्न होत चालला आहे. गरिबांना आणि निम्न मध्यमवर्गीयांना त्यांच्या दैनंदिन खर्चाचा ताळमेळ जुळवतानाच नाकीनऊ येत आहेत. त्यामुळे आजमितीला बहुतांश लोकांना मोठे आजार आणि शस्त्रक्रिया यांसाठी रुग्णालयाची बिले भागवण्यासाठी आर्थिक मदतीची गरज लागते.

भारत हा बहुतांशी गरीब लोकांचा देश आहे. युनायटेड नेशन्स डेव्हलपमेंट प्रोग्रॅम (युएनडीपी) यांनी २०२२ मध्ये केलेल्या, बहुआयामी गरिबी निर्देशांकातील आकडेवारीनुसार, १३५ कोटी लोकसंख्या असलेल्या आपल्या देशात सुमारे २३ कोटी व्यक्ती गरीब आहेत. शिवाय आपल्या देशाच्या लोकसंख्येच्या ३१ टक्के म्हणजे सुमारे ४२ कोटी लोक निम्न मध्यमवर्गात मोडतात. त्यामुळे भारतामध्ये वैद्यकीय कारणांसाठी व्यापक प्रमाणावर आर्थिक मदतीची गरज आहे.

भारतातील गरिबीची परिस्थिती

○ २०१९ ते २०२१ या काळातल्या आकडेवारीनुसार भारतातील सुमारे १६.४ टक्के लोक गरिबीत राहतात, ज्यांची सरासरी तीव्रता ४२% आहे.

○ सुमारे ४.२% लोकसंख्या कमालीच्या गरिबीत जगते.

○ सुमारे १८.७% लोक, गरिबीमुळे असुरक्षित आहेत. त्यांच्या किमान गरजा भागवण्यासाठी लागणाऱ्या उत्पन्नापेक्षा त्यांचे उत्पन्न २० ते ३३% कमी आहे.

○ गरिबीत राहणाऱ्या कुटुंबांपैकी २/३ कुटुंबांमध्ये किमान एक व्यक्ती कुपोषित आहे.

○ शहरी भागातील गरिबीचे प्रमाण ५.५% आहे, तर ग्रामीण भागात गरीब लोकांची टक्केवारी २१.२% आहे.

○ भारतातील गरीब लोकांच्या एकूण संख्येपैकी सुमारे ९०% गरीब लोक ग्रामीण भागात राहतात, म्हणजेच सुमारे २२.९ कोटी गरीब लोकांपैकी २०.५ कोटी ग्रामीण भागातील आहेत.

○ भारतातील दरडोई सरासरी उत्पन्नाचा विचार केला तर, प्रौढांमध्ये दर १०० व्यक्तींमधील १४ व्यक्ती तर दर १०० मुलांपैकी २२ मुले दारिद्र्यरेषेच्या खाली येतात.

○ ज्या कुटुंबांची मुख्य मिळवती व्यक्ती स्त्री आहे, अशा महिला-प्रमुख असलेल्या कुटुंबांमध्ये गरिबी लक्षणीयरीत्या जास्त आहे. महिला-प्रमुख कुटुंबांमध्ये राहणारे सुमारे १९.७% लोक गरिबीत राहतात, तर पुरुष प्रमुख असलेल्या कुटुंबांची गरिबीची टक्केवारी १५.९ आहे. दक्षिण आशियातील भारत हा एकमेव देश आहे, ज्यामध्ये पुरुष-प्रमुख कुटुंबांपेक्षा स्त्री-प्रमुख कुटुंबे जास्त गरीब आहेत.

○ भारतातील दर सातपैकी एक कुटुंब हे महिलांच्या उत्पन्नावर चालणारे कुटुंब असते. सुमारे ३.९ कोटी गरीब लोक महिला-प्रमुख असलेल्या कुटुंबातील आहेत.

गरिबीबाबतच्या या आकडेवारीची चर्चा करताना, दारिद्र्य आणि दारिद्र्यरेषा या संकल्पना सातत्याने पुढे येतात. दारिद्र्य हे पाहता येते, मात्र दारिद्र्याची व्याख्या करता

येत नाही. मानवी जीवनामधील किमान गरजा भागवता न येण्याची आर्थिक परिस्थिती म्हणजे दारिद्र्य. मानवी गरजा या सतत वाढणाऱ्या व अमर्यादित असतात. मात्र काही गरजा या मानवी जीवनासाठी आवश्यक ठरतात. या मूलभूत गरजांच्या पूर्ततेविना मानवी जीवन अवघड ठरते. अशा मूलभूत व अत्यावश्यक मानवी गरजा भागवणेदेखील ज्या व्यक्ती समूहाला अशक्य असते, असे लोक *दारिद्र्य* या संकल्पनेअंतर्गत घेतले जातात.

दारिद्र्याची संकल्पना सापेक्ष आणि वास्तविक अशा दोन पद्धतीत मांडली जाते-

• **सापेक्ष दारिद्र्य** : देशातील उच्चतम पाच किंवा दहा टक्के लोकसंख्येची संपत्ती, उत्पन्न आणि उपभोगाच्या तुलनेत देशातील न्यूनतम पाच किंवा दहा टक्के लोकसंख्येची संपत्ती, उत्पन्न किंवा उपभोगाचे मोजमाप केल्यास त्यास *सापेक्ष दारिद्र्य* असे म्हणतात.

• **वास्तविक दारिद्र्य** : दारिद्र्याच्या प्रमाणाचे निरपेक्ष मोजमाप करण्यासाठी देशातील जीवनमानासाठी लागणाऱ्या किमान खर्चाचा विचार केला जातो. त्या खर्चाच्या आधारावर एक न्यूनतम उपभोग स्तर निर्धारित केला जातो. या स्तराच्या खाली असणाऱ्या लोकसंख्येला दारिद्र्याखालील जनता असे समजले जाते.

• **दारिद्र्यरेषा** : दारिद्र्याचे प्रमाण मोजण्यासाठी *दारिद्र्यरेषा* या संकल्पनेचा वापर केला जातो. दारिद्र्यरेषा उपभोग खर्चाच्या आधारावरती ठरवली जाते. दारिद्र्यरेषा ठरवण्यासाठी एका व्यक्तीमागे, एका महिन्याच्या वास्तविक खर्चाचा एक न्यूनतम स्तर निश्चित केला जातो. त्याला *मासिक प्रतिव्यक्ती उपभोग खर्च* (मंथली पर कॅपिटा कन्झम्पशन एक्स्पेंडिचर) म्हणून संबोधले जाते. भारतात या न्यूनतम उपभोग स्तरालाच दारिद्र्यरेषा म्हणतात. न्यूनतम उपभोग स्तरापेक्षा कमी उपभोग खर्च करणाऱ्या व्यक्तीला किंवा कुटुंबांना दारिद्र्यरेषेखालील असे म्हटले जाते. आणि न्यूनतम उपभोग स्तरापेक्षा अधिक खर्च करणाऱ्या व्यक्तीला किंवा कुटुंबांना दारिद्र्यरेषेवरील म्हणून संबोधले जाते.

मासिक प्रतिव्यक्ती उपभोग खर्च ठरवण्यासाठी नॅशनल सॅम्पल सर्व्हे (एनएसएसओ) ऑफिसच्या घरगुती उपभोग सर्वेक्षण आकडेवारीचा वापर केला जातो. एनएसएसओ अशी आकडेवारी काढण्यासाठी खालील प्रकार वापरले जातात.

• **समान परतावा कालावधी (युनिफॉर्म रिकॉल पीरियड- URP):** दारिद्र्यरेषा ठरवण्यासाठी असलेली ही एक संख्याशास्त्रीय पद्धत आहे. यामध्ये घरासाठी दैनंदिन लागणाऱ्या जीवनावश्यक वस्तूंचा, काही ठराविक दिवसांच्या कालावधीतील खर्चाच्या नोंदींचा संदर्भ (रिकॉल रेफरन्स) या ठिकाणी घेतला जातो. यामध्ये, सर्व कुटुंबांना, साधारणपणे ३० दिवसांच्या ठराविक कालावधीत, कुटुंबावर होणाऱ्या त्यांच्या खर्चाच्या नोंदी करून त्या मागवल्या जातात. हे करण्यासाठी एका प्रश्नावलीमार्फत कुटुंबांचे सर्वेक्षण वरील पद्धतीने केले जाते आणि त्यातील उत्तरांच्या आधारे, दारिद्र्यरेषेचा अंदाज केला जातो.

• **मिश्र परतावा कालावधी (मिक्स्ड रिकॉल पीरियड) :** यामध्ये पाच प्रकारच्या अधून-मधून खरेदी करण्यात येणाऱ्या वस्तूंसाठी एका वर्षाच्या कालावधीतील आकडेवारी गोळा केली जाते.

• **सुधारित मिश्र परतावा कालावधी (मॉडिफाइड मिक्स्ड रिकॉल पीरियड):** यामध्ये सात दिवसांच्या कालावधीत लागणाऱ्या वस्तूंवरील खर्च, ३० दिवसांच्या कालावधीत लागणाऱ्या वस्तूंवरील खर्च आणि एका वर्षाच्या कालावधीत लागणाऱ्या वस्तूंवरील खर्च अशा सर्व वस्तूंचा विचार केला जातो.

दारिद्र्यरेषा ठरवण्यासाठी पुढील प्रक्रिया राबवली जाते:

१. अत्यावश्यक वस्तू व सेवांचा एक गट निश्चित करणे.

२. अशा वस्तू व सेवांच्या उपभोगासाठी एक महिन्यासाठी आवश्यक असलेला दरडोई होणारा खर्च निश्चित करणे.

३. एकूण तीन दारिद्र्यरेषा निर्धारित करणे:

   • **अखिल भारतीय दारिद्र्यरेषा** – भारतातील एकूण लोकसंख्येची सरासरी उत्पन्नानुसार येणारी दारिद्र्यरेषा

   • **राष्ट्रीय ग्रामीण दारिद्र्यरेषा** – ग्रामीण भागातील जनतेच्या उत्पन्नानुसार येणारी दारिद्र्यरेषा

   • **राष्ट्रीय शहरी दारिद्र्यरेषा** – शहरी भागातील जनतेच्या उत्पन्नानुसार येणारी दारिद्र्यरेषा

या तिन्हीच्या विश्लेषणातून दारिद्र्याचे प्रमाण ठरवले जाते.

भारतात, शहरी भागासाठी दारिद्र्यरेषा ही १२८६ रुपये प्रति व्यक्ती प्रति महिना आहे आणि ग्रामीण भागात ती १०५९.४२ रुपये प्रति व्यक्ती प्रति महिना आहे.

मध्यमवर्ग : मध्यमवर्ग म्हणजे ज्यांच्याकडे विशिष्ट स्तरावरील शिक्षण, उत्पन्न आणि जीवनशैली आहे अशा लोकांचा समूह. भारतात, मध्यमवर्गाची व्याख्या, ६ लाख ते १८ लाख रुपयांदरम्यान वार्षिक उत्पन्न असलेली कुटुंबे म्हणून केली जाते. मध्यमवर्ग हा आर्थिक उत्पन्नाच्या दृष्टीने समाजाचा एक महत्त्वाचा भाग असतो. उत्पन्नानुसार मध्यमवर्गाचे दोन प्रकार केले जातात:

   • निम्न उत्पन्न मध्यमवर्ग

   • उच्च उत्पन्न मध्यमवर्ग

ही विभागणी प्रामुख्याने दरडोई उत्पन्न किंवा घरातील एकूण उत्पन्नाच्या संदर्भात मोजली जाते. जागतिक बँकेच्या मार्गदर्शक तत्त्वानुसार, भारतात, मध्यम उत्पन्न गटाची व्याख्या ७.५ लाख ते १५ लाख रुपये वार्षिक उत्पन्न असलेली कुटुंबे म्हणून केली जाते.

नॅशनल स्टॅटिस्टिकल ऑफिस (एनएसओ) च्या २०२०-२१ च्या अहवालामध्ये

भारतातील एकूण सर्व लोकसंख्येचा विचार करता दरडोई वार्षिक उत्पन्न १,२७,७६८ रुपये होते. या कालावधीत मध्यम उत्पन्न गटाचे दरडोई वार्षिक उत्पन्न ९.२ टक्क्यांनी वाढले. २०१९-२० मध्ये १,७७,१११ रुपये असणारे उत्पन्न २०२०-२१ मध्ये १,९३,५०४ रुपयांवर पोहोचले.

प्यू रिसर्च सेंटरच्या अहवालानुसार, २०१९ मध्ये भारतातील लोकसंख्येत मध्यमवर्गाचा वाटा ५२% होता. अहवालात असेही समोर आले आहे की, अलीकडच्या वर्षांत भारतात मध्यमवर्गाची वाढ झपाट्याने झाली आहे. मध्यमवर्गीय कुटुंबांची संख्या २००१ मध्ये ४.९ कोटींवरून, ती २०१७ मध्ये १४ कोटी झाली.

मध्यम उत्पन्न आणि मध्यम वर्ग यांमधील फरक : मध्यम उत्पन्न आणि मध्यमवर्ग हे शब्द अनेकदा एकाच अर्थाने वापरले जातात. परंतु आर्थिकदृष्ट्या ते समान नसतात. एखादी व्यक्ती किंवा कुटुंब मध्यमवर्गाचा भाग नसतानाही मध्यम उत्पन्न गटात असू शकते. त्याचप्रमाणे, एखादी व्यक्ती किंवा कुटुंब हे मध्यम उत्पन्न गटात नसतानाही मध्यमवर्गीय असू शकते.

मध्यम उत्पन्न गटाची व्याख्या ७.५ लाख ते १५ लाख रुपयांच्या दरम्यान वार्षिक उत्पन्न असलेली कुटुंबे म्हणून केली जाते, तर मध्यमवर्गाची व्याख्या ६ लाख ते १८ लाख रुपयांदरम्यान वार्षिक उत्पन्न असलेली कुटुंबे म्हणून केली जाते. दोघांमधील मुख्य फरक असा आहे की, मध्यम उत्पन्न गट केवळ उत्पन्नाच्या आकड्यांवर ठरणारा सामाजिक गट असतो. त्यात एखाद्या व्यक्तीच्या किंवा कुटुंबाच्या केवळ उत्पन्नाच्या पातळीचा संदर्भ घेतलेला असतो. तर मध्यमवर्ग ही संकल्पना व्यक्तीच्या किंवा कुटुंबाच्या आर्थिक स्थितीबरोबरच त्याच्या सामाजिक पातळीचा संदर्भ देते. मध्यमवर्गीय बहुतेक वेळा विशिष्ट स्तरावरील शिक्षण, जीवनशैली आणि उपभोग पद्धतींशी संबंधित असतात. ते आरोग्यसेवा, शिक्षण आणि गृहनिर्माण यासारख्या अनेक प्रकारच्या सुविधा चांगल्या प्रकारे घेतात.

भारतात मध्यम उत्पन्न गट वाढत आहे आणि अधिक समृद्ध होत आहे. परंतु मध्यम उत्पन्न गट आणि मध्यमवर्ग यांच्यात अजूनही लक्षणीय अंतर आहे. रिझर्व्ह बँक ऑफ इंडियाच्या अहवालानुसार, मध्यम उत्पन्न गटात केवळ ३० टक्के मध्यम वर्ग समाविष्ट आहे. भारताचा सर्वंकष विकास होण्यासाठी, ही दरी भरून काढणे देशाच्या आर्थिक वाढीसाठी आणि विकासासाठी महत्त्वपूर्ण ठरेल.

वैद्यकीय कारणांसाठी आर्थिक मदतीची गरज

आर्थिकदृष्ट्या भारतात वेगवेगळे स्तर अस्तित्वात आहेत. आर्थिकदृष्ट्या संपन्न व्यक्ती त्यांच्या प्रियजनांना वैद्यकीय उपचार प्रदान करण्यास सक्षम असतात. ते

एकतर वैद्यकीय विम्याची निवड करतात किंवा कोणत्याही वैद्यकीय आणीबाणीसाठी पुरेशी बचत त्यांनी करून ठेवलेली असते. मात्र, आपल्या उत्पन्नातून अन्न, वस्त्र आणि निवारा यासारख्या मूलभूत खर्चाचीही पूर्तता जे करू शकत नाहीत, अशांसाठी वैद्यकीय उपचार हा तणावाचा आणि आव्हानांचा काळ ठरतो. भारतातील रुग्णालयांमध्ये रुग्णांवर होणारा खर्च, साधारणत: ७५ हजार ते ५ लाख रुपयांपर्यंत असू शकतो. कर्करोगासारख्या दीर्घकालीन आजारात, किंवा मेंदूवरील शस्त्रक्रिया, अवयवारोपण आणि अन्य गंभीर आजारात तो यापेक्षा कितीतरी जास्त असू शकतो. पण सरासरी खर्च पाहिला, तर तो -

- आर्थिकदृष्ट्या गरीब व्यक्तींना परवडत नाही.
- निम्न मध्यमवर्गीयांच्या उत्पन्न आणि बचत संचय यापेक्षा तो जास्त असू शकतो.
- मध्यम उत्पन्न गट आणि मध्यमवर्गीयांनी त्यांची आर्थिक पुंजी गोळा केली तरी हा खर्च पूर्णपणे निभावून नेण्यात ते कमी पडतात.

या कारणांमुळे या तिन्ही वर्गांसाठी वैद्यकीय कारणांसाठी आर्थिक मदतीची गरज लागते. अशा व्यक्तींना भारत सरकार, राज्य सरकारे यांच्या विविध योजना आणि काही धर्मादाय संस्था, ना नफा संस्था, दानशूर व्यक्ती यांच्यामार्फत विनामूल्य आणि तात्काळ आर्थिक मदत मिळू शकते.

वैद्यकीय कारणांसाठी आर्थिक मदतीची गरज असणारा आणखी एक सामाजिक वर्ग म्हणजे ज्येष्ठ नागरिक! उमेदीच्या काळामध्ये उच्च किंवा मध्यम उत्पन्न गटात असलेल्या असंख्य व्यक्ती त्यांच्या नोकरीतून किंवा व्यवसायातून निवृत्त झाल्यावर वैद्यकीय खर्च निभावण्यास अक्षम ठरू शकतात. सरकारी नोकरीत असलेल्या व्यक्तींना निवृत्ती वेतन तरी मिळते. मात्र इतर क्षेत्रातील व्यक्तींना निवृती वेतन नसते. शिवाय अनेकांनी वैद्यकीय विमा उतरवलेला नसतो किंवा असेल तरी तो फारच कमी रकमेचा असतो. बऱ्याच लोकांची बचतही अशा खर्चांसाठी पुरेशी नसते. पण अनेक आजार वयोमानानुसार नेमके या वयात उद्भवू लागतात. आयुष्यभर बऱ्यापैकी निरोगी

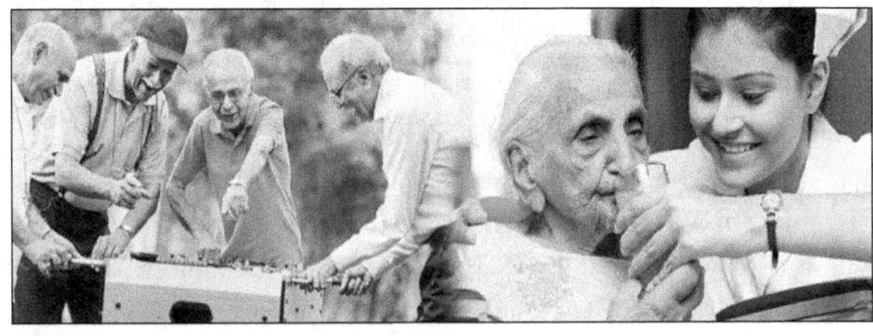

आणि स्वतःसाठी विशेष वैद्यकीय खर्च करावा न लागलेल्या व्यक्तींनासुद्धा मधुमेह, हृदयविकार, अर्धांगवायू, कर्करोग अशा गंभीर आजारांना तोंड द्यावे लागू शकते आणि मग मात्र त्यांचा धनसंचय त्यांना अपुरा पडू लागतो. त्यामुळे, या वर्गालाही वैद्यकीय कारणांसाठी आर्थिक मदतीची गरज भासू लागते.

भारतीय कायद्यानुसार, ज्येष्ठ नागरिक म्हणजे वयाची ६० वर्षे पूर्ण केलेला कोणताही भारतीय नागरिक. लोकसंख्येच्या अंदाजाकरिता नेमलेल्या तांत्रिक गटाच्या अहवालानुसार, २०२१ मध्ये भारतात जवळपास १३.८ कोटी ज्येष्ठ नागरिक आहेत. त्यात ६.७ कोटी पुरुष आणि ७.१ कोटी महिला आहेत. अहवालातील अंदाजानुसार, पुढील १० वर्षांत या संख्येत सुमारे ५.६ कोटी ज्येष्ठ नागरिकांची भर पडेल.

ज्येष्ठ नागरिकांचा लोकसंख्येतील आकडा आणि टक्केवारी दर जनगणनेत वाढताना आढळत आहे.

- १९६१ मध्ये ५.६ टक्के
- २०११ मध्ये ८.६ टक्के
- २०२१ मध्ये १०.१ टक्के
- २०३१च्या अंदाजानुसार ते १३.१ टक्क्यापर्यंत वाढण्याची शक्यता आहे

२०१७-१८मध्ये झालेल्या एका पाहणीनुसार आर्थिकदृष्ट्या अक्षम, पुरुष तसेच महिला ज्येष्ठ नागरिकांना, त्यांच्या स्वतःच्या मुलांनी, पती-पत्नीपैकी एकाने दुसऱ्याला, नातवंडांनी आणि इतर नातेवाईकांनी आर्थिक पाठबळ दिले आहे.

ग्रामीण आणि शहरी दोन्ही भागात हा प्रकार समान आढळला. मुख्यत्वे वृद्ध महिलांच्या आर्थिक पाठबळाबाबत, कमी-अधिक प्रमाणात पण हेच स्वरूप दिसून आले.

वैद्यकीय कारणांसाठी आर्थिक मदत मिळवायची असल्यास आवश्यक असणाऱ्या गोष्टी:

वैद्यकीय कारणांसाठी आर्थिक मदत मिळवायची असल्यास, सरकारी आणि अन्य धर्मादाय संस्था किंवा रुग्णालयांत उपचार घेऊ इच्छिणाऱ्या रुग्णाकडून पुढील कागदपत्रांची गरज असते: आधार कार्ड, रेशन कार्ड, उत्पन्नाचा दाखला, आजाराचे प्रमाणपत्र, रुग्णाच्या उपचारांसाठी लागणारा संभाव्य खर्चाचा अंदाज

या गोष्टी मिळवण्यामध्ये अडचणी आल्या तर पुढील मदत मिळणे अवघड होऊ शकते. त्यामुळे या आवश्यक गोष्टी कशा मिळवायच्या याबद्दल थोडे जाणून घेऊ.

आधार कार्ड

आधार कार्ड हे एक ओळखपत्र आहे जे भारतीय ओळख प्राधिकरण म्हणून ओळखले जाते. आपल्या देशात वेगवेगळी ओळखपत्रे वापरली जातात. त्यामुळे ओळखपत्रांच्या

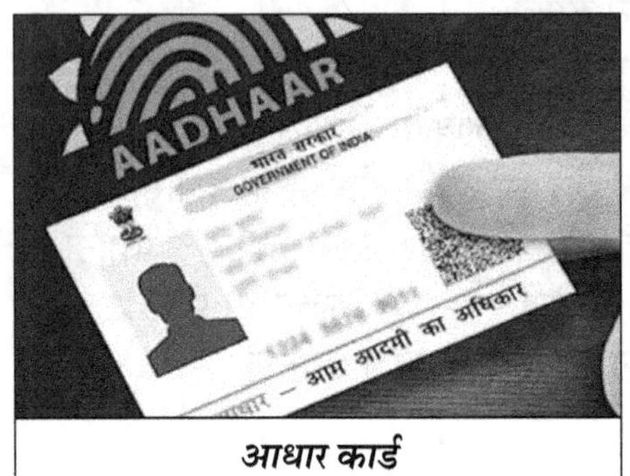

आधार कार्ड

जागी सगळ्याच ठिकाणी वाहन चालक परवाना हा ओळखपत्र म्हणून ग्राह्य धरला जातोच, असे नाही. तसेच, पॅनकार्डमध्ये राहण्याचा पत्ता नसल्यामुळे ओळखपत्र म्हणून पॅनकार्ड दिले तर त्याबरोबर पत्त्याचा पुरावा जोडणे आवश्यक असते. मतदार प्रमाणपत्र हे योग्य प्रमाणपत्र मानले जाते आणि ते सर्वत्र वैध असते, परंतु ते

१८ वर्षे वयावरील व्यक्तींसाठीच बनवले जाते. त्यामुळे, सर्वांसाठी उपलब्ध असणारे आणि बहुतांश ठिकाणी वैध असणारे ओळखपत्र म्हणजे आधार कार्ड होय.

आधार कार्ड क्रमांक हा बारा अंकी एकमेव असा ओळख क्रमांक असतो. आधार कार्डावर व्यक्तीचे नाव, घराचा पत्ता, छायाचित्र, बोटांचे ठसे आणि रेटिना स्कॅन अशी सर्व माहिती दिलेली असते. आधार कार्ड ही भारत सरकारने सुरू केलेली एक नवीन योजना आहे, जी भारतात राहणाऱ्या प्रत्येक व्यक्तीला एक विशिष्ट ओळख देण्याचे काम करते. ही योजना यशस्वी करण्यासाठी, त्याची जबाबदारी यूनिक आयडेंटिफिकेशन ॲथॉरिटी ऑफ इंडिया (UIDAI) वर सोपवण्यात आली आहे. आधार क्रमांक आणि आधार ओळखपत्रे हाताळणे, हे या संस्थेचे मुख्य काम आहे.

आधार कार्डाला वैधता कालावधी नाही. म्हणजेच, ते त्या व्यक्तीसाठी आयुष्यभर वैध राहते. आधार कार्ड क्रमांकाशी जोडलेल्या बँक खात्याद्वारे, जर तुम्ही सरकारी कल्याण योजनेसाठी पात्र असाल आणि तुम्हाला आर्थिक अग्रिम मिळण्याची आवश्यकता असेल, तर तुम्हाला तो तुमच्या आधार कार्ड लिंक केलेल्या बँक खात्यात सहजपणे हस्तांतरित करता येऊ शकतो. गॅस कनेक्शन 'पहल' या योजनेनुसार, ज्या लोकांकडे आधार कार्ड आहे ते गॅस सिलिंडरवर सबसिडी मिळवण्यासाठी त्याचा वापर करू शकतात. मात्र, याचा लाभ घेण्यासाठी, त्यांचे आधार कार्ड त्यांच्या बँक खात्याशी आणि गॅस कनेक्शनशी जोडलेले असणे आवश्यक आहे. भारत सरकार विविध नागरिकांना विविध कारणांसाठी विशेष अनुदान देते. अनेकदा या अनुदानाचा गैरवापर झालेला दिसून येतो. आधार कार्डच्या सहाय्याने या समस्येवर उपाययोजना करता येऊ शकते. तसेच, ज्यांना अशा अनुदानांची खरीच गरज आहे किंवा जे यासाठी पात्र आहेत, त्यांनाच ते मिळेल

याची खात्री करण्यासाठीही आधार कार्डाचा वापर होऊ शकतो. आधार ही एक ओळख देखील मानली जाते. याद्वारे एखाद्या व्यक्तीची शिक्षण हक्क आणि सर्व शिक्षा अभियान यांसारख्या सरकारी योजनांमध्ये सहभागी होण्याची पात्रता सिद्ध होते.

आधार कार्ड कसे काढायचे ?

भारतात राहताना, प्रत्येकाकडे आधार कार्ड असणे अतिशय आवश्यक झाले आहे. त्यासाठी सर्वप्रथम तुम्हाला तुमच्या परिसरातल्या जवळच्या आधार कार्ड नोंदणी केंद्रावर जावे लागेल. आजकाल काही बँका, ई-सेवा केंद्रे आणि काही सरकारी कार्यालयांमध्येही ही सोय उपलब्ध आहे. तेथे तुम्हाला - वय प्रमाणपत्र, प्रस्तावकांचे पत्र, निवासी प्रमाणपत्र, विवाह प्रमाणपत्र, पासपोर्ट, चालक परवाना, सरकारी ओळखपत्र, जन्म प्रमाणपत्र, शाळा सोडल्याचा दाखला, पॅन कार्ड, मतदार कार्ड — यांपैकी तुमच्याबाबतीत लागू असलेली सर्व अथवा काही कागदपत्रे द्यावी लागतील.

रेशन कार्ड (शिधा पत्रिका)

मोफत धान्य मिळवण्यासाठी आणि ओळखीचा पुरावा म्हणून रेशनकार्ड हा एक महत्त्वाचा दस्तऐवज आहे. तुमच्याकडे जर रेशनकार्ड नसेल तर, तुम्ही प्रत्यक्ष अथवा इंटरनेटवरूनही त्यासाठी अर्ज करू शकता. भारतीय नागरिक असलेली कोणतीही व्यक्ती रेशन कार्डासाठी अर्ज करू शकते. १८ वर्षांखालील मुलांची नावे पालक

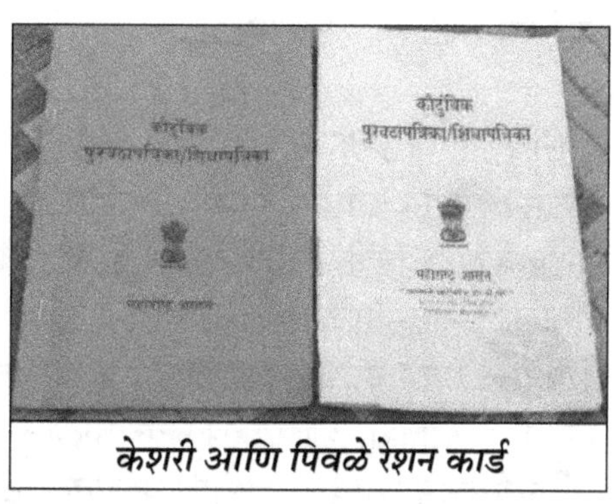

केशरी आणि पिवळे रेशन कार्ड

स्वतःच्या रेशन कार्डामध्ये समाविष्ट करू शकतात. तर १८ वर्षांपुढील व्यक्ती स्वतंत्र रेशन कार्डासाठी अर्ज करू शकते. कुटुंबातील एखाद्या व्यक्तीच्या नावाचा रेशनकार्डमध्ये समावेश केलेला नसल्यास तुम्ही त्या नावाचा समावेश नंतर करू शकता. तसेच राज्य सरकारच्या वेबसाइटवरून ई-रेशन कार्ड डाउनलोड देखील करू शकता. यासाठीची संपूर्ण प्रक्रिया खाली दिलेली आहे:

- रेशनकार्ड बनवण्यासाठी राज्य सरकारच्या अधिकृत वेबसाइटवर जावे लागते. महाराष्ट्रातील नागरिकांनी https://mahafood.gov.in/website/ marathi/Download.aspx या वेबसाईटवरील 'नमुना १: नवीन शिधापत्रकेसाठी अर्ज' या पर्यायावर रेशन कार्डासाठी अर्ज करावा.

- रेशनकार्ड बनवण्यासाठी ओळखपत्र म्हणून आधार कार्ड, मतदान ओळखपत्र, पासपोर्ट, आरोग्य कार्ड, चालक परवाना यांपैकी एक कागदपत्र असणे आवश्यक असते. याशिवाय, पॅन कार्ड, पासपोर्ट साइजचा फोटो, उत्पन्नाचा दाखला, पत्त्याचा पुरावा म्हणून वीजेचे बिल, गॅस कनेक्शन पुस्तक, टेलिफोन बिल, बँकेचे स्टेटमेंट अथवा पासबुक, भाडेकरार इत्यादी कागदपत्रांपैकी काही कागदपत्रे लागू शकतात.
- रेशनकार्डसाठी आवश्यक ते शुल्क घेऊन अर्ज दाखल केला जातो.
- संबंधित खात्याच्या कर्मचाऱ्याकडून प्रत्यक्ष पडताळणी (फील्ड व्हेरिफिकेशन) करून अर्ज योग्य असल्याचे आढळल्यास अर्ज केल्यापासून महिन्याभरात नवीन रेशनकार्ड मिळते.

रेशन कार्डचे विविध प्रकार असतात. व्यक्तीच्या/कुटुंबाच्या आर्थिक स्थितीनुसार त्यांना कोणते रेशन कार्ड मिळेल हे ठरते. प्रत्येक रेशन कार्डानुसार त्या व्यक्तीला/कुटुंबाला मिळणारे लाभ वेगवेगळे असतात. त्यामुळे नवीन रेशन कार्डसाठी अर्ज करत असताना आपल्यासाठी योग्य प्रकार निवडावा. अन्यथा, तुमचा रेशनकार्डसाठीचा अर्ज नाकारला जाऊ शकतो.

रेशनकार्डचे प्रकार

अंत्योदय रेशन कार्ड – ज्यांचे उत्पन्न नियमित नाही किंवा जे आर्थिकदृष्ट्या कमकुवत आहेत अशा व्यक्तींना अंत्योदय रेशन कार्ड दिले जाते. यावर प्रत्येक कुटुंबाला दरमहा ३५ किलो धान्य मिळते.

बीपीएल रेशन कार्ड – दारिद्र्यरेषेखालील कुटुंबांना पिवळ्या रंगाची बीपीएल रेशन कार्ड दिली जातात. यावर प्रत्येक कुटुंबाला दरमहा १० ते २० किलो धान्य दिले जाते.

एपीएल रेशन कार्ड – दारिद्र्यरेषेवरील कुटुंबांना केशरी रंगाची एपीएल रेशन कार्ड दिली जातात. यावर प्रत्येक कुटुंबाला दरमहा १० ते २० किलो धान्य दिले जाते.

अन्नपूर्णा रेशन कार्ड – अन्नपूर्णा रेशनकार्ड हे गरीब आणि ६५ वर्षांवरील वृद्ध व्यक्तींना दिले जाते. यावर प्रत्येक कुटुंबाला दरमहा १० किलो धान्य मिळते.

प्राधान्य रेशन कार्ड (PHH) – सरकारने ठरवून दिलेल्या पात्रता निकषांची पूर्तता करणाऱ्या कुटुंबांना प्राधान्य कुटुंब (PHH) रेशन कार्ड दिले जाते. यावर दरमहा ५ किलो धान्य दिले जाते.

रेशनकार्डवर मिळणाऱ्या अन्नधान्याची किंमत वेगवेगळ्या राज्यांनुसार भिन्न असू शकते. सरकारी वैद्यकीय योजने अंतर्गत रुग्णालयामध्ये दाखल व्हायचे असल्यास तुमच्याकडे पिवळे किंवा केशरी रेशनकार्ड असणे आवश्यक असते.

• उत्पन्नाचा दाखला

वैद्यकीय कारणासाठी आर्थिक मदत मिळवण्यासाठी किंवा अन्य ठिकाणी सरकारी कामांसाठी बऱ्याच वेळेस उत्पन्नाचा दाखला मागितला जातो. आजकाल हा दाखला ऑनलाइनही मिळू शकतो. तसेच तलाठी कार्यालयामध्ये प्रत्यक्ष जाऊनदेखील हा दाखला मिळू शकतो. उत्पन्नाचा दाखला काढायचा असल्यास आपले रेशनकार्ड आणि खाली दिलेल्या कागदपत्रांपैकी काही कागदपत्रे आवश्यक असतात:

अर्जदाराकडून स्व-घोषणा (सेल्फ डिक्लरशन) - स्वतःच्या उत्पन्नाबाबत अर्जदाराने एक स्वयंघोषणा पत्र सादर करायचे असते.

पत्त्याचा पुरावा : पासपोर्ट / पाणी बिल / रेशन कार्ड / आधार कार्ड / मतदार ओळखपत्र / टेलिफोन बिल / वाहन चालक परवाना / वीज बिल / मालमत्ता कर पावती /७-१२ आणि ८अ चे उतारे / भाडे पावती.

ओळखीचा पुरावा : पॅन कार्ड / पासपोर्ट / राष्ट्रीय स्वास्थ्य बीमा योजना कार्ड / आधार कार्ड / मतदार ओळखपत्र / मनरेगा जॉब कार्ड / वाहन चालक परवाना / अर्जदाराचा फोटो / सरकारी किंवा निमशासकीय संस्थांनी जारी केलेले ओळखपत्र — या सर्वांपैकी कोणताही एक

उत्पन्नाचा पुरावा : प्रासिकर विवरण पत्र / मंडळ अधिकारी पडताळणी अहवाल / पगारदार व्यक्तींसाठी फॉर्म१६ /निवृत्तीधारक किंवा पगारधारकांसाठी बँक प्रमाणपत्र/ अर्जदार जमिनीचा मालक असल्यास, ७-१२ आणि ८-अ बाबत तलाठी अहवाल — या सर्वांपैकी कोणताही एक

वयाचा पुरावा (अल्पवयीन असल्यास) : स्टेट फायनान्स कॉर्पोरेशन प्रमाणपत्र / जन्म प्रमाणपत्र / बोनाफाईड प्रमाणपत्र / शाळा सोडल्याचा दाखला / प्राथमिक शाळेतील प्रवेशाचा उतारा - या सर्वांपैकी कोणताही एक

दाखल्याची मुदत – उत्पन्नाच्या दाखल्यामध्ये त्याची मुदत दिलेली असते. साधारणतः ही मुदत एक ते तीन वर्षांची असते. मुदत संपल्यावर पुन्हा नवीन दाखला काढणे अपेक्षित असते.

• आजाराचे प्रमाणपत्र

वैद्यकीय कारणांसाठी आर्थिक मदत मिळवण्याकरीता लागणारे आजाराचे प्रमाणपत्र हे आपण ज्या डॉक्टरांकडून उपचार घेत आहात किंवा ज्या रुग्णालयामध्ये आपण उपचार घेणात आहात तेथील डॉक्टरांकडून घ्यावे लागते. हे प्रमाणपत्र, खासगी डॉक्टर किंवा खासगी रुग्णालयामधील मुख्य वैद्यकीय अधिकारीचे अथवा सरकारी रुग्णालयामधील सिव्हील सर्जन डॉक्टरांचे असावे लागते.

केंद्र सरकार आणि राज्य सरकारांच्या योजने अंतर्गत रुग्णालयात दाखल होण्यासाठी, सदर प्रमाणपत्र सिव्हिल सर्जन/ जिल्हा वैद्यकीय अधिक्षक किंवा त्या योजनेत अधिकृतरित्या सहभागी झालेल्या रुग्णालयातील मुख्य वैद्यकीय अधिकाऱ्यांचे लागते. याचा नमुना-

वैद्यकीय प्रमाणपत्र

श्री/ श्रीमती/ सौ --

वय ----- वर्षे, पत्ता- ---------------------------------------

आधारकार्ड क्र. --

यांना मी माझ्या दवाखान्यात/ रुग्णालयात आज दि.------------------

-------------------- तपासले. त्यासोबत त्यांच्या खालील चाचण्यांची छाननी केली. एक्सरे, सिटी स्कॅन, एमआरआय,सोनोग्राफी, लॅबोरेटरी रिपोर्ट्स, इसीजी, टूडी एकोकाडिओग्राम, ------------------------------------

----------------------------------- (आवश्यक असलेल्या तपासण्या ठेवून बाकीच्यांवर काट मारावी.) वैद्यकीय तपासणी आणि चाचण्या यावरून त्यांना--

----

आजार आहे, असे निदान मी प्रमाणित करतो. त्यांना

- उपचारासाठी रुग्णालयात तातडीने दाखल होण्याची आवश्यकता आहे.
- शस्त्रक्रियेसाठी त्वरित रुग्णालयात तातडीने दाखल होण्याची गरज आहे.

(डॉक्टरांची सही)

डॉ.---(संपूर्ण नाव)------------------
(पदवी)
रजिस्ट्रेशन क्रमांक ---------------------------
दि. --------------------------------
(सील)

रुग्णाची सही

• उपचारासाठी लागणाऱ्या खर्चाचा अंदाज देणारे प्रमाणपत्र

विमा योजनेसाठी लागणारे असे खर्चाचा अंदाज देणारे प्रमाणपत्र ज्या खासगी रुग्णालयामध्ये उपचार घेतले जाणार असतील, अशा रुग्णालयाच्या मुख्य वैद्यकीय अधिकाऱ्याकडून घ्यावे लागते. मात्र ते रुग्णालय विमा योजनेकडून प्रमाणित असणे आवश्यक असते.

वैद्यकीय प्रमाणपत्र

श्री/ श्रीमती/ सौ --

वय ---- वर्षे, पत्ता- --

आधारकार्ड क्र.--

यांना मी माझ्या दवाखान्यात/ रुग्णालयात आज दि.------------------

----------------------- तपासले. त्यासोबत त्यांच्या खालील चाचण्यांची छाननी केली. एक्सरे, सिटी स्कॅन, एमआरआय, सोनोग्राफी, लॅबोरेटरी रिपोर्ट्स, इसीजी, टूडी एकोकाडिओग्राम, ------------------------

(आवश्यक असलेल्या तपासण्या ठेवून बाकीच्यांवर काट मारावी.) वैद्यकीय तपासणी आणि चाचण्या यावरून त्यांना------------------------

-----------------आजार आहे, असे निदान मी प्रमाणित करतो. त्यांना

• उपचारासाठी रुग्णालयात तातडीने दाखल होण्याची आवश्यकता आहे.

• शस्त्रक्रियेसाठी त्वरित रुग्णालयात तातडीने दाखल होण्याची गरज आहे.

त्यांच्या उपचाराचा/ शस्त्रक्रियेचा अंदाजे खर्च --------------------रु.

(अक्षरी--) इतका येऊ शकेल.

(डॉक्टरांची सही)

डॉ.---(संपूर्ण नाव)--------------------------

(पदवी)

रजिस्ट्रेशन क्रमांक --------------------------

दि. --------------------------------

(सील)

रुग्णाची सही

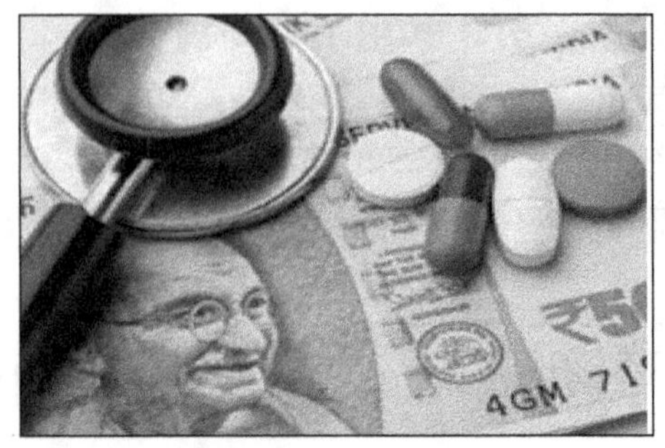

कोणत्याही शासकीय, आर्थिक, आरोग्याशी निगडित कारणांसाठी आवश्यक असणाऱ्या महत्त्वाच्या कागदपत्रांची माहिती, ही कागदपत्रे कशी मिळवायची, त्याचा आपल्या कुटुंबासाठी काय आणि कसा उपयोग होऊ शकतो अशी माहिती सर्वच प्रौढ व्यक्तींनी करून घेणे गरजेचे असते. अडचणींच्या वेळी हीच माहिती विविध प्रकारे उपयुक्त ठरू शकते. यामुळे आपल्याला आणि आपल्या कुटुंबीयांना योग्य ती आर्थिक मदत मिळू शकते.

❧❧❧

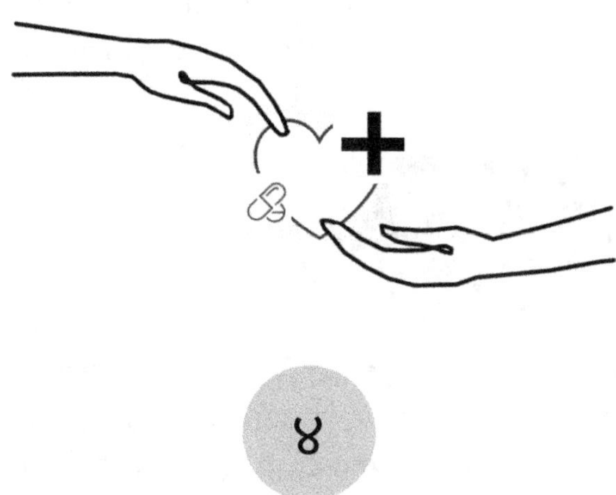

४

रास्त दरात आरोग्यसेवा कशी मिळेल?

भारतातील आरोग्यसेवा दिवसेंदिवस अधिकाधिक खर्चिक होऊ लागली आहे. भारतासारख्या विकसनशील देशात अन्न, वस्त्र, निवारा या मूलभूत हक्कांबरोबरच शिक्षण आणि आरोग्य हेही मूलभूत हक्क मानले जातात. त्यानुसार समाजातील आर्थिकदृष्ट्या कमकुवत वर्गासाठी सरकारी पातळीवर अल्पदरात आणि खासगी रुग्णालयात रास्त दरात आरोग्यसेवा मिळणे आवश्यक आहे.

पण प्रत्यक्षात असे दिसते की, देशातील सरकारी आरोग्यसेवा वाढत्या लोकसंख्येच्या प्रमाणात वाढलेली नाही. डॉक्टरांची संख्याही जनसंख्येच्या प्रमाणात खूपच कमी आहे. त्यामुळे केवळ ३० टक्के गरीब जनतेलाच सरकारी आरोग्यसेवांचा फायदा होऊ शकतो आहे. उर्वरित ७० टक्के गरीब नागरिकांना परवडत नसतानाही वैद्यकीय गरजांसाठी आजही खासगी रूग्णालयांचाच आधार घ्यावा लागतो. २०२० आणि २०२१मध्ये पसरलेल्या कोरोना महामारीत आपण सर्वांनीच याचे दारुण आणि दाहक अनुभव घेतले आहेत.

भारताला स्वातंत्र्य मिळून ७५ वर्षे झाली. मात्र, खेडोपाडी मूलभूत वैद्यकीय सेवा देणारी प्राथमिक आरोग्य केंद्रे, दुर्गम भागातल्या जनतेसाठी आरोग्य उपकेंद्रे, मध्यम आजारांचा उपचार करणारी जिल्हा पातळीवरील सरकारी रुग्णालये आणि अत्यंत आधुनिक पद्धतीचे उपचार करण्यासाठी 'एम्स'च्या धर्तीवरची स्पेशालिटी आणि सुपर

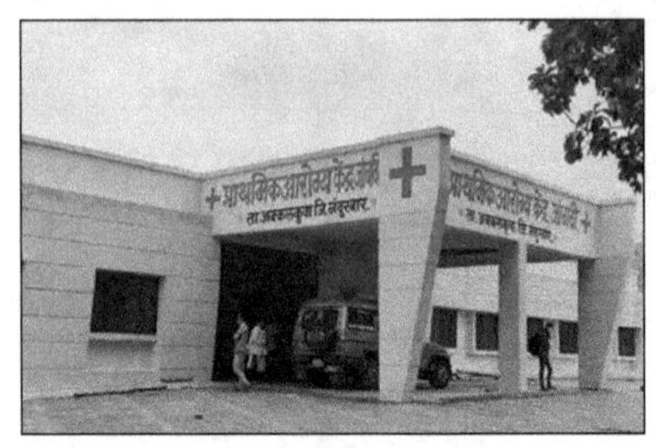

स्पेशालिटी रुग्णालये यांच्या संख्येत या काळात जितकी वाढ होणे अपेक्षित होते तितकी ती झाली नाही. अगदी उपलब्ध रुग्णालयांमधील खाटांच्या संख्येतही म्हणावी तशी वाढ झाली नाही. दुसऱ्या बाजूला मात्र, गेल्या वीस-पंचवीस वर्षांत, 'केवळ नफा कमावणे', हेच मुख्य उद्दिष्ट असणारी खासगी क्षेत्रातली कार्पोरेट रुग्णालये झपाट्याने आणि मोठ्या संख्येने पुढे आली आणि येत आहेत. या दरम्यानच्या काळात, नवनवीन कायदे आणि नियम लावल्यामुळे मध्यमवर्गीयांना सवलतीच्या दरात सेवा देणारी, १० ते ५० खाटा असलेली, मध्यम आणि छोटी रुग्णालये हळूहळू मागे पडली. या सगळ्याचा परिपाक म्हणजे, आजमितीला फक्त उच्च आर्थिक उत्पन्न असलेल्यांनाच रुग्णालयातील आरोग्यसेवा, तपासण्या आणि औषधोपचार परवडतात. उरलेल्या बहुसंख्य लोकांना आरोग्यावर होणारा खर्च भागवणे दिवसेंदिवस दुरापास्त होत आहे.

या पार्श्वभूमीवर वैद्यकशास्त्रदृष्ट्या परिपूर्ण, योग्य आणि तरीही रास्त-स्वस्त, तमाम जनतेला परवडेल अशी प्रत्येकाला वेळ-प्रसंगी निकट असणारी आरोग्यसेवा निर्माण करणे ही काळाची दुर्दम्य गरज बनली आहे. यासाठी दवाखाने, रुग्णालये, औषधे, तपासण्या, विविध उपकरणे यात संख्यात्मक तसेच दर्जात्मक वाढ आणि अनावश्यक मूल्यवर्धन करणाऱ्या गोष्टींवर नियंत्रण आणणे आवश्यक झाले आहे. सरकारी रुग्णालयांच्या कमतरतेमुळे सध्या दर दोन लाख नागरिकांमागे एक रुग्णालय अशी स्थिती आहे. ती वाढून दर एक लाख लोकांमागे एक एवढी व्हायला हवी आहे. कुशल परिचारिका, आरोग्यसेवक आणि तज्ज्ञ डॉक्टर्सची संख्या चौपट व्हायला हवी आहे.

सरकारी रुग्णालयांचे तीन स्तर असावेत -

- प्राथमिक स्तराच्या रुग्णालयांमध्ये सर्व आजारांवर प्राथमिक उपचार, तातडीचे उपचार, लसीकरण, रोगनिदानासाठी क्षकिरण आणि रक्त-लघवी इ.तपासण्या अशा मूलभूत सेवा असाव्यात.
- द्वितीयस्तरावर,त्यापुढील उपचारांसाठी विशेष सेवा देणाऱ्या मोठ्यारुग्णालयांच्या संख्येत वाढ होणे आवश्यक आहे. या ठिकाणी सर्व आजारांवर विशेषज्ञ डॉक्टर्सकडून उपचार व्हावेत.
- सर्वोच्च स्तरावर, हृदयविकार, कर्करोग, मूत्रपिंडांचे विकार तसेच अन्य गंभीर

आजारांवरील विशेष उपचार आणि शस्त्रक्रिया करणारी रुग्णालये असावीत.

सरकारी रुग्णालयांप्रमाणेच सेवाभावी संस्थांच्या आणि विश्वस्त संस्थांच्या रुग्णालयांमध्येही वाढ होणे आणि तीदेखील गरज असलेल्या भागात होणे गरजेचे आहे. या रुग्णालयांमध्ये रुग्णांना सर्व सेवा मिळायला हव्यात.

खाजगी रुग्णालयांच्या सेवामूल्यात कपात करताना काही गोष्टींचा विशेष विचार करावा लागेल. अनेक खासगी रुग्णालये बऱ्याच वेळेला अनावश्यक, दिखाऊ गोष्टींची भर टाकून ती पंचतारांकित कशी दिसतील त्याचा प्रयत्न करताना दिसतात. त्यामुळे त्यांच्या एकूण खर्चात वाढ होते. असा खर्च कमी करता येऊ शकतो. उदा. महागडे फर्निचर, सरकते जिने, दिव्यांचा लखलखाट इ. रुग्णालय हे वैद्यकीय सेवा देण्याच्या ज्या उद्देशासाठी उभे केलेले असते त्या सेवेचा दर्जा हा तिथे सेवा देणारे डॉक्टर्स आणि इतर कर्मचारी यांच्यामुळे ठरतो, इतर भपक्यामुळे नाही. तेव्हा, रुग्णालय दिसते कसे यापेक्षा तिथल्या वैद्यकीय सेवेचा दर्जा कसा चांगला राहील याची दक्षता खासगी रुग्णालयांनी घेणे जास्त गरजेचे आहे.

औषधांवरील खर्च कमी करण्यासाठी जेनेरिक औषधे विकणाऱ्या दुकानांची संख्या मोठ्या प्रमाणात वाढायला हवी. त्याचप्रमाणे, अत्यावश्यक उपचारासाठी लागणाऱ्या महाग औषधांसाठी भारतीय औषध कंपन्यांनी स्वदेशी किंवा तुलनेने स्वस्त पर्यायी औषधे तयार करण्याचे प्रयत्न करायला हवेत. हृदयासाठी वापरले जाणारे स्टेन्टस, सांधेरोपणासाठी वापरले जाणारे प्रोस्थेसिस यांचे शुल्क ज्याप्रमाणे नियंत्रित केले गेले, त्याचप्रमाणे डोळ्यांच्या लेन्सेस, प्रतिजैविके, इतर महाग औषधे, आयसीयूमधील उपकरणे, व्हेंटिलेटर्स, विविध प्रकारच्या स्कॅनसाठीची उपकरणे, एमआरआय, डायलिसीस यंत्रे इत्यादीसाठी 'मेक इन इंडिया' हे तत्त्व अनुसरून त्यांच्या किमतींवरही नियंत्रण आणावे.

सर्वांत महत्त्वाचे म्हणजे सर्व गोष्टींचा विचार करून तमाम भारतीय नागरिकांसाठी एखादे 'सर्वंकष आरोग्य कार्ड' अशा प्रकारची योजना होऊ शकते का याचा विचार व्हावा. पूर्णपणे व्यावसायिक तत्त्वांचा विचार करून ही योजना समाजाभिमुख दृष्टिकोनातून राबवली, तर रास्त आणि स्वस्त आरोग्यसेवा हे स्वप्न न राहता ती सत्यात उतरेल.

आजमितीला वैद्यकीय खर्च वाचवायचा असेल तर कोणत्या गोष्टी करायला हव्यात ते पाहू:

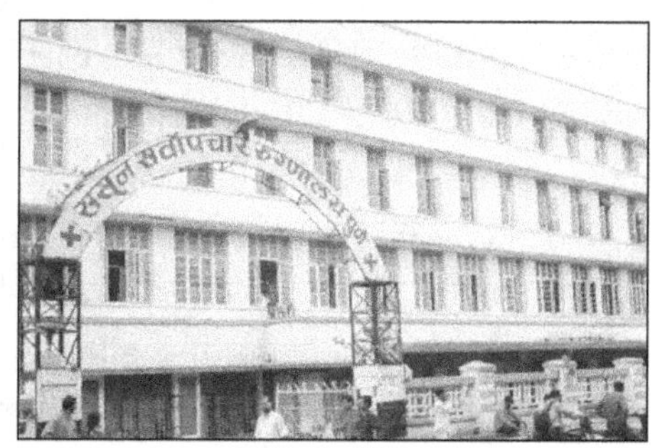

• फॅमिली डॉक्टरचा सल्ला प्रथम घ्या

आपल्याला कोणताही त्रास झाला की सर्वांत आधी आपल्या फॅमिली डॉक्टरांचा सल्ला घ्या. दुर्दैवाने, आजकाल बहुसंख्य रुग्ण साध्या आजारांसाठी देखील स्पेशालिटी रुग्णालयात जातात. इथले डॉक्टर्स नक्कीच त्यांच्या क्षेत्रातील तज्ज्ञ असतात. पण कोणत्याही आजाराची उपाययोजना करण्याआधी तो आजार निरनिराळ्या चाचण्या करून आधी सिद्ध करावा लागतो. जगभरात वापरल्या जाणाऱ्या या पद्धतीला 'एव्हिडन्स बेस्ड मेडिसिन' म्हणतात. यामध्ये डॉक्टरांना केवळ वाटले म्हणून एखाद्या आजाराचे औषध अंदाजे चालू करता येत नाही. बाह्य तपासांनी (क्लिनिकल जजमेंट) रुग्णावर अंदाजाने उपचार किंवा शस्त्रक्रिया करणे हा वैद्यकीयदृष्ट्या गुन्हा ठरवला जातो. त्यामुळे साहजिकच उपचारासाठी आलेल्या प्रत्येक रुग्णाच्या अनेक तपासण्या केल्या जातात. रुग्णाच्या दृष्टीने त्या नितांत आवश्यक असल्या तरी त्यामुळे खर्च वाढल्याने रुग्णांसाठी ते त्रासाचे ठरू शकते. त्यातूनच, या तपासण्या अनाठायी आहेत अशा प्रकारचा प्रचारही केला जातो. हे सर्व टाळण्यासाठी आपल्या नेहमीच्या डॉक्टरांना आधी दाखवून त्यांचा सल्ला घ्यावा.

अनेकदा रुग्णालयात भरती होण्याची गरज नसताना रुग्णांचे नातेवाईक हट्टाने किंवा भीतीपोटी रुग्णालयात भरती होतात. यामध्ये खर्च वाढतो. सर्वसाधारणपणे डेंग्यू आणि अन्य तापाच्या साथी पसरतात तेव्हा असे घडते. हा अनावश्यक खर्च फॅमिली डॉक्टरांना आधी दाखवले तर टाळता येऊ शकतो.

• सरकारी आणि धर्मादाय रुग्णालये

आज अनेक धर्मादाय रुग्णालयात आणि जिल्हा सरकारी दवाखान्यात अनेक आजारांचा इलाज मोफत किंवा अत्यल्प दरात होतो. वैद्यकीय खर्च वाचवायचा असेल तर उपचारांसाठी अशा रुग्णालयांमध्ये जाणे श्रेयस्कर ठरते. आर्थिकदृष्ट्या कमकुवत वर्गातील रुग्णांना, त्यांच्या वार्षिक उत्पन्नानुसार, अशा रुग्णालयामध्ये कायद्याने पूर्ण मोफत किंवा ५० टक्के सवलतीने उपचार होतात. वैद्यकीय तपासण्या करताना देखील त्या जर धर्मादाय तत्त्वांवर चालवल्या जाणाऱ्या लॅबोरेटरीज, एक्सरे, स्कॅन, सोनोग्राफी केंद्रातून केल्या तर खर्चामध्ये बचत होते.

• मोठा खर्च होईल अशा उपचारांसाठी किंवा शस्त्रक्रियांसाठी सरकारी योजना

महात्मा ज्योतिबा फुले जन आरोग्य योजना, किंवा आयुष्मान भारत योजना यामध्ये नाव नोंदवावे. अनेक महानगरपालिकांमध्ये शहरी गरीब नावाने एक योजना राबवली जाते. त्यातही ५० टक्के सवलतीने उपचार होऊ शकतात.

• स्पेशल रूमचा आग्रह नको

अनेकदा रुग्णांना खासगी रुग्णालयाचे दर परवडत नसतानाही, केवळ खोट्या प्रतिष्ठेसाठी 'स्पेशल रूम' चा आग्रह धरला जातो, त्याऐवजी जनरल वॉर्डमध्ये दाखल झाल्यास कमी खर्च होतो.

• खर्चाचा अंदाज घेऊन रुग्णालयाची निवड करावी

कोणत्याही रुग्णालयात दाखल होण्यापूर्वी खर्चाचा अंदाज घेऊन दाखल व्हावे. कित्येक रुग्ण हट्टाने मोठ्या रुग्णालयात जातात. परंतु तेथील संकल्पित बिलाची कल्पना नसल्याने, नंतर उपचार खर्चिक

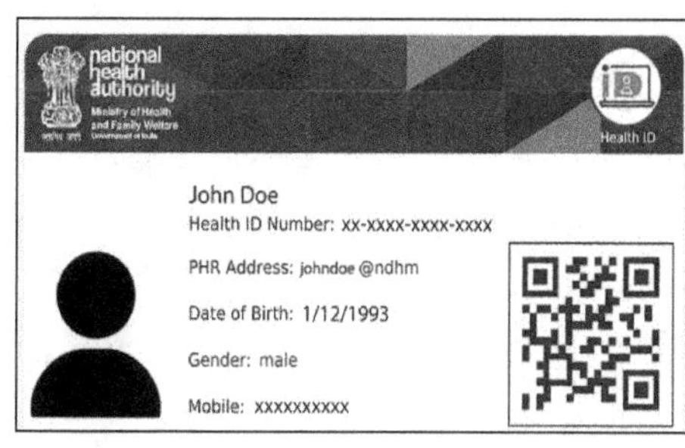

असल्याची तक्रार करतात. त्यामुळे ज्यांना खासगी रुग्णालय परवडत नसेल, अशांनी आपल्या समायोजित खर्चाचा अंदाज घेऊन सरकारी रुग्णालयात जावे. तेथील डॉक्टरही उत्तम तज्ज्ञ तर असतातच पण ते योग्य उपचार मोफत किंवा अल्प दरात करतात.

• उपचार मध्येच बंद करू नये

अनेकदा डॉक्टरांनी दिलेली औषधे रुग्ण काही काळासाठी घेतल्यानंतर बरे वाटल्याने रूग्ण ती मध्येच बंद करतात. किंवा डॉक्टरांनी औषधे देऊन पुनर्तपासणीसाठी बोलावलेले असतानाही आता बरे वाटले म्हणून रुग्ण परत जात नाहीत. अशावेळेस बरा होत आलेला आजार बळावू शकतो आणि रुग्णाचा खर्च वाढतो.

थोडक्यात सांगायचे झाले, तर आपल्या देशात सर्व नागरिकांना योग्य दरात, योग्य आरोग्यसेवा मिळण्यासाठी सरकारी रुग्णालयांची संख्या वाढली पाहिजे. तिथे उच्च दर्जाच्या उपचारांची सोय केली गेली पाहिजे. त्याचप्रमाणे खासगी रुग्णालयामध्ये होणाऱ्या वाढत्या खर्चांवर आवर घालण्यासाठी औषधे, वैद्यकीय उपकरणे आणि अन्य सुखसोयी यांच्यावर नियंत्रणे आली पाहिजेत.

ज्ञज्ञज्ञ

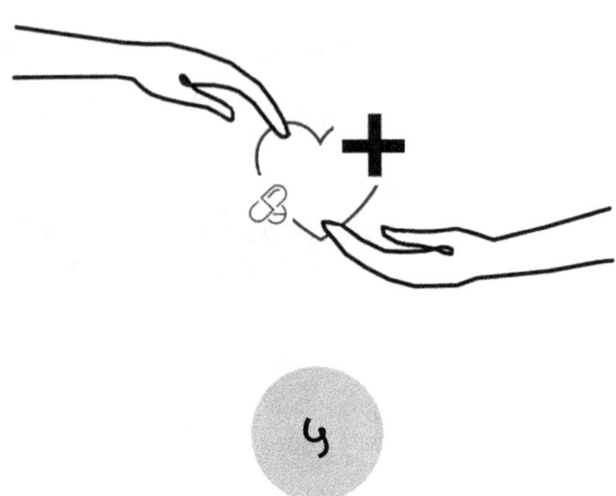

सरकारी वैद्यकीय अर्थसाहाय्य योजना

व्यक्ती आर्थिकदृष्ट्या सक्षम असो वा नसो, आजारपण तर कोणालाच चुकत नाही. आजारपणाचा खर्च हा काही हजारांपासून काही लाखांपर्यंत जाऊ शकतो. समाजातील आर्थिक दुर्बल घटकांना आजारपणात मदतीचा हात म्हणून महाराष्ट्र राज्य सरकार आणि केंद्र सरकार प्रत्येकी एक आरोग्ययोजना राबवत आहे. राज्य सरकारने सुरू केलेली महात्मा फुले जन आरोग्य योजना आणि केंद्र सरकारने सुरू केलेली आयुष्मान भारत- प्रधानमंत्री जन आरोग्य योजना! महाराष्ट्रातील जनतेसाठी या दोन्ही योजना उपयुक्त ठरत आहेत. त्यामुळे या योजनांची तपशीलवार माहिती घेणे अनिवार्य ठरते.

योजनांचे उद्दिष्ट : विविध पातळीवरील खासगी आणि सरकारी आरोग्य सेवेद्वारे विविध आजारांसाठी सर्वोच्च आणि दर्जेदार उपचार, गंभीर आजारांचे उपचार आणि सर्व प्रकारच्या शस्त्रक्रिया या योजनेतील लाभार्थींना विनामूल्य मिळवून देणे हे या योजनांचे मुख्य उद्दिष्ट आहे.

महात्मा ज्योतिबा फुले जन आरोग्य योजना (एमजेपीजेए) : ही महाराष्ट्र सरकारची प्रमुख आरोग्यविमा योजना आहे. ही योजना सरकार आणि खासगी क्षेत्रातील सेवा पुरविणाऱ्या रुग्णालयांच्या माध्यमातून मान्यताप्रत आजारांसाठी विनाशुल्क सेवा पुरवते. २ जुलै २०१२ पासून आठ जिल्ह्यांत सुरू झालेली ही योजना २१ नोव्हेंबर २०१३ पर्यंत महाराष्ट्रातील २८ जिल्ह्यांपर्यंत वाढविण्यात आली आहे.

आयुष्मान भारत-प्रधानमंत्री जन आरोग्य योजना (एबी-पीएमजेवाय)ः भारत सरकारतर्फे २३ सप्टेंबर, २०१८पासून ही योजना सुरू करण्यात आली आहे. ही योजना राज्य सरकारच्या महात्मा ज्योतिबा फुले जन आरोग्य योजनेसहित एकत्रितपणे

राबवण्यात येते. विमा पद्धतीच्या तत्त्वांवर ही राबवली जाते. यामध्ये नागरिकांचा विमा सरकारने भरलेला असतो. त्यामुळे विम्याच्या हप्त्याचा बोजा नागरिकांवर पडत नाही.

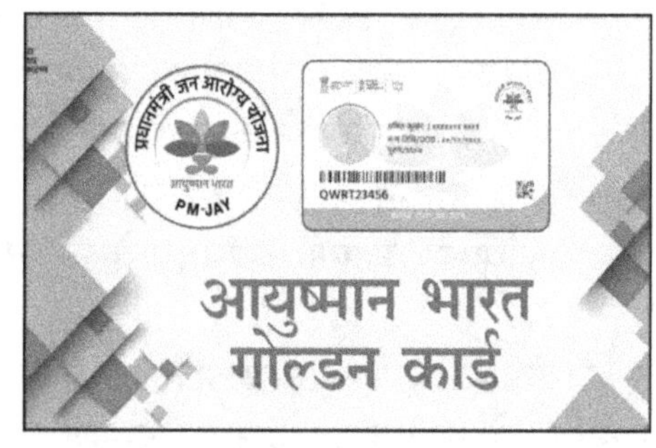

१ एप्रिल, २०२० पासून या दोन्ही योजना एकत्रितपणे राज्यात राबवल्या जात आहेत. यासाठी युनायटेड इंडिया इन्शुरन्स कंपनी लिमिटेड (सार्वजनिक क्षेत्रातील उपक्रम कंपनी) आणि राज्य आरोग्य ऑश्युरन्स सोसायटी यांचे साहाय्य घेतले जाते. राज्य आरोग्य ऑश्युरन्स सोसायटी पात्र लाभार्थी कुटुंबांच्या वतीने त्रैमासिक हप्त्यात विमा कंपनीला प्रति कुटुंबासाठी प्रति वर्ष रू. ७९७/- चा विमा प्रीमियम भरते. प्रधान मंत्री जन आरोग्य योजना भारत सरकार आणि महाराष्ट्र सरकार यांच्या संयुक्त विद्यमाने या योजनेमधून ६०:४० या प्रमाणात गुणोत्तर अर्थसहाय्य दिले जाते.

या योजनांचे लाभार्थी कोण ?

१) महात्मा ज्योतिबा फुले जन आरोग्य योजनेंतर्गत लाभार्थी

श्रेणी 'अ'

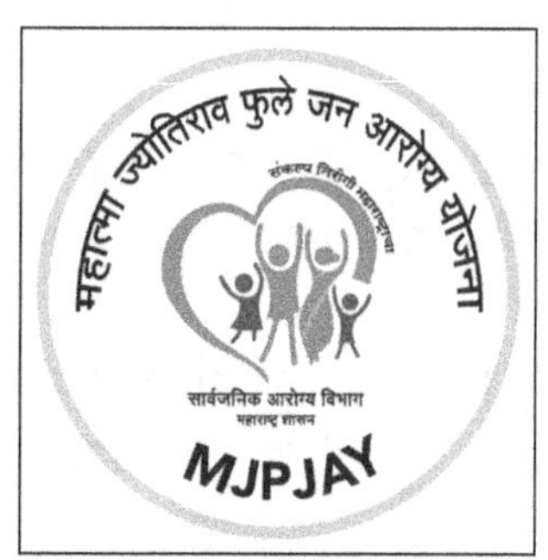

- पिवळी शिधापत्रिका धारक
- अंत्योदय अन्न योजना शिधापत्रिका धारक
- अन्नपूर्णा शिधापत्रिका धारक
- केशरी शिधापत्रिका धारक

श्रेणी 'ब'

महाराष्ट्रातील १४ दुष्काळग्रस्त जिल्ह्यांतील (औरंगाबाद, जालना, बीड, परभणी, हिंगोली, लातूर, नांदेड, उस्मानाबाद, अमरावती, अकोला, बुलढाणा, वाशिम, यवतमाळ आणि वर्धा) पांढरी शिधापत्रिका धारक आणि शेतकरी कुटुंबे.

श्रेणी 'क'

- सरकारी अनाथाश्रमात शिकणारी मुले

- शासकीय आश्रम शाळेतील विद्यार्थी
- शासकीय महिला आश्रमातील महिला कैदी
- वृद्धाश्रमातील ज्येष्ठ नागरिक - खासगी आणि धर्मादाय वृद्धाश्रमातील MPJAY साठी पात्र असलेले आणि त्या योजनेत नोंदणी केलेले ज्येष्ठ नागरिक
- पत्रकार आणि कुटुंबातील त्यांच्यावर अवलंबून असलेले कुटुंबातील सदस्य (डीजीआयपीआरने दिलेल्या मान्यतेनुसार)
- महाराष्ट्र इमारत व इतर बांधकाम कामगार कल्याणकारी मंडळाकडे नोंदणीकृत बांधकाम कामगार आणि त्यांचे कुटुंबीय.

२) प्रधानमंत्री जन आरोग्य योजनेंतर्गत लाभार्थी

समाविष्ट केलेली कुटुंबे अनुक्रमे ग्रामीण व शहरी भागातील सामाजिक-आर्थिक जात गणना २०११ (एसईसीसी २०११) अन्वये, वंचित आणि व्यावसायिक निकषांवर आधारित आहेत. राज्यात अशी एकूण ८३.७२ लाख कुटुंबे आहेत. ही माहिती पक्की करून नोंदवली गेलेली आहे. त्यामुळे यापुढे अतिरिक्त नवी कुटुंबे जोडली जाऊ शकत नाहीत. तथापि विद्यमान कुटुंबातील नवीन सदस्य जोडले जाऊ शकतात.

लाभार्थींचे क्षेत्र वर्णन

शहर विभाग- श्रमिक व्यावसायिक

कचरावेचक, भिकारी, घरगुती कामगार, पथ विक्रेते, मोची, फेरीवाले, बांधकाम कामगार, प्लंबर, मेसन, पेंटर्स, वेल्डर्स, सफाई कामगार, स्वच्छता कामगार, माळी, गृहउद्योग, कारागीर, हस्तकलेचे कामगार, शिंपी, वाहतूक कामगार, ड्रायव्हर्स, कंडक्टर, मदतनीस, रिक्षा चालक, दुकानदार, सहाय्यक, शिपाई, सेवा करणारे, चौकीदार, वेटर, इलेक्ट्रिशियन, मेकॅनिक, असेंब्लर्स, दुरुस्ती करणारे कामगार

ग्रामीण भागासाठी निकष

- कच्ची भिंत आणि कच्चे छप्पर असलेल्या फक्त एक खोलीत राहणारे
- ज्या कुटुंबात १६ ते ५९ वयोगटातील कोणीही प्रौढ सदस्य नाही
- ज्या कुटुंबाची प्रमुख महिला आहे आणि १६ ते ५९ वयाचे कोणीही प्रौढ सदस्य कुटुंबात नाही
- ज्या कुटुंबात अपंग सदस्य असून इतर कोणतीही सक्षम शारीरिकदृष्ट्या प्रौढ सदस्य नाही

- अनुसूचित जाती/जमातीतील कुटुंबे
- वैयक्तिक मजुरी आणि शारीरिक कष्टातून ज्यांना उत्पन्न मिळते अशी भूमिहीन कुटुंबे
- घरे किंवा निवारा नसलेली कुटुंबे
- भिक्षेवरील निराधार-रहिवासी
- मॅन्युअल स्कॅव्हेंजर फॅमिलीज
- आदिवासी जमाती
- वेठबिगार मजुरीमधून कायदेशीररित्या ज्यांना मुक्त केले आहे असे लोक

पात्रता आणि ओळख

१) महात्मा ज्योतिबा फुले जन आरोग्य योजनेंतर्गत लाभार्थी

श्रेणी लाभार्थींचे वर्णन

वर्ग अ – पात्र कुटुंबाची ओळख पटलेल्या वैध पिवळ्या, केशरी, अंत्योदय आणि अन्नपूर्णा शिधापत्रिका आणि सरकारमान्य कोणताही छायाचित्रांकित ओळखपत्र पुरावा

वर्ग ब – महाराष्ट्राच्या चौदा दुष्काळग्रस्त जिल्ह्यांतील शेतकरी कुटुंबातील सदस्य.- श्वेत शिधापत्रिकाधारक, ज्यामध्ये लाभार्थी/कुटुंबाच्या प्रमुखाचे नाव नमूद आहे असा ताजा ७/१२ चा उतारा. त्याचबरोबर तेथील महसूल अधिकाऱ्यांचे प्रमाणपत्र ज्यात ती व्यक्ती शेतकरी आहे किंवा त्या कुटुंबातील सदस्य आहे असे नमूद केलेले असेल. लाभार्थींचा वैध छायाचित्रांकित ओळख पुरावा.

वर्ग क – अन्य लाभार्थींची पात्रता कोणतेही ओळखपत्र/आरोग्यकार्ड यांच्या आधारे किंवा स्टेट हेल्थ ॲश्युरन्स सोसायटीतर्फे नक्की केले जाईल.

२) प्रधानमंत्री जन आरोग्य योजनेंतर्गत लाभार्थी

या योजनेत सामाजिक, आर्थिक आणि जात जनगणना, २०११ (एसईसीसी) अंतर्गत नोंदणीकृत कुटुंबातील सर्व व्यक्ती संगणकीय ई-कार्ड आणि छायाचित्रांकित ओळखपत्र दाखवून सर्व रुग्णालयांत लाभ मिळविण्यासाठी पात्र आहेत.

ई-कार्ड आणि छायाचित्रांकित ओळख पुरावा असलेल्या अन्य कोणत्याही राज्यातील पीएमजेवायचे लाभार्थी इतर कोणत्याही राज्यातील रुग्णालयात उपचार घेऊ शकतात.

पात्र निकषांच्या कागदपत्रासह स्वीकारल्या जाणाऱ्या वैध छायाचित्रांकित ओळख पुराव्यांची यादीः

१. लाभार्थींच्या छायाचित्रासह आधार कार्ड / आधार नोंदणी स्लिप, ओळखपत्र म्हणून आणि आधार कार्ड / नंबर नसतानाही आधार कार्डचा आग्रह धरला जाईल; आधार कार्ड जारी करण्यासाठी स्वीकारलेले कोणतेही दस्तऐवजदेखील स्वीकारले जातील. / पॅन कार्ड / मतदार ओळखपत्र / वाहन चालक परवाना / शाळा / महाविद्यालयीन ओळखपत्र / पासपोर्ट / स्वातंत्र्य सेनानी ओळखपत्र / आरजीजेए / एमजेपीजेवायचे आरोग्य कार्ड / अपंग प्रमाणपत्र / फोटोसह राष्ट्रीयीकृत बँक पासबुक / केंद्र सरकार किंवा राज्य शासनाने दिलेले ज्येष्ठ नागरिक कार्ड / सैनिक मंडळाने जारी केलेले डिफेन्सचे माजी सैनिक कार्ड / सागरी मत्स्यपालन ओळखपत्र (कृषी मंत्रालय / मत्स्यव्यवसाय विभाग महाराष्ट्र शासन यांनी जारी केलेले) / महाराष्ट्र शासन / भारत सरकार द्वारा जारी केलेला इतर कोणताही छायाचित्रांकित ओळख पुरावा

फ्लोटर आधारावर विम्याची रक्कम

महात्मा ज्योतिबा फुले जन आरोग्य योजना :

१. योजनेनुसार लाभार्थींच्या हॉस्पिटलायझेशनशी संबंधित सर्व खर्च.रू. १,५०,०००/ - प्रति कुटुंब प्रति पॉलिसी वर्षात पूर्ण करण्यासाठी संरक्षण देण्यात आले आहे. किडनी प्रत्यारोपणासाठी ही पॉलिसी दर वर्षी प्रत्येक कुटुंबासाठी रु.२,५०,०००/- पर्यंत वाढविण्यात आली आहे.

२. कुटुंबातील प्रत्येक सदस्याला फ्लोटर तत्त्वावर हा लाभ उपलब्ध असतो. म्हणजे एकूण रु.१,५०,०००/- किंवा रु.२,५०,०००/- ही रक्कम कुटुंबातील एकाच व्यक्तीसाठी वापरता येईल किंवा इतर अनेक कुरुंब सदस्यांचा एकत्रित खर्च म्हणूनही वापरता येईल.

आयुष्मान भारत-प्रधानमंत्री जन आरोग्य योजना (एबी-पीएमजेवाय)

आयुष्मान भारत पीएम-जेएवाय तर्फे भारताच्या कोणत्याही नागरिकाला रुग्णालयात उच्च स्वरूपाचे म्हणजे सेकंडरी किंवा टर्शरी स्वरूपाचे उपचार करण्यासाठी या योजनेला संलग्न असलेल्या देशातील कोणत्याही रुग्णालयात रू. ५ लाख दरवर्षीसाठी उपलब्ध केले आहेत. हा खर्च कुटुंबातील प्रत्येक व्यक्तीसाठी उपलब्ध आहे. याचा फायदा फ्लोटर आधारावर कुटुंबातील प्रत्येक सदस्यासाठी घेता येतो.

लाभ व्याप्ती: ही एक पॅकेज स्वरूपातील आरोग्यविमा योजना असून वेगवेगळ्या ३४ वैद्यकीय शाखांतर्गत उच्च दर्जाच्या सेवेसाठी ती वापरली जाते. एमजेपीजेएवाय लाभार्थींस ९९६ वैद्यकीय उपचार आणि शस्त्रक्रिया यासाठी तसेच उपचारापश्चात लागणाऱ्या १२१ सेवांचा त्यात समावेश आहे. पीएमजेवाय रुग्णांना १२०९ विशेष वैद्यकीय उपचार आणि शस्त्रक्रिया तसेच उपचारापश्चात १८३ सेवांचा त्यात समावेश आहे.

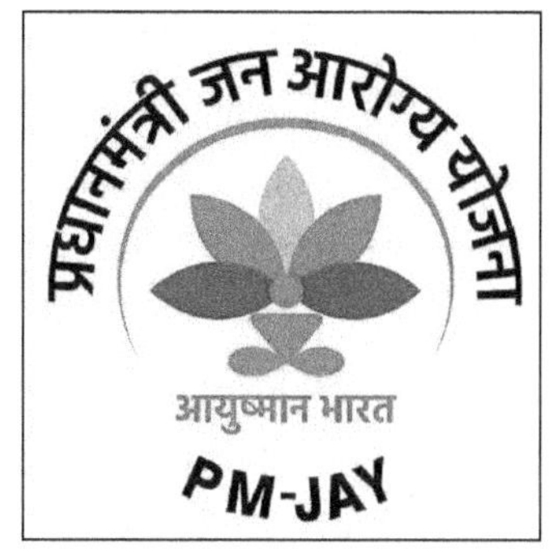

या योजनांसाठी खालील टप्प्यांचा समावेश आहे :

- लाभार्थी जवळच्या एम्पॅनेल्ड नेटवर्क रुग्णालयाकडे संपर्क साधू शकतात. या एम्पॅनेल्ड रुग्णालयांची यादी PMJAY च्या अधिकृत वेबसाईटवर उपलब्ध असते. उपरोक्त रुग्णालयांमध्ये ठेवण्यात आलेल्या आरोग्यमित्रांतर्फे लाभार्थींस माहिती दिली जाते.
  लाभार्थी त्यांच्या परिसरातील नेटवर्क रुग्णालयाद्वारे घेत असलेल्या आरोग्य शिबिरांना देखील उपस्थित राहू शकतात आणि निदानाच्या आधारे संदर्भ पत्र मिळवू शकतात.
- नेटवर्क रूग्णालयातील आरोग्यमित्र वैध रेशनकार्ड आणि छायाचित्रांकित ओळखपत्र तपासून रुग्णाची नोंदणी करतो. रुग्ण भरती करताना रुग्णाची माहिती, आजारपणाच्या नोट्स, चाचणी यासारखी माहिती योजनेच्या आवश्यकतेनुसार नेटवर्क रुग्णालयाच्या वैद्यकीय समन्वयकांद्वारे समर्पित डेटाबेसमध्ये घेतली जाते.
- रुग्णाने आपल्या आजाराच्या उपचारासाठी एम्पॅनेल्ड रुग्णालयाकडे अर्ज केल्यावर, रुग्णालयातर्फे रुग्णाचा आजार हा MPJAY लाभार्थींसाठीच्या ९९६ आजारांपैकी किंवा PMJAY लाभार्थींसाठीच्या १२०९ आजारांपैकी एक आहे का याची छाननी केली जाते. त्यासोबत रुग्णाला त्याच्या आजाराच्या निदानासाठी केलेल्या तपासण्यांची आणि वैद्यकीय प्रमाणपत्रे अशी अनिवार्य कागदपत्रे जोडावी लागतात. हे सर्व ऑनलाईन पद्धतीने इ-प्राधिकृत विनंती योजनांशी संबंधित असलेल्या राज्यसरकारच्या खात्याला रुग्णालयाकडून पाठवली जाते.

- विमाधारकाचे वैद्यकीय तज्ज्ञ पूर्व शर्तींची विनंती तपासतील आणि सर्व अटी पूर्ण झाल्यास पूर्वपरवानगी मंजूर करतील. प्राधिकृततेस मान्यता किंवा नाकारण्यासाठी एडीएचएसचा निर्णय अंतिम असतो.

- पूर्व अधिकृतता मंजूर झाल्यानंतर खासगी रुग्णालयाकडून ३० दिवसांत आणि सार्वजनिक रुग्णालयाकडून ६० दिवसांच्या आत प्रक्रिया केली जाते. यानंतर प्राधिकृत करणे रद्द होते. मात्र स्टेट कमिटीला सरकारी रुग्णालयांची स्वयं-रद्द केलेली पूर्व-अधिकृतता पुन्हा उघडण्याचा अधिकार आहे.

- नेटवर्क रुग्णालय लाभार्थींना कॅशलेस मेडिकल किंवा सर्जिकल उपचार सुरू करतात. नेटवर्क रुग्णालयाच्या पोस्ट-ऑपरेटिव्ह किंवा दैनंदिन उपचारांच्या नोट्स या योजनेच्या पोर्टलवर दररोज नेटवर्क रुग्णालयाच्या वैद्यकीय समन्वयकातर्फे अद्ययावत करायचे असते.

- वैद्यकीय किंवा शल्यक्रिया प्रक्रियेनंतर नेटवर्क रुग्णालय निदान अहवाल, डिस्चार्ज सारांश, वाहतूक खर्चाच्या देयकाची पावती इत्यादींवर रुग्णालयाद्वारे नियुक्त केलेल्या अधिकाऱ्यांनी स्वाक्षरी करून मार्गदर्शक सूचनांनुसार इतर कागदपत्रे जोडायची असतात.

- जर प्रक्रिया पाठपुरावा प्रकारात येत असेल तर रुग्णालयाद्वारे डिस्चार्ज होण्याच्या वेळी पाठपुरावा तपशील रुग्णाला कळवावा लागतो. रुग्ण पाठपुरावा प्रक्रियेस पात्र असल्यास त्यासंबंधित तपशीलांविषयी माहिती देण्याची जबाबदारी आरोग्यमित्राची असते.

- नेटवर्क रुग्णालयाने रुग्ण डिस्चार्ज होण्याच्या तारखेपासून १० दिवस होईपर्यंत विनामूल्य पाठपुरावा सल्लामसलत, निदान आणि औषधे यांची सोय करायची असते.

- इन्शुरन्स कंपनी मार्गदर्शक तत्त्वांप्रमाणे बिलांची तपासणी करते. अनिवार्य तपासणी रुग्णालयातील मान्यताप्राप्त पॅकेज दर आणि श्रेणीनुसार विम्याचे दावे भरते. नेटवर्क रुग्णालयाकडून संपूर्ण हक्क कागदपत्र मिळाल्यानंतर विमा कंपनी कामकाजाच्या १५ दिवसांत रुग्णालयांचे दावे ऑनलाईन निकाली काढते.

आरोग्य शिबिरे

तालुका मुख्यालय, प्रमुख ग्रामपंचायती व नगरपालिकांमधील नेटवर्क रुग्णालयामार्फत मोफत आरोग्य शिबिरे घेण्यात येतात. जिल्हा देखरेख समिती / जिल्हा समन्वयक यांनी सुचविलेल्या जागेवर प्रत्येक नेटवर्क रुग्णालयात दरमहा किमान एक मोफत आरोग्य शिबिर घेतले जाते.

आरोग्य सेवा प्रदाता

- योजनेंतर्गत सरकारी व खासगी रुग्णालये समाविष्ट आहेत. शासकीय रुग्णालयांमध्ये सार्वजनिक आरोग्य विभाग, वैद्यकीय शिक्षण व संशोधन विभाग, महानगरपालिका व नगरपालिका अंतर्गत रुग्णालये समाविष्ट आहेत.
- शासकीय व खासगी रुग्णालयांची कमाल संख्या १००० आहे. सरकारी आदेशानुसार या योजनेसाठी खासगी आणि सरकारी अशी दोन्ही प्रकारची रुग्णालये वापरली जाऊ शकतात. ही रुग्णालये एका डॉक्टरने चालवलेली किंवा अनेक डॉक्टरांनी मिळून चालवलेली असू शकतात. या योजनेत सामील होण्यासाठी मल्टी स्पेशालिटी खासगी रुग्णालयांमध्ये आयसीयूसह, किमान ३० बेड असणे आवश्यक आहे. तर, एकाच स्पेशालिटीसाठी असलेल्या रुग्णालयामध्ये किमान १० बेड असणे आवश्यक असते.

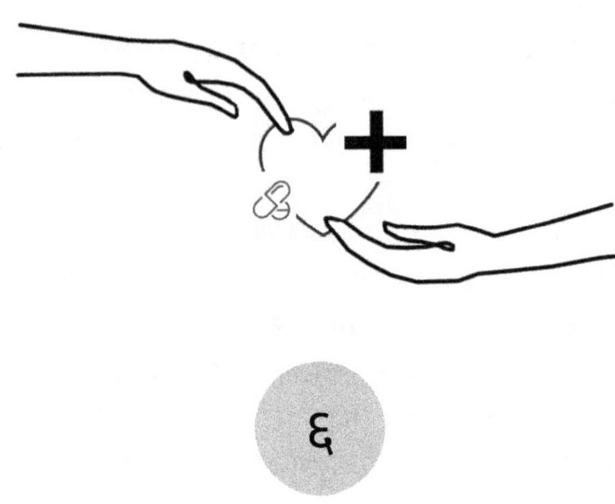

६

भारतीय रेल्वेकडून मिळणाऱ्या वैद्यकीय सुविधा

आपल्या प्रवाशांची अतिशय चांगल्या पद्धतीने काळजी घेण्यासाठी भारतीय रेल्वे नेहमीच कटिबद्ध असते. भारतीय रेल्वेतर्फे धावणाऱ्या रेल्वे गाड्यांमध्ये रेल्वेकडून खाली दिलेल्या वैद्यकीय सुविधा पुरवल्या जातात-

आपत्कालीन प्रथमोपचार

रेल्वेतर्फे सर्व स्थानकांवर आणि प्रवासी वाहून नेणाऱ्या सर्व गाड्यांमध्ये आपत्कालीन प्रथमोपचार आणि वैद्यकीय सुविधा पुरवण्यात येते.यामध्ये औषधे, ड्रेसिंग मटेरियल, डिस्पोझेबल वस्तू,ऑक्सिजन सिलेंडर आणि डिलिव्हरी किट असलेला वैद्यकीय बॉक्स या गोष्टींचा समावेश असतो.

वैद्यकीय मदतीसाठी हेल्पलाइन क्रमांक

सुरक्षेव्यतिरिक्त रेल्वे हेल्पलाईनसाठी 138हा तीन अंकी क्रमांक देण्यात आला आहे. आणीबाणीच्या वेळी प्रवासी त्यांच्या मोबाइल फोनवरून हा नंबर डायल करू शकतात आणि आवश्यक मदतीसाठी विभागीय नियंत्रणाशी संपर्क साधू शकतात.

रेल्वेची फिरती वैद्यकीय वाहने

दुर्गम भागात तैनात असलेल्या आजारी कर्मचाऱ्यांपर्यंत पोहोचण्यासाठी आणि त्यांची सेवा करण्यासाठी पूर्व रेल्वेच्या मेडिकल व्हॅन ऑन व्हील्सचा सिलदाह विभाग (Sealdah Division) हा रुग्णांसाठी प्रतीक्षालय, डॉक्टरांचे कक्ष, ड्रेसिंग रूम, व्हील चेअर, स्ट्रेचर इत्यादींनी सुसज्ज आहे.

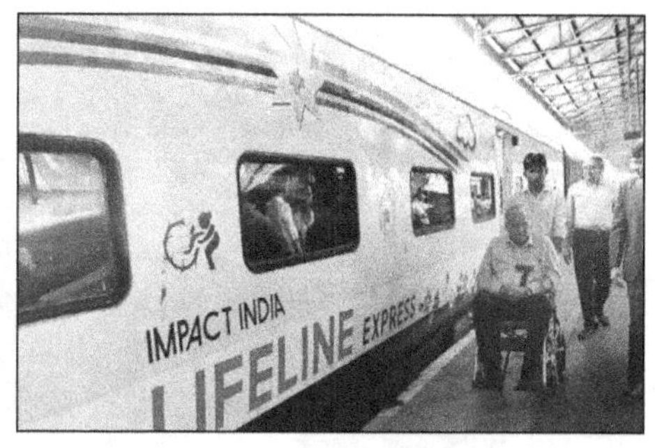

पूर्व आणि दक्षिण दिल्लीतील RailTel ची वैद्यकीय वाहने गरजूंना त्यांच्या दारात मूलभूत वैद्यकीय सेवा पुरवू शकतात.

इतर विभागांतर्फेही अशीच वैद्यकीय सेवा उपलब्ध असते. अनेक रेल्वे स्थानकांवर व्हीलचेअर सोय उपलब्ध असते,

आयुष

रेल्वे रुग्णालयात पारंपारिक स्वदेशी वैद्यकीय सुविधा: दक्षिण रेल्वे येथील पेरांबूर रेल्वे रुग्णालयात पारंपारिक स्वदेशी वैद्यकीय सुविधांचा वापरल्या जातात.या सुविधा आयुर्वेद, योग, युनानी, सिद्ध आणि होमिओपॅथी अशासारख्या पारंपारिक भारतीय आणि पाश्चिमात्य वैद्यक पद्धतींमधून पर्यायी आणि सर्वांगीण आरोग्यसेवा पर्याय प्रदान करण्यासाठी बनवल्या आहेत. पेरांबूर रेल्वे रुग्णालयाचे उद्दिष्ट रेल्वे कर्मचारी आणि त्यांच्या कुटुंबियांना या स्वदेशी उपचार पद्धतींसह सर्वसमावेशक आरोग्यसेवा प्रदान करण्याचे आहे. याव्यतिरिक्त, रुग्णालय आधुनिक सुविधांनी सुसज्ज आहे आणि अलीकडेच एक बालरोग युनिट उघडले आहे.

लाइफलाइन एक्सप्रेस - चाकांवरचे रुग्णालय

इम्पॅक्ट इंडिया फाऊंडेशनच्या भागीदारीत भारतीय रेल्वेने १६ जुलै १९९१ रोजी छत्रपती शिवाजी महाराज टर्मिनस(सीएसएमटी), मुंबई येथून लाइफलाइन एक्सप्रेस-हॉस्पिटल ऑन व्हील्स, मॅजिक ट्रेन ऑफ इंडियाचे कार्य सुरू केले.मध्य रेल्वे येथून लाइफलाइन एक्सप्रेस हे जगातील पहिले हॉस्पिटल ऑन व्हील सुरू केले. याद्वारे दुर्गम भागातील गरजू रुग्णांना मोफत वैद्यकीय सेवा उपलब्ध करून दिली जाते. अत्याधुनिक तंत्रज्ञानाने सुसज्ज असलेल्या सात डब्यांच्या या रेल्वेगाडीमध्ये रुग्णांवर उपचार

करण्यासाठी, शस्त्रक्रिया करण्यासाठी अत्याधुनिक वैद्यकीय उपकरणे आणि वैद्यकीय व्यावसायिकांचा एक समर्पित गट आहे.

मध्य रेल्वेच्या माटुंगा वर्कशॉपमध्ये, या ट्रेनची नियमितपणे निगा ठेवली जाते. लाइफलाइन एक्स्प्रेसने आतापर्यंत भारतातील १९ राज्यांमध्ये १३८ जिल्ह्यांतील २०१ ग्रामीण ठिकाणी सेवा पुरवली आहे.

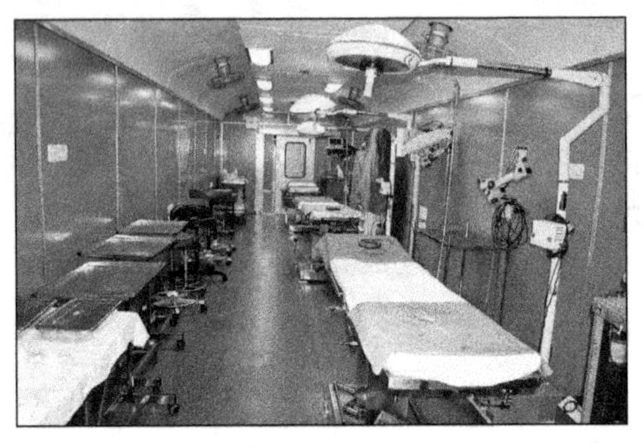

२०२२पर्यंत या प्रकल्पात १.४६ लाख शस्त्रक्रिया करण्यात आल्या असून, १२.३२ लाख रूग्णांना वैद्यकीय उपचार देण्यात आले आहेत. अर्धांगवायू झालेल्या रूग्णांच्या स्नायूंची आणि सांध्यांची हालचाल पुन्हा प्रस्थापित करणे, दृष्टी, श्रवण, चेहऱ्यावरील विकृती सुधारणे, एपिलेप्सी, दंत समस्या, कर्करोग आणि इतर अनेक उपचार विनामूल्य करण्यात आले आहेत.

महाराष्ट्रात गेल्या दोन वर्षांत त्यांनी रत्नागिरी, बल्लारशाहआणि लातूर येथे प्रकल्प राबवले आहेत.

प्रधानमंत्री जन आरोग्य योजनेसाठी (PMJAY) ई-कार्ड

मध्य रेल्वेतर्फे प्रधानमंत्री जन आरोग्य योजना (PMJAY) लाभार्थी धारकाला एक ई-कार्ड मिळते. ते देशातील कोणत्याही ठिकाणच्या कोणत्याही पॅनेल केलेल्या रुग्णालयामध्ये सेवेचा लाभ घेऊ शकतात.

या योजनेत समावेश असलेल्या गोष्टी-

- रुग्णालयामध्ये दाखल होण्यापूर्वीच्या ३ दिवसांचा आणि रुग्णालयामधून घरी गेल्यानंतरच्या १५ दिवसांचा वैद्यकीय खर्च
- सर्व शस्त्रक्रिया आणि १४०० ऑपरेटिव्ह प्रोसिजर्सच्या ऑपरेशन थिएटरच्या खर्चासह सर्व संबंधित खर्च
- PMJAY ने सार्वजनिक आणि खासगी रुग्णालयांमध्ये १३५० पेक्षा जास्त वैद्यकीय आजारांच्या पॅकेजसाठी संरक्षण वाढवले आहे
- या योजनेअंतर्गत प्रतिवर्षी प्रति कुटुंबाला रू.५ लाख खर्च होणारी वैद्यकीय सेवा मिळते.

मध्य रेल्वेअंतर्गत खालील सहा रुग्णालये PMJAY अंतर्गत समाविष्ट आहेत-

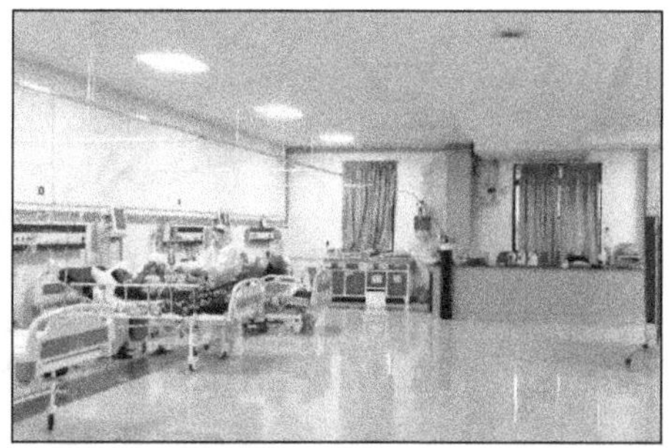

- झोनल हॉस्पिटल (डॉ. बी. आर. आंबेडकर मेमोरियल हॉस्पिटल, भायखळा, मुंबई)
- विभागीय रेल्वे रुग्णालय, कल्याण
- विभागीय रेल्वे रुग्णालय, पुणे
- विभागीय रेल्वे रुग्णालय, सोलापूर
- विभागीय रेल्वे रुग्णालय, भुसावळ
- विभागीय रेल्वे रुग्णालय, नागपूर

PMJAY ई-कार्ड असलेली कोणतीही व्यक्ती यापैकी कोणत्याही रेल्वे रूग्णालयात गेल्यास, त्याला आवश्यक दुय्यम किंवा तृतीय पातळीवरील उपचार प्रति कुटुंब प्रति वर्ष ५ लाख रुपयांपर्यंत मिळतील.

- PMJAY ही भारत सरकारची योजना आहे. त्यासाठी नाव नोंदवलेल्या व्यक्तीला हे कार्ड मिळते. हे कार्ड असलेला कोणताही भारतीय नागरिक, वर उल्लेखलेल्या रेल्वे रुग्णालयामध्ये जाऊन आयुष्मान भारत (PMJAY) योजनेखाली ५ लाखांपर्यंतचे उपचार घेऊ शकतो.
- रेल्वे प्रवाशांना काही शारीरिक त्रास झाल्यास, त्यांना तातडीची सेवा रेल्वे रुग्णालयामध्ये मिळते, परंतु दीर्घकाळ रुग्णालयामध्ये राहणे किंवा शस्त्रक्रिया आवश्यक असल्यास, रूग्णाजवळ स्वतःचे PMJAY कार्ड असावे लागते.
- रेल्वे कर्मचाऱ्यांना याप्रकारची सेवा रेल्वेची UMID कार्ड किंवा CTSE कार्ड द्वारे मिळते. ही काइर्स केवळ रेल्वे कर्मचारी आणि त्यांच्या कुटुंबांना असते.

रेल्वेचा नियमित प्रवास करणाऱ्यांनी इथे उल्लेख केलेल्या या योजनांची माहिती करून घेतल्यास त्यांना आणि त्यांच्या कुटुंबियांना रेल्वे प्रवासादरम्यान काही आरोग्यविषयक समस्या उद्भवल्यास वैद्यकीय मदत मिळण्यास उपयोग होऊ शकतो.

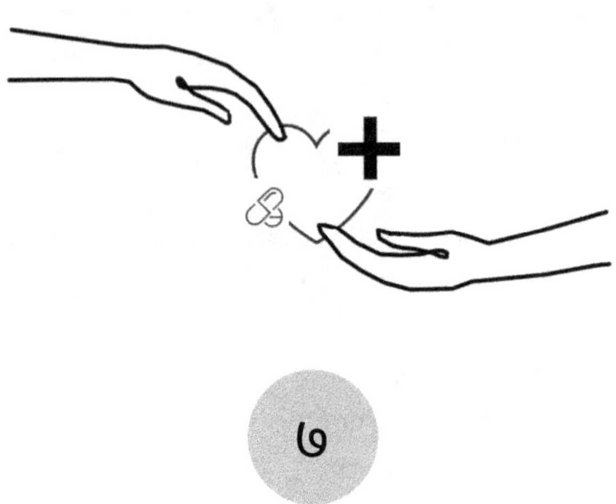

७

प्राथमिक आरोग्य केंद्र सुविधा

जवळपास १४० कोटी लोकसंख्या असलेल्या आपल्या देशातील ७० टक्के जनता ग्रामीण भागात वसली आहे. म्हणजेच, देशातील एकूण आरोग्यव्यवस्थेचा दर्जा उंचावायचा असेल तर ग्रामीण भागातील आरोग्य व्यवस्था सुधारणे आवश्यक आहे. प्राथमिक आरोग्य केंद्रे ग्रामीण भागातील आरोग्य व्यवस्थेमध्ये महत्त्वाची भूमिका बजावतात. या केंद्रांबद्दलची काही माहिती जाणून घेऊ.

ग्रामीण भागातील रुग्णांना निरनिराळ्या आजारांवर उपचार करणे, आजाराला प्रतिबंध करणे आणि ग्रामीण भागातील जनतेचे एकूण आरोग्य सुधारण्याबाबत काही जनजागृती करणे हे प्राथमिक आरोग्य केंद्राचे मुख्य उदेश असतात.

ग्रामीण भागातील जनतेला सार्वजनिक क्षेत्रातील पात्र डॉक्टरांची सेवा मिळण्यासाठी, प्राथमिक आरोग्य केंद्र म्हणजे वैद्यकीय सेवा मिळण्याची पहिली साद असते. प्राथमिक आरोग्य केंद्रांच्या कक्षेत काही उपकेंद्रे येतात. या उपकेंद्रांमध्ये उपचार होऊ न शकणारे रुग्णदेखील त्यांच्या उपचारांसाठी प्राथमिक आरोग्य केंद्रात पाठवले जात असतात. केंद्रीय आणि राज्यस्तरीय आरोग्य विभागाला या प्राथमिक आरोग्य केंद्रांकडूनच प्राथमिक अहवालाद्वारे ग्रामीण भागातील जनतेच्या आरोग्याच्या स्थितीचे अनुमान मिळत असते.

भारतात प्राथमिक आरोग्य केंद्र, ही संकल्पना १९४६मध्ये भोरे समितीने प्रथम

लोकांसमोर मांडली. आरोग्य सेवेच्या प्रतिबंधात्मक आणि प्रोत्साहनात्मक पैलूंवर भर देऊन ग्रामीण जनतेला शक्य तितक्या जवळच्या लोकांना, एकात्मिक उपचारात्मक आणि प्रतिबंधात्मक आरोग्य सेवा प्रदान करण्यासाठी, प्राथमिक आरोग्य सेवेचा मूलभूत घटक म्हणून प्राथमिक आरोग्य केंद्राची संकल्पना सुचवली गेली. भारतातील आरोग्यसेवेचे नियोजन करताना, ग्रामीण जनतेला आरोग्य सेवा देण्यासाठी योग्य पायाभूत सुविधा म्हणून प्राथमिक आरोग्य केंद्रे आणि त्याची उपकेंद्रे (सब सेन्टर्स) अशी रचना निर्माण केली गेली.

केंद्रीय आरोग्य परिषदेने जानेवारी १९५३मध्ये झालेल्या पहिल्या बैठकीत, ग्रामीण जनतेला सर्वसमावेशक आरोग्य सेवा पुरवण्यासाठी समुदाय विकास गटांमध्ये प्राथमिक आरोग्य केंद्रे स्थापन करण्याची शिफारस केली होती. त्या वेळेस ही केंद्रे शहरापासून दूर असलेल्या गावांना, वाड्या-वस्त्यांना आरोग्य सेवा संस्था म्हणून कार्यरत होती. कमी कर्मचारी आणि सुसज्जतेचा आणि मूलभूत सुविधांचा अभाव असल्याने, ती केंद्रे पुरेशा आरोग्य सेवा प्रदान करू शकली नाहीत. सामान्य जनतादेखील तिथे उपचार घेण्यापासून वंचित राहिली, साहजिकच या केंद्रांवर भरपूर टीका झाली.

परिणामतः सहाव्या पंचवार्षिक योजनेच्या (१९८३ -८८) काळात आरोग्य सेवेचे क्षेत्र अधिक व्यापक करण्याच्या दृष्टीने दर ३०,००० ग्रामीण लोकसंख्येमागे आणि डोंगराळ, आदिवासी आणि वाळवंटी भागात प्रत्येक २०,००० लोकसंख्येमागे एक प्राथमिक आरोग्यकेंद्र, या आधारावर प्राथमिक आरोग्य केंद्रांची पुनर्रचना प्रस्तावित झाली.

ग्रामीण आरोग्य सांख्यिकी बुलेटिन, २०१९ नुसार सप्टेंबर २०२० पर्यंत देशात -

* २४,८५५ प्राथमिक आरोग्य केंद्रे ग्रामीण भागात कार्यरत आहेत.
* २४ तास सेवा या आधारावर कार्यरत असलेल्या, शहरी भागातील प्राथमिक आरोग्य केंद्रांची संख्या ५१९० आहे.
* तीन कर्मचारी परिचारिका नियुक्त असलेल्या इतर प्राथमिक आरोग्य केंद्रांची संख्या ७६२९ आहे.

प्राथमिक आरोग्य केंद्राची रचना

प्राथमिक आरोग्य केंद्राच्या कक्षेत ६ आरोग्य उपकेंद्रे (सबसेंटर्स) येतात. या उपकेंद्रात उपचार होऊ न शकणारे रुग्ण प्राथमिक आरोग्य केंद्रात पाठवले जातात. प्राथमिक आरोग्य केंद्रात उपचार होऊ न शकणारे गंभीर रुग्ण, उपजिल्हा आणि जिल्हा स्तरावर असलेल्या कम्युनिटी हेल्थ सेंटर या ३० खाटांच्या रुग्णालयामध्ये किंवा त्याहीपेक्षा मोठ्या असलेल्या, राज्य सरकारच्या सर्वोपचार रुग्णालयात पाठवले जातात. तथापि,

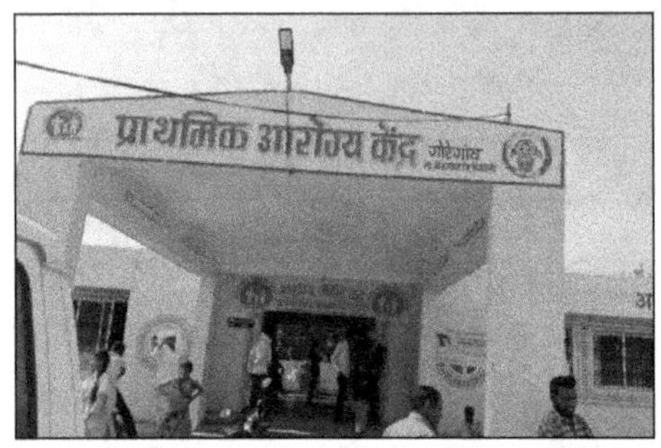

देशातील लोकसंख्येची घनता एकसमान नसल्यामुळे, प्राथमिक आरोग्य केंद्रांची संख्या तिथे येणाऱ्या रुग्णसंख्येवर अवलंबून असते. प्राथमिक आरोग्य केंद्र हे रुग्णांसाठी तेथील नर्सिंग सुविधांसह २४ तास उपलब्ध असते.

साधारणतः मोठ्या आकारांच्या तालुक्यांमध्ये जर गंभीर रुग्ण पाठवण्याकरीता असलेल्या जिल्हा रुग्णालयांपर्यंत किंवा इतर रुग्णालयांपर्यंत पोचायला एका तासापेक्षा जास्त काळ प्रवास करावा लागत असेल, तर त्या प्राथमिक रुग्णालयाची श्रेणी वाढवून त्याला बढती दिली जाते. तेथील वैद्यकीय अधिकाऱ्यांची संख्या वाढवून २४ तास आपत्कालीन सेवा प्रदान केली जाते. तिथे गंभीर रुग्णांवर उपचार देता येतील अशा सुधारणा केल्या जातात.

प्राथमिक आरोग्य केंद्रांची श्रेणी वाढवताना तेथील उपचारांचा दर्जादिखील कसा वाढवता येईल, याचा सर्वंकष विचार केला जातो. प्राथमिक आरोग्य केंद्रांच्या कामगिरीचे मूल्यांकन मानकांनुसार केले जाते. उपचारांच्या गुणवत्तेत सतत सुधारणा करण्यासाठी मानके (स्टँडर्डस्) आखली जातात आणि ती सतत सुधारली जातात. मानके ठरवणे ही एक गतिमान प्रक्रिया असते. सध्या प्राथमिक आरोग्य केंद्रांसाठी भारतीय सार्वजनिक आरोग्य मानकांप्रमाणे (आयपीएचएस) मूल्यांकन केले जाते. यात किमान आरोग्यकेंद्राची इमारत, तेथील कार्यकारी मनुष्यबळ, उपलब्ध साधने आणि उपकरणे, उपलब्ध औषधे आणि इतर सुविधा इ. तपासल्या जातात. विद्यमान आरोग्य कार्यक्रमांची मार्गदर्शक तत्त्वे आणि विशेषतः असंसर्गजन्य रोगांच्या संदर्भातील नवीन कार्यक्रम आणि उपक्रम याचा मागोवा घेतला जातो. दर्जेदार आणि समाजाच्या गरजांना संवेदनशीलतेने हाताळणारी अशी आरोग्यसेवा ग्रामीण भागातील जनतेला प्रदान करणे, हे प्राथमिक आरोग्य केंद्राचे मुख्य उद्दिष्ट असते. ही मानके आरोग्यकेंद्राच्या कामकाजावर देखरेख ठेवण्यास आणि सुधारण्यास मदत करतात.

सेवा वितरण

आरोग्य केंद्रामध्ये होणाऱ्या प्रसूतींच्या संख्येनुसार प्राथमिक आरोग्य केंद्रांचे २ प्रकार पडतात.

टाईप ए

टाईप ए गटांमध्ये सर्व किमान आवश्यक सेवा उपलब्ध असणे आवश्यक असते. या आवश्यक सेवांसाठी सर्व सुविधा उपलब्ध करणे अपेक्षित असते. नेहमीच्या सर्वसाधारण आजारांबाबत आणि गंभीर रुग्णांबाबत अत्यावश्यक योग्य मार्गदर्शक तत्त्वे आरोग्यकेंद्रांना दिलेली असतात.

- टाइप ए: एका महिन्यात २० पेक्षा कमी प्रसूती होणारी आरोग्य केंद्रे
- किमान ४० रुग्ण रोज तपासणे आवश्यक असते.
- माता आणि बाल आरोग्य सेवा आणि कुटुंब नियोजनासाठी येणाऱ्या रुग्णांना मार्गदर्शन आणि उपचार आवश्यक असतात.
- उपलब्ध सेवांचा सरासरी ६० टक्के वापर करणे अपेक्षित असते.

या करिता या आरोग्यकेंद्रात किमान ६ खाटा रुग्णांना उपचारासाठी किंवा त्यांचे निरीक्षण करण्यासाठी उपलब्ध असतात. तिथे एक एमबीबीएस वैद्यकीय अधिकारी आणि एक आयुष वैद्यकीय अधिकारी (बीएएमएस/ बीएचएमएस) असे रुग्णांच्या वैद्यकीय सेवेसाठी नियुक्त असतात. ज्या भागात जवळपास कोणी डॉक्टर्स किंवा रुग्णालये उपलब्ध नसतात, अशा भागात या सेवेचा जनतेला उपयोग होतो.

टाईप बी

- टाइप बी: एका महिन्यात २० किंवा अधिक प्रसूती होणारी केंद्रे
- टाईप ए साठी नमूद केलेल्या सुविधांसह, एक कर्मचारी-परिचारिका आणि एक स्वच्छता-सुरक्षा कर्मचारी असे अतिरिक्त कर्मचारी नियुक्त असतात.
- या केंद्रांमध्ये योग्य काळजी घेऊन सर्व प्रसूती केल्या जातात. प्रसूती दरम्यान होणाऱ्या त्रासांसाठी आवश्यक त्या उपाय योजनाही केल्या जातात.
- वैद्यकीय उपचार, अत्यावश्यक बाह्यरुग्ण सेवा, आठवड्यातून सहा दिवस दररोज किमान सहा तास ओपीडी सेवा असते. यात सकाळी चार तास आणि दुपारी दोनतास बाह्यरुग्ण विभाग सुरू असणे अपेक्षित असते. हे वेळापत्रक राज्यानुसार बदलते.
- बाह्यरुग्ण विभागात, दररोज प्रति डॉक्टर किमान ४० रुग्ण असतात.
- प्राथमिकआरोग्यकेंद्रातीलसहातासांच्याकामाव्यतिरिक्त,वैद्यकीयअधिकाऱ्याने

आठवड्यातून दोनदा क्षेत्रभेट आणि निरीक्षणासाठी त्या प्रत्येक दिवशी किमान दोन तास घालवणे असणे अपेक्षित असते.

- चोवीस तास आपत्कालीन सेवेमध्ये, दुखापती आणि अपघाताचे योग्य व्यवस्थापन करणे, प्रथमोपचार, जखमांना टाके घालणे, गळू असल्यास त्याची शस्त्रक्रिया करणे अपेक्षित आहे.
- अत्यवस्थ रुग्ण वरच्या पातळीवरच्या रुग्णालयात पाठवण्यापूर्वी रुग्णाची शारीरिक स्थिती स्थिर करणे अपेक्षित असते.
- कुत्रा चावणे, साप चावणे, विंचू चावणे याबाबतच्या सेवा आणि इतर आपत्कालीन परिस्थिती प्रामुख्याने नर्सेसद्वारे पुरवल्या जाव्यात. तथापि, आपत्कालीन परिस्थितीत गरज भासल्यास, वैद्यकीय अधिकाऱ्याला फोन केल्यास तो रुग्णाचा उपचार करण्यासाठी उपलब्ध असणे अपेक्षित असते.

प्राथमिक आरोग्य केंद्रांची कार्यपद्धती

रुग्णाला वरच्या दर्जाच्या रुग्णालयात पाठवणे : रुग्णांतर्गत सेवेच्या ६ खाटा भरलेल्या असतील तर, रुग्ण गंभीर असेल तर, रुग्णाचा उपचार प्राथमिक आरोग्य केंद्रात होऊ शकत नसेल तर, रुग्णाला वरील पातळीच्या शासकीय रुग्णालयात पाठवले जाते.

प्राथमिक आरोग्य केंद्रांमध्ये येणाऱ्या रुग्णांमध्ये प्रसूतीसाठी येणाऱ्या महिलांचे प्रमाण मोठे असते. त्यामुळे प्रसूतीसंदर्भात प्राथमिक आरोग्य केंद्रात दिल्या जाणाऱ्या सेवांची माहिती पाहू.

कुटुंब नियोजन-अत्यावश्यक असलेल्या माता आणि बाल आरोग्य काळजी

प्रसूतीपूर्व काळजी

- सर्व गर्भवती स्त्रियांची नोंदणी करणे. सर्वसाधारणपणे ही नोंदणी पहिल्या तिमाहीत, गर्भधारणेला १२ आठवडे होण्यापूर्वी होणे आवश्यक असते. तथापि, एखादी महिला नोंदणीसाठी तिच्या गरोदरपणात उशीरा जरी आली, तरी तिची नोंदणी करून गर्भावस्थेच्या वयानुसार तिची काळजी घेतली जाते.
- गर्भवती स्त्रिया तंबाखू किंवा तंबाखूजन्य पदार्थ वापरत असतील तर त्याची नोंद करणे.
- गर्भवती स्त्री प्रसूत होण्यापूर्वी तिच्या किमान ४ प्रसूतीपूर्व तपासण्या होणे अपेक्षित

असते. प्रसूतीबाबत असलेल्या वैद्यकीय सेवांच्या संपूर्ण पॅकेजची तरतूद करणे अपेक्षित असते.

प्रसूतिसेवेमध्ये खालील सेवांचा अंतर्भाव होतो -

- लोह आणि फॉलिक ॲसिडच्या गोळ्या देणे.
- टिटॅनस टॉक्सॉइड इंजेक्शन देणे.
- गर्भवतीस्त्रीच्याहिमोग्लोबिन, मूत्र ॲल्ब्युमिन आणि साखर, सिफिलीससाठी आरपीआर चाचणी, रक्त गट आणि आरएच टायपिंग अशा किमान प्रयोगशाळा तपासण्या करणे.

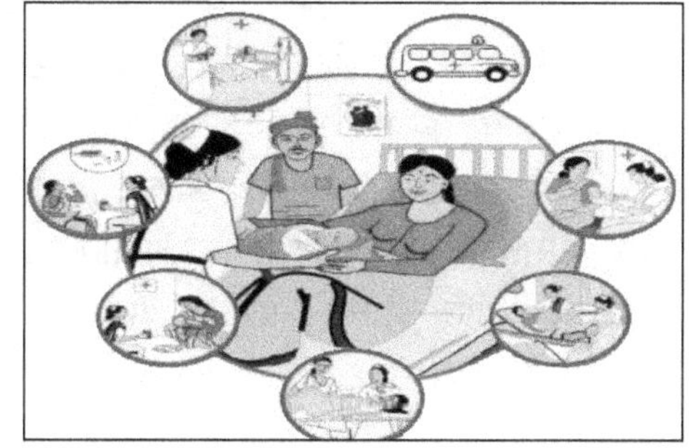

- पोषण आणि आरोग्य समुपदेशन- गर्भवती स्त्री धूम्रपान करणारी किंवा तंबाखू सेवन करणारी असल्यास ते बंद करण्याबाबत समुपदेशन आणि आपल्यामुळे इतरांना आणि इतरांमुळे आपल्याला होणाऱ्या धूम्रपानाच्या धोक्यांविषयी माहिती देणे.
- गर्भधारणेदरम्यान आणि प्रसूती दरम्यान गंभीर धोक्याची आणि चिंताजनक घटनांची चिन्हे ओळखणे आणि त्यांचे व्यवस्थापन करणे.
- प्राथमिक आरोग्य केंद्राच्या क्षमतेच्या बाहेर परिस्थिती असल्यास आवश्यकतेप्रमाणे गर्भवती महिलेला जिल्हा पातळीवरील रुग्णालयामध्ये पाठवणे.
- प्रसूतीसाठी नाव नोंदवूनही तपासणीसाठी न येणाऱ्या गर्भवती महिलांचा पाठपुरावा करणे.
- मलेरियाचे रुग्ण मोठ्या प्रमाणात आढळणाऱ्या भागात मार्गदर्शक तत्त्वांनुसार गर्भवती महिलांना मलेरियासाठी केमोप्रोफिलॅक्सिस देणे.

प्रसूतीदरम्यान काळजी

चोवीस तास वैद्यकीय सेवा पुरवणाऱ्या प्राथमिक आरोग्य केंद्रांप्रमाणेच आरोग्य केंद्रांमध्ये खालील सेवा दिल्या जातात -

- शक्यतो प्राथमिक आरोग्य केंद्रातच प्रसूती कण्यास प्राधान्य देणे.

- प्रसूती सुरक्षितपणे पार पाडणे.

- शक्यतो नैसर्गिक प्रसूती होईल याकडे लक्ष देणे. आवश्यकतेनुसार तज्ज्ञांचा सल्ला घेऊन प्रसूती करणे.

- प्रसूतीनंतर नाळ स्वहस्ते काढणे. तज्ज्ञांच्या देखरेखीची आवश्यकता असलेल्या रुग्णांना त्वरित योग्य त्या वरच्या पातळीवरील रुग्णालयात पाठवणे.

- गर्भधारणा काळात गर्भवती महिलेस उच्च रक्तदाब असल्याचे लक्षात आल्यास, सर्व खबरदारी घेऊन योग्य ते उपचार करणे.

- प्री-रेफरल मॅनेजमेंट (ऑब्स्टेट्रिक फर्स्ट-एड) प्रसूती आपत्कालीन परिस्थितीत ज्यांना तज्ज्ञांच्या मदतीची आवश्यकता आहे, अशांसाठी आपत्कालीन व्यवस्थापनासाठी कर्मचाऱ्यांचे प्रशिक्षण सुनिश्चित करणे.

- प्रसूतीनंतर माता आणि बालकांना किमान ४८ तास रुग्णालयात ठेवणे.

- पार्टोग्राफ नावाची प्रणाली गर्भवती महिलेच्या प्रसूतीत येऊ शकणाऱ्या गुंतागुंतीचे भाकीत करू शकते, त्याचे व्यवस्थापन करून महिलेची काळजी घेणे.

- पीपीएच, एक्लॅम्पिशया, सेप्सिस- प्रसूतीदरम्यान गर्भवतीला होणारा रक्तस्राव (पीपीएच), गर्भवती महिलेचा प्रसूती दरम्यान रक्तदाब खूप वाढून होणाऱ्या गुंतागुंती (एक्लॅम्पिशया) आणि प्रसूतीपूर्व किंवा प्रसूतीपश्चात होणारा अमर्यादित जन्तुसंसर्ग (सेप्सिस) यांची प्राथमिक माहिती, प्राथमिक उपचार, बाळाच्या जन्मापूर्वीची काळजी, जन्माच्या वेळी तज्ज्ञांची उपस्थिती आणि मार्गदर्शक तत्त्वांनुसार कार्यवाही करणे.

प्रसूतिपश्चात काळजी-

- माता आणि नवजात शिशुसाठी आरोग्य सुविधेमध्ये, प्रसूतिपश्चात ० ते ३ या दिवस, या काळातील प्रसूतीनंतरची काळजी आखून घेऊन त्याची कार्यवाही करणे.

- सातव्या आणि ४२व्या दिवशी प्रसूतीनंतरच्या गृहभेटीसाठी त्या क्षेत्रात नियुक्त असलेल्या एएनएम नर्सला निर्देश देणे.

- २५०० ग्रॅमपेक्षा कमी वजनाच्या बाळासाठी १४व्या, २१व्या आणि २८व्या दिवशी ३ अतिरिक्त भेटी आयोजित करणे.

- बाळाच्या जन्मापासूनच्या एका तासाच्या आत मातेने बाळास स्तनपान सुरू करणे आवश्यक असल्याने ते पाहणे

- नवजात अर्भकांचे पोषण, स्वच्छता, गर्भनिरोधक, अत्यावश्यक नवजात काळजी

आणि लसीकरण याबाबत भारत सरकारने दिलेल्या मार्गदर्शक तत्त्वांनुसार मातेचे समुपदेशन करणे.

प्राथमिक आरोग्य केंद्राच्या इतर जबाबदाऱ्या-

- जननी सुरक्षा योजना (JSY) अंतर्गत सुविधांची तरतूद करणे.
- प्रसूतीची तारीख उलटून गेलेल्या आणि प्रसूतीपूर्व काळातील तपासणीस न आलेल्या गर्भवतींचा मागोवा घेणे.

नवजात अर्भकाची काळजी

- अत्यावश्यक नवजात अर्भकाची काळजी (इमर्जन्सी न्यू बॉर्न केअर) आणि उपचार- प्रसूतीच्या खोलीमध्ये तसेच ऑपरेशन थिएटरमध्ये नवजात अर्भक काळजी घेण्यासाठी खास जागा करणे.
- नवजात अर्भकाच्या शरीराचे तपामन कमी असल्यास (हायपोथर्मिया) त्याला उब देण्यासाठी त्वरित व्यवस्थापन करणे (कांगारू मदर केअर). बालकाचे जंतुसंसर्गापासून संरक्षण, नाळेची काळजी आणि आजारी नवजात बालकांचे निदान करून उपचार करणे. आवश्यक असल्यास त्यांना वरील पातळीच्या रुग्णालयात त्वरित पाठवणे.

लहान मुलांची काळजी : यामध्ये आजारी मुलांची दिनचर्या आणि आपत्कालीन काळजी घेणे अपेक्षित आहे. यात नवजात शिशु आणि बालकांच्या आजारांचे एकात्मिक व्यवस्थापन करणे अपेक्षित आहे. यातील आजारी मुलांवर उपचार करणे आणि त्यांची काळजी घेणे, तसेच आवश्यक वाटल्यास त्यांना बालरोग तज्ज्ञांकडे पाठवणेदेखील समाविष्ट आहे.

- अर्भकाला सहा महिन्यांपर्यंत स्तनपान आणि त्यापुढे योग्य आणि पुरेसा पूरक आहार देण्याबाबत भारत सरकारच्या कुटुंबकल्याण मंत्रालयाने दिलेल्या अर्भक आणि लहान बालकांच्या आहारासंबंधी राष्ट्रीय मार्गदर्शक तत्त्वांनुसार समुपदेशन करणे.
- नवजात अर्भक आणि ५ वर्षाखालील मुलांची वाढ आणि विकासाचे मूल्यांकन करणे. आवश्यकतेनुसार तज्ज्ञांकडे पाठवणे.
- भारत सरकारच्या मार्गदर्शक तत्त्वांनुसार लस प्रतिबंधक रोगांविरूद्ध सर्व नवजात आणि मुलांचे संपूर्ण लसीकरण करणे. लसीकरण चुकवणाऱ्या कुटुंबांचा शोध.
- राष्ट्रीय मार्गदर्शक तत्त्वांनुसार मुलांना 'अ' जीवनसत्त्वाचा डोस देणे.
- अतिसार, न्यूमोनिया, जंतुसंसर्ग आणि अशक्तपणा या बालपणातील नेहमीच्या

आजारांना प्रतिबंध आणि नियंत्रण करणे.

- गंभीर तीव्र कुपोषण प्रकरणांचे व्यवस्थापन आणि मार्गदर्शक तत्त्वांनुसार उपचार सुरू करणे. रुग्ण गंभीर असल्यास वरील पातळीवरील रुग्णालयामध्ये बालरोग तज्ज्ञांकडे पाठवणे.

प्राथमिक आरोग्य केंद्रासाठी भारतीय सार्वजनिक आरोग्य मानके

मानक (स्टॅन्डर्डस्) म्हणजे, आरोग्य सेवा संस्थांनी ज्या गुणवत्तेची पूर्तता करणे अपेक्षित आहे. त्या दर्जाचे मूल्यमापन करण्याचे साधन आहे. या मानकांचे मुख्य उद्दिष्ट रुग्णांच्या गरजांना न्याय्य आणि प्रतिसाद देणाऱ्या दर्जेदार वैद्यकीय सेवा देणे, त्या सेवा सर्वांना समानतेने प्रदान करणे आणि लोकसंख्येच्या आरोग्य आणि कल्याणामध्ये सुधारणा करणे हे आहे.

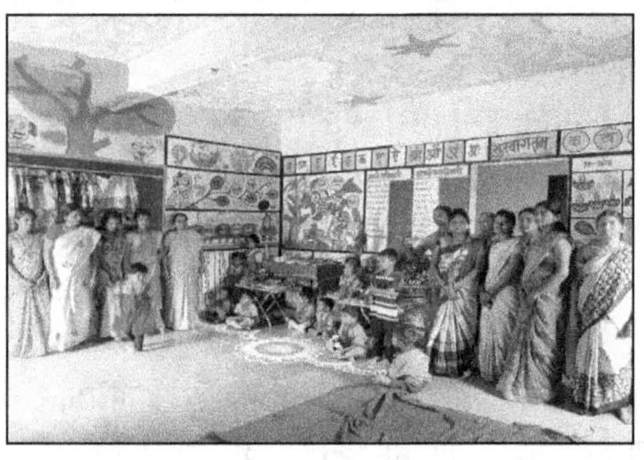

आरोग्य केंद्रांच्या गुणवत्तेत सतत सुधारणा करण्यासाठी मानके आवश्यक ठरतात. आरोग्य सेवा वितरण संस्थांच्या कामगिरीचे मानकांनुसार मूल्यांकन केले जाऊ शकते. राष्ट्रीय ग्रामीण आरोग्य अभियान (नॅशनल रुरल हेल्थ मिशन) ग्रामीण भागात कार्यरत आरोग्य केंद्रांसाठी भारतीय सार्वजनिक आरोग्य मानके निर्धारित करण्यासाठी कटिबद्ध आहे. दर्जेदार आरोग्य सेवा प्रदान करण्यासाठी, २००७ च्या सुरुवातीला प्राथमिक आरोग्य केंद्रांसाठी भारतीय सार्वजनिक आरोग्य मानक नावाच्या मानकांच्या संचाची शिफारस करण्यात आली होती.

प्राथमिक आरोग्य केंद्रांचे नामकरण राज्यानुसार बदलते. राज्यस्तरीय आरोग्य केंद्रांमध्ये सुमारे १,००,००० लोकसंख्येसह आणि वेगवेगळ्या संख्येच्या आंतररुग्ण खाटांसह कम्युनिटी हेल्थ सेन्टर्स, २०,००० ते ३०,००० लोकसंख्येसाठी अतिरिक्त किंवा नवीन प्राथमिक आरोग्य केंद्रे, तालुकानिहाय आरोग्य केंद्रे अशा सुधारणा होत गेल्या. अत्यावश्यक सेवांच्या आधारावर, राज्ये आणि केंद्रशासित प्रदेशांनी प्राथमिक आरोग्य केंद्रांमधील सेवांसाठी किमान अनिवार्य मानकांसाठी सरकारी अधिसूचना जारी केल्या जातात.

प्राथमिक आरोग्य केंद्रांसाठी आवश्यक असलेल्या सुविधा खालीलप्रमाणे -

- इमारत आणि इतर पायाभूत सुविधांसाठी जागा दर्शविणारा प्राथमिक आरोग्य

केंद्राचा सूचित लेआउट

- आवश्यक असलेले मनुष्यबळ
- उपकरणे
- फर्निचर
- औषधांची यादी
- लाभार्थींसाठी माहितीपत्रके, तक्रार निवारण सेवा
- पंचायती राज संस्थांच्या सहभागासह आरोग्य केंद्रांच्या सेवांचे उत्तम व्यवस्थापन व्हावे आणि त्यात आवश्यक सुधारणा व्हाव्यात यासाठी, रुग्ण कल्याण समिती आणि प्राथमिक आरोग्य केंद्र व्यवस्थापन समितीची स्थापना
- रुग्णांच्या हक्कांची सनद

आरोग्य केंद्रांच्या अडचणी

प्राथमिक आरोग्य केंद्रांची योजना अत्यंत आदर्श अशी असली तरी अनेकदा प्रत्यक्षात वेगळी परिस्थिती पाहायला मिळते. ही केंद्रे पूर्ण क्षमतेने कार्यरत असतातच असे नाही. प्रत्येक ठिकाणच्या अडचणी वेगवेगळ्या असू शकतात. पण खाली दिलेली काही कारणे सार्वत्रिक आहेत -

- प्राथमिक आरोग्य केंद्रांमध्ये डॉक्टरांच्या अनुपलब्धतेमुळे अपेक्षेप्रमाणे कार्य होऊ शकत नाही.
- वरचेवर आदेश देऊनही डॉक्टर्स प्राथमिक आरोग्य केंद्रांच्या मुख्यालयात उपलब्ध नसतात.
- अपुरी भौतिक पायाभूत सुविधा आणि इतर वैद्यकीय सोयींची कमतरता.
- औषधांचा अपुरा साठा.
- वैद्यकीय कर्मचाऱ्यांकडून सार्वजनिक उत्तरदायित्वाचा अभाव.
- जनतेच्या सकारात्मक सहभागाचा अभाव.
- वैद्यकीय सेवेचे, औषधांचे आणि कर्मचाऱ्यांचे परीक्षण करण्यासाठी निश्चित मानकांचा अभाव.

प्राथमिक आरोग्य केंद्रे प्रभावीपणे कार्यरत होण्यासाठी आणि त्यांची उद्दिष्टे साध्य होऊन लोकांना त्याचा लाभ होण्यासाठी या अडचणी कशा सोडवता येतील हे स्थानिक तसेच सरकारी पातळीवर पाहणे आवश्यक आहे.

प्राथमिक आरोग्यकेंद्रे ही जनतेने आरोग्याभिमुख होऊन आपले दैनंदिन आयुष्य निरामय जगावे यासाठी कार्यरत असतात. आरोग्य केंद्रातील सेवांचा प्रत्येक नागरिकाने उपयोग करून घेतल्यास, त्यातील त्रुटी दूर होऊन ती अधिक कार्यक्षम आणि

समाजाभिमुख बनत जातील. जनतेकडून आरोग्य केंद्रांचा वापर वाढला तर त्यांच्या दर्जामध्ये आणि सेवेमध्ये आवश्यक त्या सुधारणा होत जातील आणि खऱ्या अर्थाने ती ग्रामीण आरोग्याचे संरक्षक बनतील.

ଓଓଓ

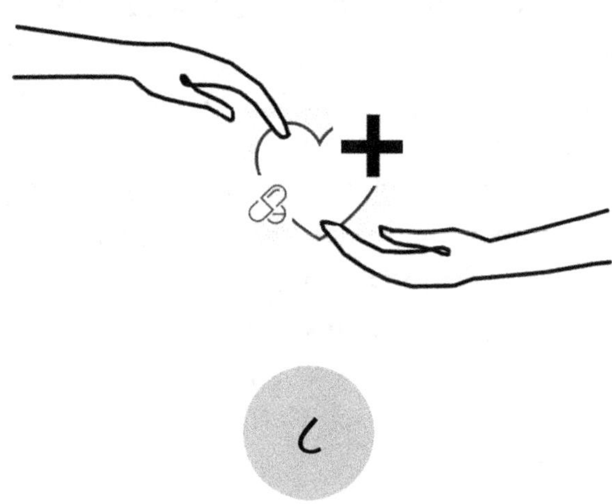

प्रथमोपचार

किरकोळ किंवा गंभीर आजार किंवा दुखापत असलेल्या व्यक्तीला दिलेली पहिली आणि तात्काळ केलेली वैद्यकीय उपचारांची मदत म्हणजे प्रथमोपचार. पीडित अथवा रुग्ण व्यक्तीचा जीव वाचवणे, योग्य ती वैद्यकीय सेवा मिळेपर्यंत पीडिताची किंवा रुग्णाची काळजी घेऊन त्या व्यक्तीची स्थिती आणखी बिघडण्यापासून रोखणे हे प्रथमोपचाराचे प्रमुख उद्दिष्ट असते. हे प्राथमिक वैद्यकीय उपचार सामान्यतः एखाद्या प्रशिक्षित व्यक्तीद्वारे केले जातात.

दैनंदिन जीवनात अनेक ठिकाणी प्रथमोपचाराची आवश्यकता भासू शकते:

- कामाची ठिकाणे - विशेषतः कारखान्यांमध्ये
- सार्वजनिक ठिकाणे - बागा, बस स्थानके, बाजारपेठा इ.
- वाहन प्रवास - सर्व प्रकारच्या गाड्या, बस, रेल्वे, विमान, होड्या इ.चा प्रवास
- सार्वजनिक कार्यक्रम – दहिहंडीसारखे सार्वजनिक उत्सव, जत्रा, उरूस, जाहीर सभा, मोठी प्रदर्शने इत्यादी.
- शाळा, महाविद्यालये इ.

यांपैकी, रेल्वे स्थानके, बस स्थानके किंवा मोठा जनसमुदाय जमवणाऱ्या कार्यक्रमांच्या ठिकाणी प्रथमोपचार पथक नेहमी असावे. त्यामध्ये काही डॉक्टर्स, नर्सेस किंवा प्रथमोपचाराचे विशेष प्रशिक्षण घेतलेल्या व्यक्तींचा समावेश असावा.

प्रथमोपचार करताना खालील मुद्दे लक्षात घेऊन निर्णय घेतले जातात :

- आजूबाजूच्या जागेचे निरीक्षण करणे
- घटना घडलेली जागा सुरक्षित नसल्यास सुरक्षित जागेत जाणे (उदाहरणार्थ, रस्त्यावरील अपघातांना रस्त्यावरच उपचार करणे असुरक्षित ठरते).
- वैद्यकीय मदत मागवणे - यामध्ये व्यावसायिक वैद्यकीय मदत, रुग्णवाहिका, जवळचे मोठे रुग्णालय याबरोबरच, परिस्थितीनुसार रुग्णाला/पीडित व्यक्तीला प्राथमिक उपचारात आणि रुग्णालयामध्ये नेण्यास उपयोग होईल अशा व्यक्ती किंवा वाहने यांची मदत, अशा गोष्टींचा समावेश होतो.
- रुग्णाला/पीडित व्यक्तीला झालेल्या दुखापतीनुसार योग्य प्रथमोपचार देणे.
- रुग्णामध्ये कोणतीही घातक चिन्हे किंवा धोकादायक घटना दिसत असल्यास त्याची नोंद करणे.

प्रथमोपचाराची उद्दिष्टे

प्रथमोपचाराची तीन उद्दिष्टे तीन असतात. इंग्रजी अक्षर P (पी) ने ती अधोरेखित केली जातात:

- **जीवनाचे रक्षण करा (प्रिझर्व्ह लाईफ)** - प्रथमोपचाराच्या उपचारांचे प्रथम उद्दिष्ट जीव वाचवणे आणि मृत्यूचा धोका कमी करणे हेच असते. योग्यरित्या केले जाणारे प्रथमोपचार पीडिताच्या/रुग्णाच्या वेदना कमी करण्यास, तपासणी आणि उपचार करताना त्यांना शांत करण्यात उपयुक्त ठरतात.
- **पुढील हानी टाळा (प्रिव्हेंट फर्दर हार्म)** - पुढील हानी रोखण्यासाठी पीडिताला/रुग्णाला धोकादायक कारणांपासून दूर हलवणे आणि त्याची शारीरिक परिस्थिती बिघडू नये म्हणून प्रथमोपचार तंत्रे लागू करणे. उदा. अपघातातील व्यक्तीला वाहनातून बाहेर काढणे, त्याला रस्त्याच्या बाहेरील जागेत नेणे आणि त्याला होणारा रक्तस्राव धोकादायक होण्यापासून रोखण्याचे उपचार करणे.
- **पीडित/रुग्ण पूर्ववत होण्यात प्रोत्साहन द्या (प्रमोट रिकव्हरी)** - आजारपण किंवा दुखापतीतून बाहेर पडण्याची प्रक्रिया सुरू करण्याचा प्रयत्न करणे हेदेखील प्रथमोपचारामध्ये समाविष्ट असते. काही वेळेस उपचार पूर्ण करणेदेखील त्यात समाविष्ट असू शकते. उदा. लहान जखमेची मलमपट्टी करणे.

प्रथमोपचार हा वैद्यकीय उपचार नसतो, ही महत्त्वाची गोष्ट सर्वांनी लक्षात ठेवणे आवश्यक आहे. प्रशिक्षित डॉक्टर्स किंवा नर्सेस जे उपचार करतात ते प्रथमोपचारात देणे अपेक्षित नाही. प्रथमोपचारामध्ये जखमी व्यक्तीच्या हितासाठी सामान्यज्ञानाने आणि अक्कलहुशारीने निर्णय घेणे आवश्यक असते.

प्रथमोपचाराचा प्राधान्यक्रम : मानवी जीवन वाचविण्याचे आवश्यक उद्दिष्ट साध्य करण्यासाठी उपचार कोणत्या क्रमाने करावे यांसाठी प्रथमोपचारांचा प्राधान्यक्रम ठरवलेला असतो.

- मोठ्या प्रमाणातील बाह्य रक्तस्राव थांबवणे
- श्वसनमार्ग मोकळा करणे
- श्वसनक्रिया सुनिश्चित करणे
- शरीरातील रक्ताभिसरण सुरू ठेवणे
- मेंदूच्या विकाराने किंवा मार लागल्याने काही अपंगत्व आले आहे का, हे पाहणे
- रुग्णाच्या शारीरिक स्थितीचे आणि बाह्य स्थितीचे सर्वसामान्य परीक्षण करणे

या प्राधान्यक्रमांचा एक मोठा फायदा म्हणजे त्यात संसाधने, वेळ आणि कौशल्ये अगदी कमीत कमी आवश्यक असतात. याचा उपयोग करून प्रथमोपचार सुरू केल्यास, प्रतिकूल परिस्थितीतही व्यक्तीचे प्राण वाचवण्यात मोठ्या प्रमाणात यश मिळू शकते.

ABCDE पद्धत

Airway – श्वसनमार्ग मोकळा करणे : प्रथमोपचार सुरू करताना, रुग्णाला हाक मारल्यावर जर त्याने सामान्य आवाजात प्रतिसाद दिला तर श्वसनमार्ग मोकळा आहे, असे समजावे.

अंशतः अडथळा असलेल्या श्वसनमार्गाच्या लक्षणांमध्ये- बदललेला आवाज, मोठ्या कर्कश आवाजात होणारा श्वासोच्छ्वास (स्ट्रायडॉर) आणि श्वास घेण्याचा वाढलेला वेग यांचा समावेश होतो.

पूर्णतः बाधित श्वसनमार्गामध्ये, खूप प्रयत्न करूनही श्वसन होत नाही (म्हणजे, पॅराडॉक्स रेस्पिरेशन किंवा 'सी-सॉ' चिन्ह), अर्धवट शुद्धीत असणे अशी लक्षणे दिसतात.

अंशतः किंवा पूर्ण बेशुद्धावस्थेत श्वासनलिकेमधील अडथळा अर्धवट असल्यास रुग्णाने श्वास घेताना घोरल्यासारखा आवाज येतो.

श्वासनलिकेतील अडथळ्यावर त्वरित उपचार न केल्यास हृदय बंद पडू शकते. (कार्डिऑक अरेस्ट). सर्व आरोग्यसेवक वर दिलेल्या लक्षणांनुसार श्वसनमार्गातील अडथळ्याचे स्वरूप काय आहे याचा अंदाज घेऊ शकतात. श्वसनमार्ग मोकळा होण्यासाठी हेड-टिल्ट (डोके मागील बाजूस कलते करणे) आणि चिन-लिफ्ट (हनुवटी वर उचलणे) या पद्धती वापरतात. श्वसनमार्गातील अडथळे दूर करण्यासाठी रेस्पिरेटरी सक्शन करावे लागते. यामुळे, उलटीमुळे किंवा श्वसनमार्गात रक्त साकळल्यामुळे अडथळा असेल तर तो दूर होऊ शकतो. शक्य असल्यास, श्वसनमार्गात अडथळा

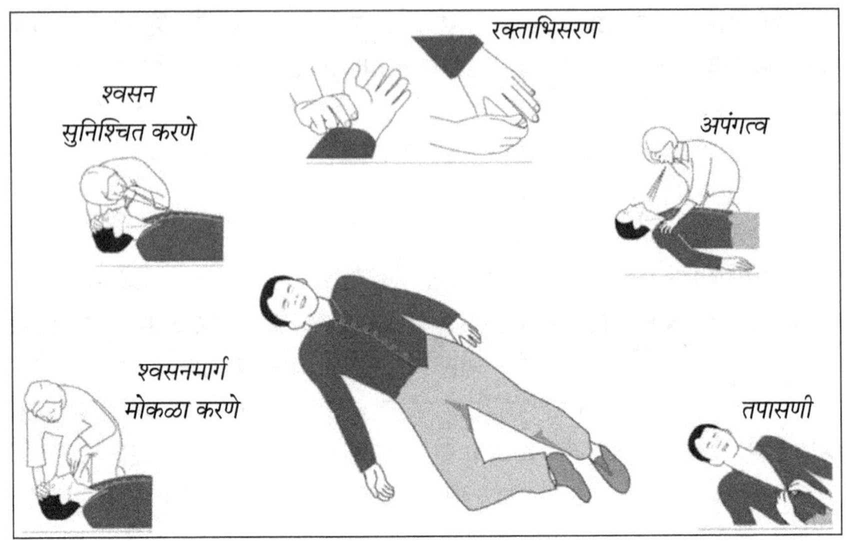

आणणारी बाह्य वस्तू काढून टाकणे गरजेचे असते. संपूर्ण श्वसनमार्गात अडथळा निर्माण झाल्यास, मार्गदर्शक तत्त्वांनुसार उपचार दिले जातात. जागरुक रूग्णांना श्वसनातील अडथळे दूर होईपर्यंत ओटीपोटात दबाव देऊन तो सैल करणे असे पाच वेळा करावे लागते. रुग्ण बेशुद्ध असल्यास, रुग्णालयात किंवा रुग्णवाहिकेला फोन करून मार्गदर्शक तत्त्वांनुसार कार्डिओपल्मोनरी रीसायटेशन सुरू करतात. सर्व गंभीर आजारी व्यक्तींना शक्य तितक्या लवकर हाय फ्लो ऑक्सिजन लावणे नितांत आवश्यक असते.

Breathing – *श्वासोच्छ्वास (श्वसन सुनिश्चित करणे)* : रुग्णाच्या श्वासोच्छ्वासाची गती, दर मिनिटाला किती श्वास घेतले आणि सोडले जातात याची नोंद करावी.

छातीच्या दोन्ही बाजूची हालचाल समसमान होते आहे का? श्वास घेताना रुग्णाच्या मानेचे, गळ्याचे स्नायू वापरले जात आहेत का? छातीची एकच बाजू हलत आहे का? छातीवर बोटांनी टकटक केले (पर्कशन) तर कडक वस्तूवर टकटक केल्यासारखा आवाज येतोय का? रुग्णाचा चेहरा काळा पडलाय (सायनोसिस) का? त्याच्या मानेच्या नसा फुगल्या आहेत का? त्याची घशाच्या खालची श्वासनलिका एका बाजूला सरकली आहे का? या गोष्टी निरीक्षण आणि हाताने स्पर्श करून बोटांनी टकटक करून समजू शकतात.

शक्य असल्यास पल्स-ऑक्सिमीटर वापरून ऑक्सिजनचे प्रमाण पाहावे लागते. ते ९५ टक्क्यांच्या खाली असल्यास त्याला तोंडाने किंवा मास्क वापरून श्वसनमार्गात तालबद्ध रीतीने हवा सोडावी लागते.

Circulation - रक्ताभिसरण : रुग्ण कोणत्याही परिस्थितीत असला तरी, त्याची नखे दाबून त्याखालील केशवाहिन्या किती पटकन भरल्या जात आहेत, नाडीचा वेग दर मिनिटाला किती आहे, हे पाहणे आवश्यक असते.

त्वचेची तपासणी केल्यास रक्ताभिसरणाच्या दोषांचे संकेत मिळतात. त्वचेचा रंग बदलणे, घाम येणे आणि शुद्ध कमी होणे ही रक्ताभिसरण आणि ऑक्सिजन कमी होण्याची चिन्हे आहेत.

हायपोटेन्शन हे एक महत्त्वाचे प्रतिकूल लक्षण असते. रुग्णाला उताणा झोपवून त्याचे पाय उंच करून याचे परिणाम कमी केले जाऊ शकतात.

Disability - अपंगत्व (न्यूरोलॉजिकल कंडिशन) : AVPU पद्धतीचा वापर करून रुग्ण कितपत शुद्धीत आहे याची लगेच खात्री करून घेता येते

- A-अलर्टनेस (सावधपणा),
- V- व्हॉईस रिस्पॉन्सिव्ह (आवाजाला प्रतिसाद देणे),
- P- पेन रिस्पॉन्सिव्ह (वेदनेला प्रतिसाद देणे)
- U- अनरिस्पॉन्सिव्ह (वेदनेला प्रतिसाद न देणारा), अशी वर्गवारी करता येते.

या ऐवजी ग्लासगो कोमा स्कोअर ही पद्धतसुद्धा वापरली जाते.

रुग्णाच्या शरीरातील १६ विशेष हालचाली तपासून मेंदूला झालेल्या इजेची कल्पना येते. मेंदूला मार लागला आहे अशी शंका असलेल्या रुग्णांसाठी, सर्वोत्तम तात्काळ उपचार म्हणजे श्वसनमार्ग मोकळा करणे, श्वासोच्छवास प्रस्थापित करणे आणि रक्ताभिसरण स्थिर करणे हाच असतो.

याशिवाय डोळ्यातील बाहुलीवर प्रकाश टाकून ती आकुंचन पावते का? (प्युपिलरी लाइट रिफ्लेक्स) याची तपासणी करतात. तसेच ग्लुकोमीटरच्या साह्याने रक्तातील ग्लुकोजची पातळी तपासतात.

Exposure (एकूण तपासणी वातावरण) : शरीरावर झालेला आघात, रक्तस्राव, त्वचेवरील चट्टे, सुईच्या खुणा इत्यादि लक्षणांचे निरीक्षण करणे आवश्यक असते. रुग्णाची प्रतिष्ठा लक्षात घेऊन, कसून शारीरिक तपासणी करता यावी, म्हणून त्याचे कपडे काढावे लागतात. थर्मामीटर वापरून शरीराच्या तपमानाचा अंदाज येतो.

प्रथमोपचाराचे विविध प्रकार

प्रथमोपचारामध्ये अनेक प्रकार आहेत. ते देण्यासाठी विशिष्ट प्रशिक्षण आवश्यक असते:

जलीय/समुद्री प्रथमोपचार : जीवनरक्षक, व्यावसायिक नाविक, पाणबुडे अशा व्यावसायिकांकडून हा प्रथमोपचार केला जातो. पाण्यात बुडाल्यामुळे, नाकातोंडात

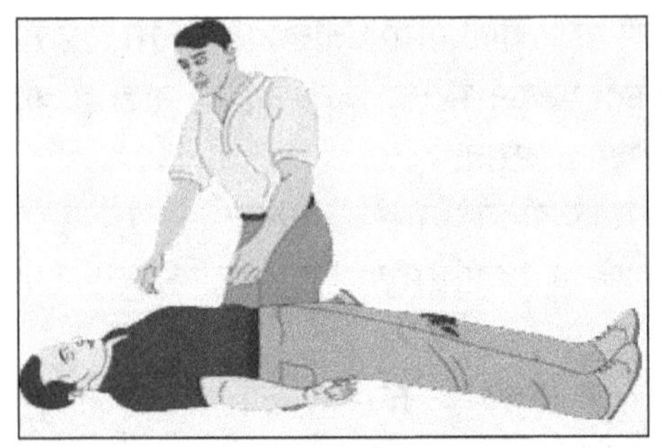

पाणी शिरल्यामुळे होणाऱ्या शारीरिक परिस्थितीतून रुग्णाला वाचवणे, तसेच त्याला रुग्णालयामध्ये नेण्यासाठी उशीर झाल्यास उद्भवणाऱ्या त्रासांचे परिमार्जन करणे यात समाविष्ट आहे.

रणांगण प्रथमोपचार : सशस्त्र संघर्षादरम्यान जखमी सैनिक आणि त्यांचे न लढणारे मदतनीस यांच्यावरील उपचार यात समाविष्ट आहेत.

संघर्ष प्रथमोपचार : वैयक्तिक किंवा सामाजिक गटांमध्ये होणाऱ्या धुमश्चक्रीत सापडलेल्या व्यक्तींना शारीरिक इजा आणि सामाजिक परिस्थिती यातून सुरक्षित ठेवणे आणि त्यांचा बचाव करणे यात समाविष्ट असते.

हायपरबारिक प्रथमोपचार : हा अंडरवॉटर बुडी मारताना व्यावसायिकांद्वारे केला जातो. यात 'डीकम्प्रेशन सिकनेस' सारख्या परिस्थितीवर उपचार केले जातात.

ऑक्सिजन प्रथमोपचार : अपघातग्रस्तांना शारीरिक इजेमुळे होणाऱ्या ऑक्सिजनच्या कमतरतेमध्ये ऑक्सिजन देणे आणि पाण्याखाली डायव्हिंग करताना होणाऱ्या दुर्घटनांमध्ये आवश्यक असा प्रथमोपचार यात समाविष्ट असतो. अशा रुग्णांच्या शरीरातील पेशींमध्ये गॅस बबल्स तयार होण्याची शक्यता असते.

ओसाड/ निर्मनुष्य प्रदेशातील प्रथमोपचार : या प्रथमोपचारात आपत्कालीन मदत येण्यास किंवा जखमी व्यक्तीला बाहेर काढण्यास भूप्रदेश, हवामान आणि उपलब्ध व्यक्ती किंवा उपकरणे यांच्या मर्यादांमुळे विलंब होऊ शकतो. यामध्ये जखमी व्यक्तीची अनेक तास किंवा काही दिवस काळजी घेणे आवश्यक असते.

मानसिक आरोग्य प्रथमोपचार : हा शारीरिक प्रथमोपचारापेक्षा वेगळा विषय असतो. मानसिक आजाराचा सामना करत असलेल्या किंवा अतोनात संकटाच्या परिस्थितीत असलेल्या व्यक्तींना हा प्रथमोपचार आवश्यक असतो. यामध्ये व्यक्तीला मानसिक आजार होताना उद्भवणारी प्राथमिक चिन्हे कशी ओळखायची आणि अशा लोकांना योग्य मदतीसाठी मार्गदर्शन कसे करायचे ?याचा समावेश असतो.

प्रथमोपचार शिकण्याचे फायदे

प्रत्येक सुजाण व्यक्तीने प्रथमोपचार शिकून घ्यावा आणि त्यासाठी इतरांनादेखील प्रेरित करावे. योग्य वेळेत प्रथमोपचार केला गेला तर पुढील फायदे होतात. -

प्राण रक्षक : वैद्यकीय सेवा मिळेपर्यंत आपत्कालीन स्थितीत दुखापतग्रस्त व्यक्तीची

त्वरित काळजी घेणे किंवा त्यांना साहाय्य करणे जीवनदायी कृती ठरू शकते. अशा स्थितीत लवकरात लवकर दुखापतग्रस्तक व्यक्तीला स्थिर करणे जीवन वाचवण्यासाठी महत्त्वाचे आहे.

रुग्णाची स्थिती गंभीर होण्याची शक्यता कमी होते : मूलभूत प्रथमोपचार माहीत असल्यास कोणत्याही संभाव्या पीडितासाठी ते जीवनदायी ठरू शकतात. आपत्कालीन स्थितीत रुग्णाची शारीरिक स्थिती अधिक खालावत जाऊ नये, याकरिता वेळेवर कृती करणे आवश्यक असते. रुग्णाच्या स्थितीमध्ये अधिक गुंतागुंत होण्यापासून त्याला काहीसे दूर ठेवता येते. अनेक बाबतीत एखादी दीर्घकालीन किंवा तात्पुरती विकृती होणे टळू शकते.

गरज नसताना रुग्णालयामध्ये जाणे कमी होते : प्रत्येक अपघातात किंवा दुर्घटनेमध्ये रुग्णाला रुग्णालयामध्ये भरती करण्याची किंवा तज्ज्ञांच्या सल्ल्याची आवश्यकता नसते. खेळताना किंवा पडल्यावर गुडघ्याला होणारी दुखापत, डोक्याला झालेली दुखापत किंवा पायाचा घोटा लचकणे, खरचटणे यांसारख्या दुखापती या आइसपॅक, बँडेज लावणे, मसाज अशा योग्यग उपचारांनी सांभाळल्या जाऊ शकतात.

जंतुसंसर्गाला प्रतिबंध : अपघातामध्ये शरीराचा जखमी भाग हा हवा, पाणी किंवा धूळ यांच्या संपर्कात आल्यामुळे संसर्ग होऊन स्थिती अधिक बिकट होऊ शकते. त्याकरिता प्रथमोपचारात शुद्ध पाणी, साबण, बँडेज, पेट्रोलियम जेलीचा वापर करणे गरजेचे असते. योग्य गोष्टींचा योग्यरित्या आणि पुरेसा वापर केल्याने जंतुसंसर्गाचा धोका कमी होऊन जखम लवकर बरी होऊ शकते.

चिंता दूर होते : आयुष्यात अनेकदा अनपेक्षित घटना घडतात. प्रथमोपचार कौशल्ये आत्मसात करणारी व्यक्ती आपल्यामध्ये असल्यास त्या व्यक्तीच्या प्रियजनांना आपत्कालीन स्थितीला सामोरे जाताना वाटणारी भीती, चिंता कमी होते. त्यांधना त्या परिस्थितीत शांत ठेवण्यासाठी आणि स्थितीला योग्यरित्या हाताळण्याइतंपत मदत होते.

मुलांच्या सुरक्षिततेची खात्री : लहान मुलांच्या बाबतीत पडणे, जखमा होणे, गुदमरणे अशा वैद्यकीय आपत्कालीन स्थिती अनेकदा उद्‌भवतात. नवजात बालकांबाबतसुद्धा काही दुर्धर घटना घडतात. त्याकरिता पालकांनी, खरचटणे, कापणे, जखमा होणे, डोके फुटणे वगैरे मुलांच्या सुरक्षिततेला धोका पोहचवू शकतील अशा गोष्टींचा सामना करण्यासाठी प्रथमोपचार कौशल्ये शिकणे आवश्यक आहे.

संवाद : वैद्यकीय सेवा येईपर्यंत आपत्कालीन स्थितीची हाताळणी आणि दुखापतग्रस्त व्यक्तीला मार्गदर्शन करणे महत्त्वाचे असते. दुखापतग्रस्त कशी झाली आणि त्याची विद्यमान स्थिती कशी आहे, याबाबत डॉक्टरला सविस्तरपणे सांगणे आवश्यक असते.

यामुळे वैद्यकीय गटला त्या अनुषंगाने पावले उचलायला आणि त्वरेने उपचार सुरू करणे शक्य होते.

सुसज्जता : प्रत्येकाच्या जीवनात कधीतरी अनपेक्षित घटना घडतातच. प्रियजनांना हृदय विकाराचा झटका, स्ट्रोक, दम्याचा झटका किंवा अपघाती जखमा, रक्तस्राव

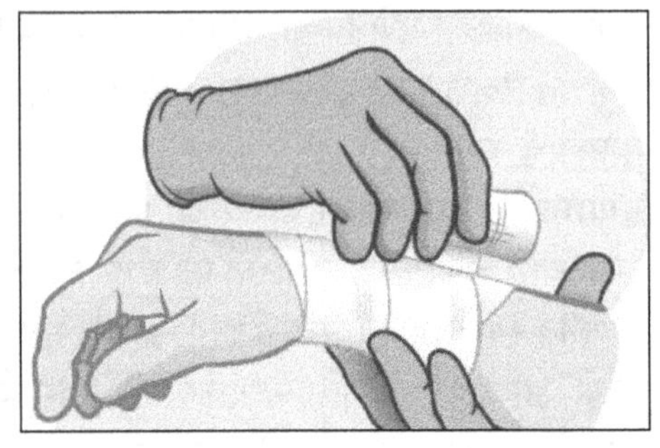

यांसारख्यो संभाव्य गंभीर गुंतागुंतीच्या घटना, तसेच नकळतपणे भाजणे, जखम होणे, झटके येणे, चक्कर इ. काहीही घडू शकते. या वेळेस त्वरित कृतीची गरज भासते. प्रथमोपचार माहीत असेल, तर अशा स्थितीला प्रभावीपणे हाताळता येते आणि प्रिय व्यक्तीचा जीव वाचू शकतो.

आपत्कालीन स्थिती घरी, कामाच्या ठिकाणी किंवा सार्वजनिक ठिकाणी किंवा कोठेही उद्भवू शकते. प्रथमोपचार माहिती असतील तर अशा वेळेस स्वत:सोबत आपले मित्र व आपल्या कुटुंबियांची काळजी घेता येते. प्रथमोपचार येत असल्यास, आपल्या जीवनातले संभाव्य धोके कसे हाताळायचे? वैद्यकीय घटनांबाबत काय दक्षता घ्यायची? हे समजल्यामुळे आरोग्याबाबत सजगता वाढते. शिवाय दुसऱ्या व्यक्तीला संकटकाळी मदत करण्याचे पुण्यकर्महही घडते.

काही महत्त्वाचे प्रथमोपचार

जखमा आणि रक्तस्राव : अपघात किंवा इतर कारणांमुळे रक्तस्राव होत असल्यास सर्वप्रथम तो थांबवावा लागतो. धमनीतून (आर्टरी) रक्तस्राव होत असेल, तर रक्ताच्या चिळकांड्या उडतात. असा रक्तस्राव न थांबल्यास मृत्यू ओढवू शकतो. शिरेतून होणारा रक्तप्रवाह संथ असतो. तर केशवाहिन्यांतून होणारा रक्तप्रवाह थेंबथेंब पाझरत राहतो.

बहुतेक साऱ्या जखमांमधील रक्तस्राव जखमेवर घट्ट बँडेज बांधून थांबवता येतो. मात्र अशी बँडेज निर्जंतुक असावी लागतात. ती उपलब्ध नसल्यास स्वच्छ हात रूमाल, स्वच्छ टॉवेल किंवा स्वच्छ कापड वापरावे.

लहानलहान जखमांचीसुध्दा योग्य काळजी घ्यावी लागते. जखमेवर हळद, कॉफी, माती अशा गोष्टी लावू नयेत. या जखमांमधून सूक्ष्मजीवांचे संक्रमण होऊन सेप्टिक उद्भवू शकते. अशा जखमा साबणाच्या पाण्याने स्वच्छ करून त्यावर जंतुनाशक लावून बँडेजपट्टीने झाकावे.

घशात वस्तू अडकून गुदमरणे : घसा किंवा श्वसनमार्गात एखादी वस्तू अडकल्यास,

श्वास घ्यायला अडथळा निर्माण होतो. श्वास बंद पडू शकतो आणि व्यक्ती गुदमरू शकते. अशा व्यक्तीला खोकल्याची जोरदार उबळ येत असल्यास, ती उबळ येऊ द्यावी. कारण अडकलेली वस्तू बाहेर फेकण्याचा तो एक नैसर्गिक प्रयत्न असतो. मात्र खोकला थांबेपर्यंत, घशात बोटे घालून वस्तू बाहेर काढण्याचा प्रयत्न करू नये. यात ती वस्तू अधिक आत आणि खोलवर जाण्याचा धोका असतो. श्वसनक्रियेला गंभीर अडथळा निर्माण झाल्यास त्वरित कृत्रिम श्वसनाचे उपाय योजावे लागतात.

कधीकधी अन्नपदार्थाचा तुकडा श्वखसनलिकेत शिरून गुदमरल्यासारखे होते. अशा वेळी तीव्र हृदयरोग उद्भवल्याचे वाटू लागते. श्वकसनक्रियेतील अडथळ्यामुळे रुग्ण काळानिळा पडतो. अशा वेळी श्वसनमार्ग खुला करण्याचे सर्व उपाय करावेत. अन्यथा रुग्ण बेशुद्ध होण्याची शक्यता असते. असे घडल्यास रुग्णाला उताणे झोपवावे. पदार्थ न निघाल्यास जवळच्या रुग्णालयात दाखल करावे.

विजेचा झटका : एखाद्या उपकरणाचे अर्थिंग योग्य नसल्यास किंवा त्यात दोष असल्यास किंवा तारेवरील विद्युत वेष्टन खराब झाल्यास विजेचा झटका बसू शकतो. झटका बसल्यावर ती व्यक्ती थरथर कापू लागते. कारण सर्व स्नायूंचे आकुंचन होत राहते. अशावेळी प्रथम विद्युत्प्रवाह बंद करावा. ते शक्य नसल्यास त्या व्यक्तीला कोरड्या बांबूने अथवा अगदी कोरड्या कपड्याने तारेपासून दूर करावे. अशा वेळी आपल्या हातात रबरी मोजे, रबरी बूट घालावेत. विजेच्या तारेपासून किंवा उपकरणापासून दूर केल्यावर त्या व्यक्तीची नाडी व श्वासोच्छ्वास चालू आहे याची खात्री करावी.

हृदय व श्वसनक्रिया बंद असल्यास त्वरित हृदय-फुप्फुसीय पुनर्जीवन उपचार (कार्डिओपल्मनरी रिससिटेशन – सी पी आर) चालू करावेत.

सी पी आर देण्याचे मुख्य टप्पे : फुप्फुसात हवा जाण्याचे सर्व मार्ग खुले करावेत. हाताच्या पंजाने पाच वेळा छातीवर दाब द्यावा. छातीच्या मध्यभागी व उजव्या बाजूस हाताच्या पंजाने दाब द्यावा व सोडावा. ३० वेळा ही कृती केल्यानंतर श्वाचसोच्छ्वास चालू होतो का याची खात्री करावी. श्वासोच्छ्वास आपोआप चालू न झाल्यास वैद्यकीय मदत घ्यावी.

शारीरिक किंवा मानसिक धक्काः शरीराला होणाऱ्या अपुऱ्या रक्तपुरवठ्यामुळे शारीरिक किंवा मानसिक धक्का (शॉक) बसू शकतो. गंभीर इजा किंवा आजार यांच्यामुळेही धक्का बसू शकतो. बहुधा शारीरिक इजा झाल्यास जखम होऊन रक्त वाहू लागते तेव्हा धक्का बसतो. हृदयविकाराचा झटका आल्यानेही धक्का बसतो. तसेच एखाद्या संक्रामणामुळे धक्का बसू शकतो. जेव्हा धक्का बसतो तेव्हा अपुऱ्या रक्तपुरवठ्यामुळे मेंदूला व इतर अवयवांना ऑक्सिजन आणि अन्नपुरवठा कमी होतो. धक्का मोठा असेल तर मृत्यूही ओढवू शकतो. धक्का बसलेली व्यक्ती घाबरलेली,

गोंधळून गेलेली, अशक्त दिसते आणि तिला खूप तहान लागलेली असते. कधीकधी अशी व्यक्ती उलट्या करते. त्या व्यक्तीची त्वचा निस्तेज होते व थंड पडून ती ओलसर लागते. नाडीचे ठोके अनियमितपणे, वेगाने पडतात. तिला धाप लागते आणि श्वास घेणे त्रासदायक होते.

गंभीररीत्या जखमी झालेल्या व्यक्तीला धक्का बसलेला आहे असे समजून तसे उपचार करणे अत्यंत जरूरीचे असते. त्यामुळे ती व्यक्ती धक्क्यातून सावरू शकते. अशा व्यक्तीला पाठीवर झोपवतात. पाय थोडे वर उचललेल्या स्थितीत ठेवतात. या स्थितीत जर श्वास घेण्यास अडचण येत असेल तर त्या व्यक्तीला आधार देऊन अर्धवट बसवितात. शरीर उबदार राहण्यासाठी तिच्या शरीराभोवती एखादे ब्लँकेट किंवा चादर गुंडाळतात. जखमेतून रक्तस्राव होत असेल तर तो थांबविण्याचा प्रयत्न करतात. श्वास घेण्यास त्रास होत असेल, तर कृत्रिम पद्धतीने श्वास देतात. या उपचारांनी फरक पडत नसल्यास रुग्णालयात दाखल करतात.

मौखिक कृत्रिम श्वासोच्छ्वास : बाधित व्यक्तीचे तोंड कपड्याने आतून पुसून कोरडे करावे. कृत्रिम दात असल्यास काढून ठेवावेत. प्रथमोपचार करणाऱ्या व्यक्तीने आपले ओठ बाधित व्यक्तीच्या ओठांवर दाबावेत आणि आपला श्वास जोराने त्याच्या तोंडात सोडावा. श्वासोच्छ्वास आणि नाडी चालू झाल्यावर बाधित व्यक्तीला रुग्णालयात दाखल करावे.

बुडणे : पोहण्याच्या तलावात किंवा नदीत एखादी व्यक्ती बुडत असल्यास पोहणाऱ्या व्यक्तीने बुडणाऱ्या व्यक्तीच्या मागून जाऊन त्याचे डोके पाण्याबाहेर राहील, असे उचलावे. मागून उचलल्यामुळे ती व्यक्ती पोहणाऱ्याला मिठी मारण्याची शक्यता कमी असते. अन्य कुणाच्या मदतीने त्या व्यक्तीला काठावर उचलून उपडे ठेवावे. तोंड उघडून कचरा काढून टाकावा. नाडी आणि श्वासोच्छ्वास बघावा. श्वास चालू नसल्यास कृत्रिम श्वासोच्छ्वास आणि हृदय स्पंदन चालू करावे. ताबडतोब रुग्णालयात दाखल करावे. पोहणारी व्यक्ती सराईत असल्यास त्या व्यक्तीने असा प्रयत्न करावा.

अस्थिभंग : (फ्रॅक्चर). पडल्यानंतर अथवा मार लागून हाड मोडल्यास व त्या ठिकाणी रक्तस्राव होत नसल्यास एखादी पट्टी त्या भागाला आधार म्हणून लावावी. अस्थिभंगाच्या जागेवर वरच्या भागास व खालच्या भागास स्वतंत्र बँडेज बांधावे. अशा तऱ्हेने त्या भागाची हालचाल बंद होते आणि त्यामुळे दुखणे कमी होते. अशा व्यक्तीला तशाच अवस्थेत अलगद उचलून रुग्णालयात दाखल करावे. तत्काळ शस्त्रक्रिया करावी लागली, तर पोट रिकामे असावे लागते. म्हणून त्याला तोंडावाटे काहीही देऊ नये.

भाजणे : एखादा गरम, पातळ आणि ज्वालाग्राही, पेटता पदार्थ, एखादे आम्ल अंगावर पडणे याला 'अंग भाजणे' म्हणतात. अशा वेळी भाजलेल्या भागावर गार पाणी ओतावे.

स्वच्छ कापडात तो भाग गुंडाळून ठेवावा. त्या जागी फोड आल्यास ते फोडू नयेत. तसेच त्या भागावरचे जळलेले कपडे तसेच ठेवावेत. भाजलेल्या व्यक्तीला भरपूर पाणी प्यायला द्यावे. कारण भाजल्यामुळे शरीरातील पाणी कमी झालेले असते. भाजलेल्या जागी शाई लावू नये. ताबडतोब वैद्यकीय सल्ला घ्यावा.

सर्पदंश आणि इतर दंश : विषारी सापाच्या दंशामुळे दंशाच्या जागेवरील त्वचा सुजून काळीनिळी पडते आणि वेदना होतात. विषारी सापाने दंश झालेल्या व्यक्तीस शारीरिक हालचाली बंद करायला सांगावे. रुग्णाला शक्य तेवढ्या तातडीने रुग्णालयात न्यावे. सर्पदंशातील बहुसंख्य साप बिनविषारी असण्याची शक्यता असते. सर्पदंश झालेली व्यक्ती बऱ्याचदा भीतीने गर्भगळित होते. अशा वेळी दंश झालेल्या व्यक्तीला धीर द्यावा. जर साप मारला असेल तर रुग्णालयात सोबत न्यावा. साप विषारी आहे की बिनविषारी, हे तेथील तज्ज्ञ ठरवू शकतात.

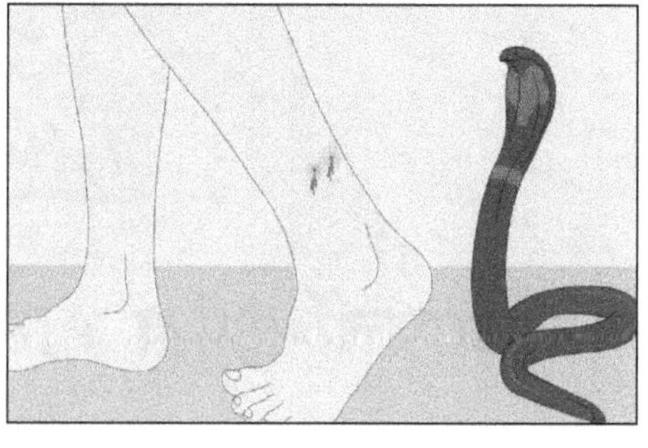

विंचवाच्या दंशामुळे सौम्य वेदना होतात. काही वेळा धक्का (शॉक) बसण्याची शक्यताही असते. ज्या व्यक्तीला विंचवाने दंश केलेला आहे, तिला शक्य असल्यास जमिनीवर झोपवून दंश झालेल्या ठिकाणी बर्फ ठेवावा. काही कीटकांच्या दंशामुळेही गंभीर परिणाम होतात. ॲलर्जी असलेल्या व्यक्तींच्या बाबतीत कीटकदंश जीवघेणा ठरू शकतो. त्यामुळे कोणत्याही प्रकारचा तीव्र दंश झाल्यास प्रथम वैद्यकीय सल्ला घ्यावा.

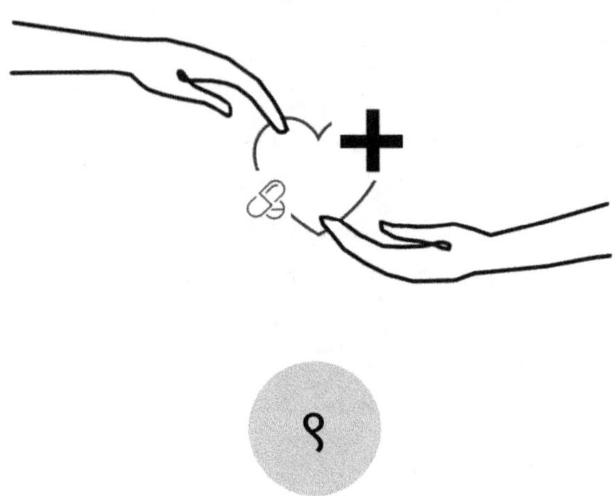

१

आपत्तींमधील आरोग्य व्यवस्थापन

मोठ्या प्रमाणावर नुकसान, विघटन आणि विस्थापन करणारी, नैसर्गिक किंवा मानवनिर्मित, कमी अथवा दीर्घ कालावधीत उद्भवणारी घटना म्हणजे आपत्ती होय. आपत्तींमुळे मानवी, भौतिक, आर्थिक किंवा पर्यावरणीय समस्या उद्भवतात. या समस्या आपत्तीने प्रभावित झालेल्या समाजाच्या सहनशक्तीच्या पलीकडच्या असतात. आपत्ती ही जगभरात सगळीकडे घडणारी घटना आहे. आपत्तींमुळे आर्थिक, सामाजिक आणि मानवी विकास क्षमतेवर कमालीचे दुष्परिणाम होऊ शकतात. परिणामतः त्या प्रदेशाच्या उत्पादकता आणि स्थूल-आर्थिक कामगिरीवर दीर्घकालीन परिणाम होऊ शकतो.

आपत्तींचे वर्गीकरण

आपत्तींचे वर्गीकरण खालील प्रकारांमध्ये केले जाते-

- **पाणी आणि हवामान आपत्ती :** पूर, गारपीट, ढगफुटी, चक्रीवादळ, उष्णतेच्या लाटा, थंडीच्या लाटा, दुष्काळ, चक्रीवादळ इ.
- **भूगर्भीय आपत्ती :** भूस्खलन, भूकंप, ज्वालामुखीचा उद्रेक, त्सुनामी
- **जैविक आपत्ती :** विषाणुजन्य महामारी, कीटकांचे आक्रमण, गुरेढोरे महामारी, टोळधाड, प्लेग इ.
- **औद्योगिक आपत्ती :** रासायनिक किंवा औद्योगिक अपघात, खाणीच्या

शाफ्टला आग, तेल गळती, इ.

- **आण्विकआपत्ती :** अणुबॉम्ब, हायड्रोजन बॉम्ब, न्यूक्लियर कोर मेल्टडाउन, रेडिएशन विषबाधा

- **मानवनिर्मित आपत्ती :** लोकवस्तीतील आग, जंगलातील वणवा, लहान-

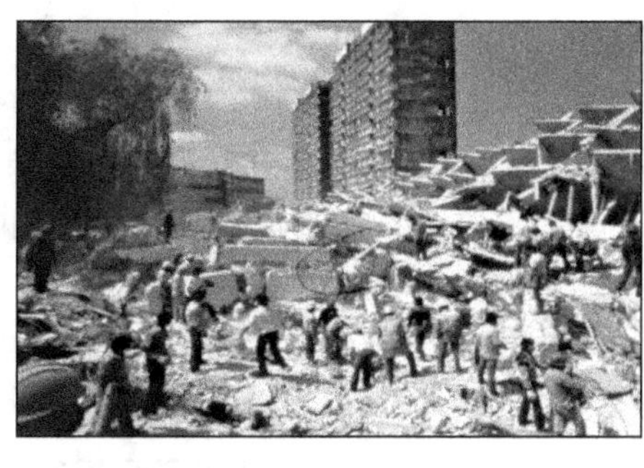

मोठ्या इमारतींची पडझड, वाहतुकीचा पूल कोसळणे, वाहन अपघात

मानवी जीवन, पायाभूत सुविधा आणि अर्थव्यवस्थांवर आपत्तींचा विनाशकारी परिणाम होत असतो. नैसर्गिक असो किंवा मानवनिर्मित, कोणतीही आपत्ती सार्वजनिक आरोग्य व्यवस्थेसमोर महत्त्वपूर्ण आव्हाने उभी करते. आपत्तींमध्ये आरोग्य व्यवस्थापन हा आपत्ती प्रतिसादाचा एक महत्त्वाचा पैलू असतो. अपत्तींमुळे निर्माण झालेली जोखीम कमी करण्यासाठी सर्वसमावेशक आणि समन्वित दृष्टिकोन आवश्यक असतो. वेळेवर वैद्यकीय सेवा प्रदान करून आणि आपत्तीग्रस्त जनतेच्या सुरक्षिततेची खात्री करणे महत्त्वाचे असते.

आपत्तींमध्ये आरोग्य व्यवस्थापनाचे कोणकोणते पर्याय आहेत, प्रभावित नागरिकांचे आरोग्य आणि कल्याण यांचे संरक्षण आणि समर्थन करण्यासाठी सज्जता, प्रतिसाद आणि पुनरूज्जीवनाची धोरणे या सगळ्यांचा शोध घेणे गरजेचे आहे.

आपत्तीचे आरोग्यावर होणारे परिणाम

आपत्तीमध्ये भूकंप, पूर, चक्रीवादळ, जंगलातील आग, रोगाचा प्रादुर्भाव, औद्योगिक अपघात, दंगली अशा अनेक प्रकारच्या घटना अंतर्भूत असतात. प्रत्येक आपत्ती प्रकार आरोग्य व्यवस्थापनासाठी अनेक वेगवेगळी आव्हाने घेऊन येतो. नैसर्गिक आपत्तींमुळे इजा, आघात आणि संसर्गजन्य रोग होऊ शकतात, तर मानवनिर्मित आपत्तींमुळे रासायनिक संपर्क, रेडिओलॉजिकल धोके आणि मानसिक आरोग्य समस्या उद्भवू शकतात. म्हणूनच विविध आपत्तींशी संबंधित विशिष्ट आरोग्यावर होणारे परिणाम समजून घेणे प्रभावी प्रतिसाद नियोजनासाठी महत्त्वाचे ठरते.

आपत्तीची पूर्वतयारी

आपत्ती किंवा संकटे कधी सांगून येत नाहीत. पण तरीही कोणत्याही प्रकारच्या आपत्तींचा सामना तातडीने करावा लागतो. त्यासाठीची सज्जता, नियोजन असावे लागते.

यामध्ये, संभाव्य आपत्तींचा अंदाज लावणे, प्रतिसाद योजना विकसित करणे आणि आणीबाणीच्या काळात मागणीच्या वाढीचा सामना करण्यासाठी आरोग्य यंत्रणांची क्षमता वाढवणे अशा गोष्टींचा समावेश होतो. त्यासाठी आरोग्य सेवा कर्मचाऱ्यांना प्रशिक्षण देणे, आपत्कालीन वैद्यकीय सुविधांची स्थापना करणे, आवश्यक वैद्यकीय पुरवठा साठा करणे, पुरेशी संप्रेषण प्रणाली सुनिश्चित करणे आणि उभ्या केलेल्या प्रणालीचे मॉक ड्रिल (रंगीत तालीम) घेणे हे सर्व आवश्यक असते. शांततेच्या काळात आरोग्य व्यवस्थेच्या बळकटीकरणामध्ये गुंतवणूक केल्याने आपत्तींना सक्षमपणे प्रतिसाद देण्याची देशाची क्षमता लक्षणीयरीत्या सुधारते.

सार्वजनिक आरोग्य संस्थांची भूमिका

सार्वजनिक आरोग्य संस्था आपत्ती व्यवस्थापनात महत्त्वाची भूमिका बजावतात. आरोग्याशी संबंधित आव्हानांना तोंड देण्यासाठी विविध क्षेत्रातील प्रयत्नांचे समन्वय साधणे गरजेचे असते. या संस्था ही सर्व माहिती संकलित करतात, त्यांचे विश्लेषण करतात, धोक्याचे संकेत जारी करतात आणि त्याचबरोबर सार्वजनिक आणि आरोग्य सेवाप्रदात्यांसाठी महत्त्वपूर्ण माहिती प्रसारित करतात. आरोग्य सेवेचा इतर सेवांशी सहकार्य आणि समन्वय करून, सार्वजनिक आरोग्य संस्थेच्या एकसंध प्रतिसादाची निश्चिती होऊ शकते. कोणत्याही प्रकारच्या आपत्तींच्या काळात या समन्वयामुळे प्रभावीपणे काम करता येऊ शकते.

आपत्ती प्रतिसाद आणि वैद्यकीय काळजी

आपत्तीनंतर त्वरित आणि समन्वित वैद्यकीय प्रतिसादाची आवश्यकता असते. शोध आणि बचाव कार्ये, जखमी झालेल्यांचा शोध घेणे आणि फील्ड हॉस्पिटल्सची स्थापना हे आपत्ती वैद्यकीय सेवेचे महत्त्वाचे घटक असतात. वेळेवर वैद्यकीय मदत देण्यासाठी डॉक्टर, परिचारिका आणि पॅरामेडिक्ससह आरोग्यसेवा कर्मचाऱ्यांची त्वरित नियुक्ती करणे महत्त्वाचे असते.

संसर्गजन्य रोग व्यवस्थापन

कोणत्याही प्रकारच्या आपत्तीमध्ये संसर्गजन्य रोगांच्या प्रसारासाठी अनुकूल परिस्थिती निर्माण होऊ शकते. गर्दीने भरलेली निर्वासन केंद्रे, दूषित पाण्याचे स्रोत आणि विस्कळीत आरोग्यसेवा यामुळे रोगाचा प्रादुर्भाव होण्याचा धोका वाढतो. लसीकरण, डास, माश्या अशा आजार पसरवणाऱ्या कीटकांना आळा बसावा, यासाठी स्वच्छता राखण्याबाबत जनतेला प्रोत्साहन द्यावे लागते. अशा प्रतिबंधात्मक उपायांची अंमलबजावणी केल्यास

संभाव्य उद्रेकांना आळा घालता येतो. यामुळे, मुले, वृद्ध व्यक्ती यासारखे समाजातले आरोग्याच्या दृष्टीने असुरक्षित लोक आणि आधीच अस्तित्वात असलेली आरोग्यस्थिती याचे संरक्षण करता येते.

मानसिक आरोग्याचे समर्थन

संकटे केवळ शारीरिक आरोग्यावरच नव्हे तर मानसिक आरोग्यावरही परिणाम करतात. अपघात, प्रियजनांचे मृत्यू किंवा अपंगत्व, राहण्याची घरे नष्ट होणे यासारख्या घटनांमुळे पोस्ट-ट्रॉमॅटिक स्ट्रेस डिसऑर्डर (PTSD), नैराश्य आणि चिंता असे मानसिक आजार वाढतात. मानसिक आरोग्यावरील उपचार आणि समुपदेशन सेवा आपत्ती प्रतिसादाच्या प्रयत्नांमध्ये समाविष्ट करायला हव्यात. यामुळे आपत्तीतून वाचलेल्यांना त्यांच्या कटू आणि दुःखद अनुभवांचा सामना करायला मनाचे सामर्थ्य निर्माण करण्यात मदत होईल.

आपत्ती काळातील आरोग्य व्यवस्थापनापुढील आव्हाने

आपत्तींच्या काळात आरोग्य व्यवस्थापनाला अनेक आव्हानांचा सामना करावा लागतो. वैद्यकीय सामग्री आणि औषधांचा पुरवठा आणि प्रशिक्षित कर्मचाऱ्यांसह अपुरी साधने प्रतिसाद क्षमतेवर ताण आणतात. दळणवळणातील बिघाडामुळे दुर्गम भागातल्या मदतीच्या प्रयत्नांमध्ये, समन्वयामध्ये अडथळे येतात. सांस्कृतिक आणि भाषिक अडथळ्यांमुळे विविध लोकसंख्येपर्यंत आरोग्यसेवांच्या वितरणावर परिणाम होऊ शकतो. या आव्हानांवर मात करण्यासाठी सरकारी, खासगी आणि आंतरराष्ट्रीय संस्थांमध्ये सहकार्य आवश्यक असते.

आपत्ती आरोग्य व्यवस्थापनातील तांत्रिक प्रगती

तंत्रज्ञानातील प्रगतीमुळे आपत्ती आरोग्य व्यवस्थापनात क्रांती झाली आहे. भौगोलिक माहिती प्रणाली (GIS) प्रभावित क्षेत्रांचे मॅपिंग करण्यात आणि गंभीर परिणाम ओळखण्यात मदत करतात. टेलिमेडिसीनद्वारे दूरस्थ सल्लामसलत आणि दुर्गम भागातील रुग्णांसाठी दिले जाणारे वैद्यकीय साहाय्य सक्षम होते. ड्रोनद्वारे दुर्गम प्रदेशांना खाद्य, जरूरीच्या वस्तू आणि औषधांचा पुरवठा करणे शक्य होते. या

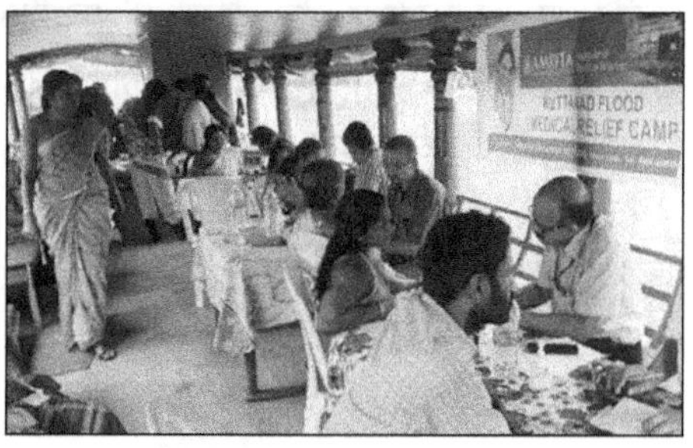

तंत्रज्ञानाचा वापर केल्याने आपत्ती प्रतिसादाचा वेग आणि परिणामकारकता सुधारते आणि प्रतिसाद कार्यसंघांची सुरक्षा वाढते.

समुदाय प्रतिबद्धता आणि सक्षमीकरण

आपत्ती आरोग्य व्यवस्थापनामध्ये स्थानिक समुदायांना सहभागी करून घेणे आणि त्यांना सक्षम करणे महत्त्वाचे असते. आपत्तींच्या वेळी बहुतेक वेळा समुदायातीलच काही सदस्य प्रथम प्रतिसाद देतात. कारण या स्थानिकांना सभोवतालच्या परिसराची माहिती असते. अशा स्थानिकांना नियोजन आणि प्रतिसादाच्या प्रयत्नांमध्ये सामील करून, आपत्ती व्यवस्थापनामध्ये स्थानिक कौशल्याचा प्रभावी उपयोग करता येतो आणि समुदायाची कार्यक्षमताही वाढवता येते. आपत्ती सज्जतेमधील आपुलकीची भावनाही यामुळे वाढते.

आपत्ती पुनर्वसन आणि दीर्घकालीन आरोग्य व्यवस्थापन

आपत्तीनंतरचे पुनर्वसन त्वरित प्रतिसाद प्रयत्नांच्या पलीकडे असते. दीर्घकालीन आरोग्य व्यवस्थापनामध्ये आरोग्याच्या पायाभूत सुविधांची पुनर्बांधणी करणे, दुखापती आणि जुनाट परिस्थितींसाठी सुरू असलेली वैद्यकीय सेवा प्रदान करणे आणि आपत्तींनंतरच्या मानसिक आरोग्याच्या गरजा पूर्ण करणे यांचा समावेश होतो. प्रभावित समुदायांना त्यांचे आरोग्य आणि तंदुरुस्ती पूर्णतः परत मिळवण्यासाठी आपत्ती नियोजनाचा दीर्घकालीन पाठिंबा आवश्यक असतो.

आपत्तींमधील आरोग्य व्यवस्थापन हा एक बहुआयामी आणि गुंतागुंतीचा उपक्रम आहे. यामध्ये परस्परांशी समन्वय, पक्की पूर्वतयारी आणि विविध आपत्तींच्या विशिष्ट आरोग्यावरील परिणामांची सखोल माहिती असणे जरूरीचे असते. आपत्ती सज्जतेमध्ये गुंतवणूक करून, आरोग्य यंत्रणा मजबूत करून आणि तांत्रिक प्रगतीचा लाभ घेऊन, आपत्तीतून उद्भवणारे धोके कमी करता येतात. यामुळे संकटाच्या वेळी देशातील जनतेचे आरोग्य आणि कल्याण यांचे संरक्षण होते. शिवाय, सामुदायिक सहभागावर आणि सक्षमीकरणावर भर दिल्याने लवचिकता वाढते आणि आपत्तींनंतर शाश्वत पुनरुज्जीवनास प्रोत्साहन मिळते. सरकार, संस्था आणि समाजाच्या एकसंध प्रयत्नांद्वारे, भविष्यातील आव्हानांना तोंड देण्यासाठी अधिक लवचिक आणि आणखीन चांगले जग तयार होऊ शकते.

७४७४७४

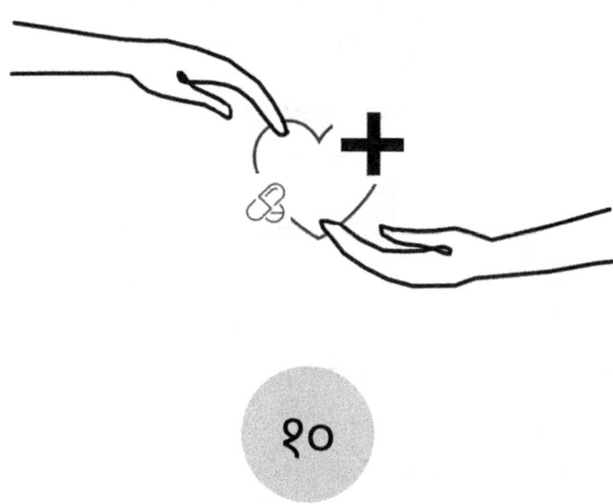

१०

जेनेरिक आणि ब्रँडेड औषधे

डॉक्टरांनी रुग्णांना जेनेरिक औषधे लिहून द्यावीत, रुग्णांनी जेनेरिक औषधे वापरावीत अशा प्रकारच्या चर्चा, बातम्या नेहमीच ऐकू येतात. पण जेनेरिक औषधे म्हणजे नक्की काय याची फारशी माहिती अजूनही सर्वसामान्य नागरिकांना नाही. जेनेरिक औषधांची मूलभूत माहिती तसेच आरोग्य क्षेत्रातील विविध संकल्पना यांची माहिती सर्व नागरिकांना करून देणे हा या प्रकरणाचा मुख्य उद्देश आहे.

जेनेरिक औषध म्हणजे काय ?

आधुनिक वैद्यकीय औषधशास्त्र ही विज्ञानातील रसायनशास्त्राचीच आवृत्ती आहे. एकोणिसाव्या शतकाच्या मध्यात (इ.स.१८५३) रसायनशास्त्राचा उदय झाला. ऑर्गॅनिक केमिस्ट्रीमधून विसाव्या शतकाच्या मध्य काळात वैद्यकीय औषधशास्त्र किंवा फार्माकॉलॉजी विकसित झाली. औषधशास्त्रातील प्रत्येक औषधाला एक रासायनिक नाव असते. प्रत्येक औषध शोधले गेले त्यावेळेस त्यातील रासायनिक घटकांनुसार त्याचे नामानिदान होत गेले. शास्त्रज्ञांनी या रासायनिक नावांना नंतर औषधशास्त्रीय नावे दिली. उदा. ऑसेटिलसॅलिसिलिक ऑसिड या रासायनिक नावाने उपलब्ध असलेल्या औषधाला नंतर ऑस्पिरीन या नावाने ओळखले जाऊ लागले. त्यानंतर विविध औषध कंपन्यांनी विक्रीसाठी ही औषधे बाजारात आणताना, त्या रासायनिक औषधांना त्यांचे

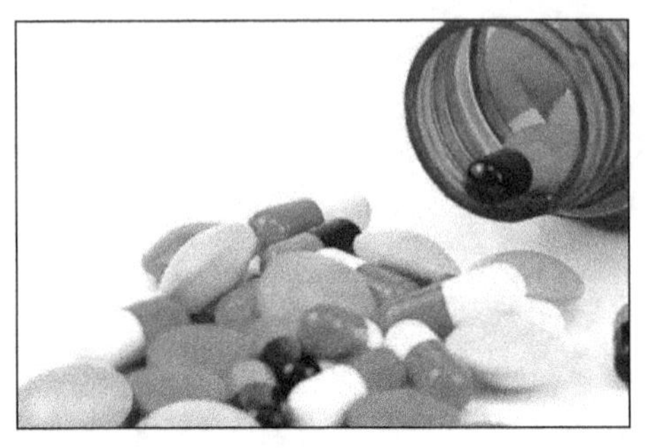

वेगळे नाव दिले. उदा. डिस्प्रिन, इकोस्प्रिन, ऑस्प्रो. कंपन्यांनी दिलेल्या या नावांना ब्रँडेड नावे असे म्हणतात, तर त्यांची मूळची रासायनिक नावे जेनेरिक समजली जातात. उदा. ऑसेटिलसॅलिसिलिक ऑसिड हे झाले जेनेरिक नाव तर डिस्प्रिन हे झाले ब्रँडेड नाव.

ब्रँडेड औषधे मुळातच औषध कंपन्यांनी विक्रीसाठी बाजारात आणलेली असल्याने त्यांच्या कौशल्यपूर्ण जाहिराती करून आणि डॉक्टरांना आपल्या ब्रँडबद्दल माहिती देऊन लोकप्रिय केलेली असतात. कालांतराने सर्वसामान्य लोकांच्या दृष्टीने ब्रँडचे नाव हेच मूळचे औषध आहे अशी धारणा होते. उदाहरणच सांगायचे झाले, तर ताप कमी होण्याचे औषध हे पॅरासिटॅमॉल या त्याच्या जेनेरिक नावाऐवजी क्रोसिन, डोलो, कॅलपॉल अशा प्रचलित ब्रँडेड औषधांच्या नावांनीच ओळखले जाते.

जेनेरिक नाव हे औषधाचे रासायनिक नाव असते. फार्मास्युटिकल कंपन्या औषधांना त्याचे उत्पादन प्रक्रिया, डोस फॉर्म, कॉन्सन्ट्रेशन आणि पेटंट अशा फॉर्म्युलेशनसाठी ब्रँड नाव देतात. आपल्या ब्रँडचे औषध लोकप्रिय होऊन त्याची विक्री वाढावी यासाठी कंपन्या औषधांची खूप जाहिरात करतात, त्यांच्या औषधाचा प्रचार डॉक्टरांमध्ये करतात, आपलाच ब्रँड कसा चांगला हे पटवून सांगतात आणि डॉक्टरांकडून आपल्याच ब्रँडची जास्तीत जास्त प्रिस्क्रिप्शन लिहिली जावीत म्हणून प्रयत्न करत राहतात. एकदा ब्रँड प्रस्थापित झाला की या ब्रँडेड औषधांच्या किंमती वाढवून त्यातून नफा कमावतात.

कोणतेही जेनेरिक औषध शरीरात ब्रँडेड औषधाप्रमाणेच कार्य करते. डोस, सुरक्षितता, परिणामकारकता, ताकद आणि लेबलिंग (काही मर्यादित अपवादांसह) हे ब्रँडेड औषधासारखेच असते. ती ब्रँडेड उत्पादनाप्रमाणेच गुणवत्ता आणि उत्पादनाच्या समान उच्च मानकांची पूर्तता करतात. हे मानक सर्व जेनेरिक औषधांना लागू होते. थोडक्यात, ब्रँडेड औषध शरीरावर ज्या पद्धतीने आणि ज्या प्रमाणात कार्य करते त्या प्रमाणातच जेनेरिक औषधही कार्य करते. जेनेरिक औषधांची कार्यप्रणाली आणि त्यांचे प्रत्यक्षातील क्लिनिकल लाभ सारखेच असतात. म्हणजेच, जेनेरिक औषधे ही ब्रँडेड औषधांच्या तुलनेत सर्वप्रकारे तुल्यबळ आणि समान असते.

जेनेरिक औषधे ब्रँडेड औषधांप्रमाणेच सक्रिय घटक वापरतात आणि त्याच प्रकारे कार्य करतात, म्हणून त्यांना ब्रँडेड औषधांप्रमाणेच जोखीम आणि फायदे असतात. जेनेरिक औषधे या मानकांची पूर्तता करत असल्याची खात्री करण्यासाठी अन्न व

औषध प्रशासन जेनेरिक ड्रग्ज प्रोग्राममार्फत औषधाचे पुनरावलोकन केले जाते. जेनेरिक औषधांना मान्यता दिल्यानंतर आणि बाजारात आणल्यानंतर उत्पादन सयंत्रांची तपासणी आणि औषधांच्या सुरक्षिततेवर लक्ष पुरवले जाते.

ब्रँडेड आणि जेनेरिक औषधातील फरक

जेनेरिक औषधामध्ये ब्रँड-नावाच्या उत्पादनापेक्षा काही किरकोळ फरक असू शकतात. उदा. त्यातील निष्क्रिय घटक वेगळे असू शकतात. औषधाच्या परिणामांमध्ये थोडासा फरक असू शकतो, पण वैद्यकीयदृष्ट्या तो विशेष लक्षणीय नसतो. ब्रँडेड औषधांच्या दोन बॅचेसमध्ये जेवढा फरक असू शकतो तेवढाच तो फरक असतो. हा फरक अन्न व औषध प्रशासनाने दिलेल्या मर्यादित असतो.

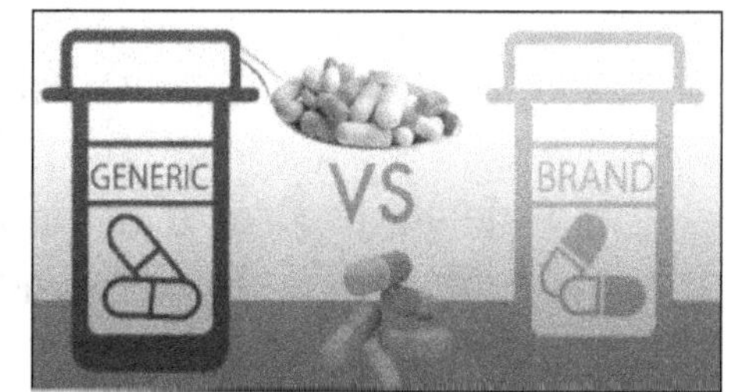

भारतातील जेनेरिक औषधांची सुरुवात

भारत सरकारच्या औषधशास्त्र विभागाद्वारे १ जुलै २००८ रोजी जेनेरिक औषधे जनऔषधी योजना (सार्वजनिक औषध योजना) विकसित करण्यात आली. खासगी औषध उद्योगाद्वारे औषधांच्या अन्यायकारक किंमतींच्या विरोधात ही जेनेरिक औषधे उपलब्ध करून देण्यासाठी उचललेले एक महत्त्वाचे पाऊल होते.

सप्टेंबर २०१५मध्ये, जनऔषधी योजनेचे नाव बदलून ते 'प्रधानमंत्री जनऔषधी योजना' (पीएमजेएवाय) असे करण्यात आले. या योजनेतील स्वदेशी निर्मिती अधोरेखित करण्यासाठी पुढे याचे नाव 'प्रधानमंत्री भारतीय जनऔषधी योजना' (पीएमबीजेपी) असे ठेवण्यात आले.

औषध निर्मिती करणाऱ्या असंख्य भारतीय कंपन्या या वाजवी किमतीत दर्जेदार जेनेरिक औषधे तयार करतात आणि खूप मोठ्या प्रमाणात परदेशात निर्यातही करतात. जेनेरिक औषधांच्या जगातील सर्वोत्तम दहा कंपन्यातील सहा कंपन्या या भारतीय आहेत.

जेनेरिक औषधे स्वस्त का असतात ?

ब्युरो ऑफ फार्मा सेक्टर अंडरटेकिंग्ज ऑफ इंडिया (बीपीएसयू) या भारत सरकारच्या फार्मास्युटिकल्स विभागाच्या विशेष शाखेला जन-औषधी योजनेच्या कार्याचे संचालन करण्याचे काम सोपविण्यात आलेले आहे. जेनेरिक औषधे पुरवण्यासाठी सेंट्रल

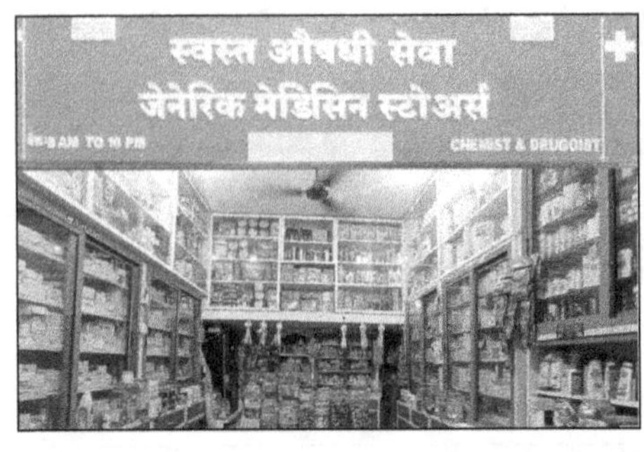

फार्मा पब्लिक सेक्टर अंडरटेकिंग्ज (सीपीएसयू) कार्य करते.

देशातील स्वस्त आरोग्य सेवेचा दर्जा सुधारण्यासाठी आणि गरीब जनतेला परवडणाऱ्या किमतीत औषधे देण्यासाठी ही योजना लागू करण्यात आली असल्याने, ड्रग प्राइस कंट्रोल ऑर्डर, या १९९५च्या कायद्यांतर्गत, नॅशनल फार्मास्युटिकल प्राइसिंग ऑथॉरिटी (एनपीपीए) ही सर्व औषधांच्या विक्रीच्या कमाल किमती (एमआरपी) आणि घाऊक किमतींवर नियंत्रण ठेवते. या किमतीप्रमाणेच ही संस्था औषधांच्या घटकांवरही (फॉर्म्युलेशन) नियंत्रण ठेवते. जन-औषधी योजनेत सर्व प्रकारच्या आवश्यक औषधांची यादी करण्यात आली आहे. या सूचीमधील औषधांच्या किमतीचे नियमन करण्यासाठी औषधांच्या उत्पादन शुल्कात ८ ते १६ टक्के कपात करण्यात येते. तसेच बनलेल्या औषधावर केवळ ४ टक्के एकसमान मूल्यवर्धित कर (व्हॅट) लावण्यात येतो. अशा पद्धतीने कमीत कमी किमतीत हे औषध भारतीय नागरिकांना उपलब्ध करून दिले जाते. या योजनेमुळे आरोग्यसेवा खर्चात भरीव बचत होते. विशेषतः आर्थिकदृष्ट्या गरीब आणि जुनाट आजारांनी ग्रस्त असलेल्या रुग्णांसाठी ही योजना खूप लाभदायक ठरते. उपलब्ध जेनेरिक औषधांचा दर्जा, योजनेची अंमलबजावणी जनऔषधी योजनेद्वारे नियोजित केली जाते. या योजनेद्वारे कोणतीही बनावट औषधे पुरवली जाणार नाहीत, याची दक्षता घेतली जाते.

खाजगी कंपन्यांच्या औषधांचे उत्पादन, साठवण, परिवहन, विपणन आणि फायद्याची टक्केवारी ही सर्वच बाबतीत जनऔषधीपेक्षा कितीतरी जास्त असते. त्यामुळे ब्रँडेड औषधे महाग होतात.

प्रधानमंत्री भारतीय जनऔषधी योजनेचा उद्देश

- सर्वांसाठी कमी किमतीत दर्जेदार औषधे उपलब्ध करून देणे
- प्रतिव्यक्ती उपचाराचा खर्च कमी करणे आणि नागरिकांचे जीवनमान सुधारणे
- जेनेरिक औषधांच्या परिणामकारकतेबद्दल जागरुकता निर्माण करणे
- या औषधांची मागणी वाढवणे
- डॉक्टरांना जेनेरिक औषधे लिहून देण्यास प्रोत्साहित करणे

बीपीएसयू या भारत सरकारच्या औषधी विभागाच्या विशेष शाखेद्वारे औषध पुरवठा

साखळीचे व्यवस्थापन केले जाते आणि जेनेरिक औषधे त्या त्या औषधांच्या दुकानांना पुरवली जातात. ही दुकाने योग्य पद्धतीने चालवली जात आहेत याची खात्रीदेखील बीपीएसयू करते. जनऔषधी दुकानांसाठी अंदाजपत्रकात ३५ कोटी रुपयांची तरतूद केलेली आहे. सीपीएसयू अंतर्गत प्रयोगशाळांकडून होणाऱ्या औषधांच्या चाचण्या आणि इतर साहाय्य नॅशनल अ‍ॅक्रिडिटेशन बोर्ड फॉर टेस्टिंग अ‍ॅण्ड कॅलिब्रेशन करते.

सर्व सरकारी रुग्णालयांमध्ये आणि इतरत्र जेनेरिक औषधे जनतेला सहज उपलब्ध होण्यासाठी संपूर्ण देशभर ८६४० जनऔषधी केंद्रे उघडण्यात आली आहेत. भारत सरकारतर्फे नवे जनऔषधी केंद्र उघडण्यासाठी मालकांना २ लाख ते ५० लाख रुपयांचे अनुदान देण्यात येते. शिवाय आर्थिक व्यवहारांमध्ये प्रोत्साहन देण्यासाठी औषध खरेदीमध्ये किमतीच्या १६ टक्के सवलत देखील दिली जाते.

कोणत्याही गैर-सरकारी संस्था (एनजीओ), धर्मादाय संस्था, खासगी रुग्णालये, नोंदणीकृत व्यावसायिक संस्था किंवा स्वयं-मदत गट जन-औषधी केंद्र सुरू करू शकतात. जवळजवळ सर्व उपचारात्मक औषध प्रकार जनऔषधीमध्ये समाविष्ट आहेत. जनऔषधी योजनेत १४५१ प्रकारची औषधे आणि २४७ शस्त्रक्रिया उपकरणांचा समावेश आहे. ही औषधे जेनेरिक औषधाचे नाव स्पष्टपणे दर्शविणारी द्विभाषिक लेबलांसह विशेष जनऔषधी पॅकमध्ये पॅक केलेली असतात. जन औषधी वेबसाइटवर या औषधांची यादी त्याचा औषध कोड, जेनेरिक नाव, युनिट एमआरपी आणि औषध श्रेणी प्रसिद्ध केलेली आहेत.

ब्रँडेड औषधांइतकीच प्रभावी तरीही स्वस्त असूनही समाजात जनऔषधी म्हणावी तशी प्रचलित आणि लोकप्रिय नाही. यामागची काही महत्त्वाची कारणे -

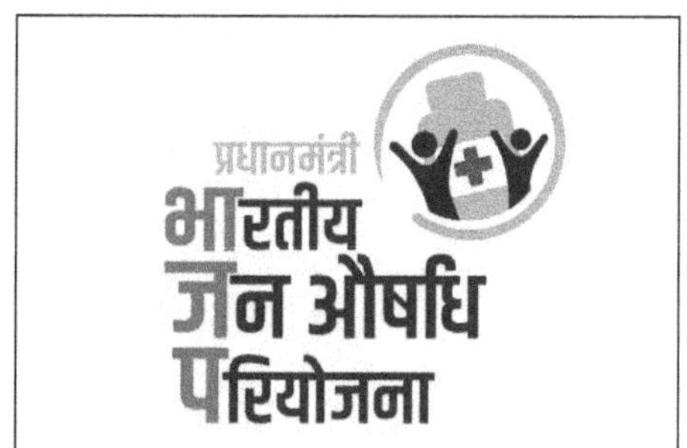

- लोकसंख्येच्या तुलनेत जनऔषधी केंद्रांचे प्रमाण खूप कमी आहे.

- अनेक औषधे मिश्रणांच्या स्वरूपात उपलब्ध असतात. जनऔषधीमध्ये बरीच औषधे उपलब्ध नाहीत.

- मेडिकल कौन्सिलच्या कायद्यानुसार भारतातील डॉक्टरांनी प्रिस्क्रिप्शनमध्ये जेनेरिक औषधे लिहिणे आवश्यक आहे. परंतु ९० टक्क्याहून अधिक डॉक्टर्स ब्रँडेड औषधेच लिहितात. त्यामुळे जेनेरिक औषधांचा खप आणि प्रचार मर्यादित राहतो.

- जनसामान्यांना स्वस्त आणि रास्त दरातील औषधे मिळवून देण्याच्या या योजनेचा योग्य तसा सामाजिक प्रसार होत नाही

आजमितीला आपल्या देशात जेनेरिक औषधांचा वापर अतिशय कमी आहे. भारत सरकारतर्फे गेली ४ वर्षे राष्ट्रीय जनऔषधी दिवस साजरा केला जातो. समाजातील सर्व स्तरांपर्यंत जनऔषधीचा योग्य प्रचार आणि प्रसार अशा कार्यक्रमांतून झाला तर देशवासियांचे आरोग्य सुधारण्यासाठी त्याचा चांगला उपयोग होईल.

ॐॐॐ

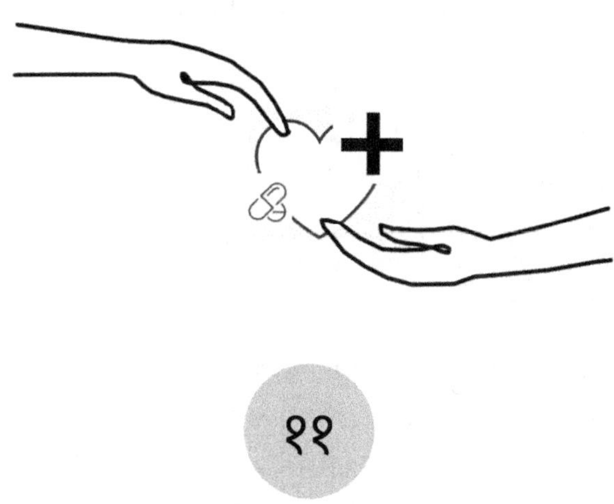

आरोग्य विमा

प्रत्येक मनुष्याला आयुष्यात छोट्या-मोठ्या आरोग्य समस्यांना कधी ना कधीतरी तोंड द्यावेच लागते. आजकालच्या जगात स्वतःच्या आणि कुटुंबियांच्या आरोग्य समस्या सोडवणे हे दिवसेंदिवस अवघड होत चालले आहे. सरकारी क्षेत्रातल्या रुग्णालयांची अपुरी संख्या, तिथे मिळणाऱ्या अत्यावश्यक सेवा, डॉक्टर्स, नर्सेस आणि विशेषज्ञांची अनुपलब्धता या सगळ्यामुळे आर्थिकदृष्ट्या दुर्बल व्यक्तींनाही खासगी वैद्यकीय सेवांचा सहारा घेतल्याशिवाय तरणोपाय राहत नाही. मात्र खासगी क्षेत्रातील आरोग्यसेवा ज्या गतीने महाग होत आहेत ते पाहता आर्थिकदृष्ट्या दुर्बलांनाच नाही तर निम्न-मध्यमवर्गीय आणि मध्यमवर्गीयांनाही ती डोईजड झाली आहे. असे असले तरी, विविध अपरिहार्य कारणांमुळे भारतातील ग्रामीण भागातही ६३ टक्के नागरिकांना खासगी वैद्यकीय सेवांचाच आसरा घ्यावा लागतो.

भारत सरकारच्या आयुष्मान भारत आणि राज्य सरकारच्या महात्मा फुले जनआरोग्य योजना, किंवा अन्य राज्यातील मोफत किंवा अर्ध-मोफत सरकारी योजना यांमध्ये पात्र होण्यासाठी वार्षिक उत्पन्नाच्या अटी एवढ्या कमी पातळीच्या असतात, की सर्वार्थाने गरीब असलेली कुटुंबेही त्या मर्यादिच्या बाहेर राहतात. अशावेळी अनेक निमसरकारी आणि कॉर्पोरेट क्षेत्रातील खासगी कंपन्यांच्या 'आरोग्य विमा' योजनेला शरण जाण्यावाचून गरीब, निम्न-मध्यमवर्गीय, मध्यमवर्गीय आणि उच्च उत्पन्न गटातील

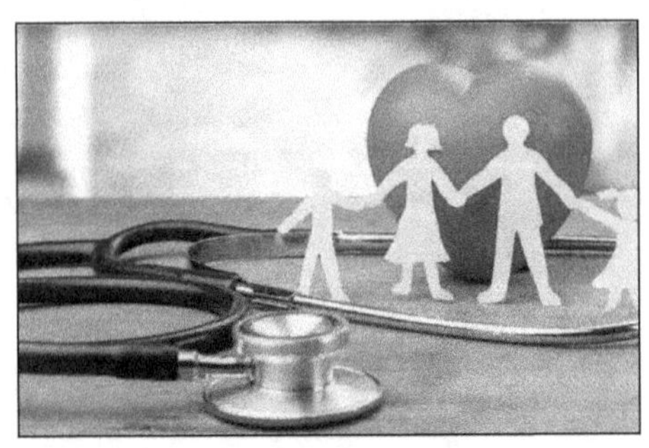

नागरिकांना पर्याय राहत नाही.

कॉर्पोरेट संस्था या भांडवलशाही तत्त्वप्रणालीतून उदयाला आलेल्या आहेत. आपल्या व्यवसायात जास्तीत जास्त नफा मिळवणे हे त्यांचे मुख्य उद्दिष्ट असते. रुग्णांना सेवा विकून या कंपन्यांचा व्यवसाय चालतो. या सेवांचा मोबदला त्या कंपन्या ग्राहकांकडून वार्षिक प्रीमियमच्या रूपाने घेत असतात. तो त्यांच्या उत्पन्नाचा स्त्रोत असतो. साहजिकच अनेकदा, खर्चाला कात्री लावण्यासाठी ग्राहकांचे वैद्यकीय सेवांच्या खर्चाचे परतफेडीचे अर्ज नाकारणे, परतफेडीच्या रकमेत कपात करणे असे सर्रास घडत असते. कोणत्याही नव्या ग्राहकाची वैद्यकीय विम्यासाठी नावनोंदणी करताना, एका भल्या मोठ्या करारपत्रावर त्याच्या सह्या घेतलेल्या असतात. त्यात हे सर्व तपशील बारीक अक्षरात लिहिलेले असतात. ग्राहकाने ते नीट वाचणे अपेक्षित असते. पण बहुतांश वेळा ते वाचले जात नाहीत. त्याला तसा वेळ आणि संधीही मिळत नाही. आणि त्यामुळे रुग्णालयाचा खर्च हा नियम-अटींत अडकवून विमा कंपन्यांकडून पूर्णतः किंवा अंशतः नाकारला जातो. याचमुळे, वैद्यकीय विमा उतरवावा की नाही असा स्वाभाविक प्रश्न मध्यमवर्गीय नागरिकांना पडतो.

खाजगी आरोग्य विम्याचे अनेक फायदे आणि तोटे आहेत. आरोग्य विम्याचे विविध फायदे आणि तोटे आणि सामाजिक आरोग्य विम्याचे फायदे आणि तोटे आपण पाहू.

वाढत्या महागाईच्या झळा बसत असताना त्यातच आजारपण उद्भवले तर कोणाचेही आर्थिक अंदाजपत्रक कोलमडून जाते. आरोग्य विमा पॉलिसीमध्ये गुंतवणूक केल्याने औषधोपचाराचा खर्च सहजपणे व्यवस्थापित करण्यात मदत होऊ शकते. परंतु, आरोग्यविमा उतरवण्यापूर्वी त्याची पूर्ण माहिती घेऊन निवड करणे तितकेच महत्त्वाचे ठरते. कोरोना महामारीनंतर, आरोग्यविमा क्षेत्रात २०२० मधील ४८.०३ टक्क्यांवरून २०२१ मध्ये ४९.३१ टक्क्यांपर्यंत पर्यंत वाढ झाली आहे.

प्रत्येक आर्थिक योजनेमध्ये काही साधक तर काही बाधक भाग असतात. आरोग्य विम्याबाबतही तसेच आहे. कोणताही आरोग्यविमा उतरवण्यापूर्वी त्या आरोग्य विम्याचे फायदे आणि तोटे समजून घ्यावेत. त्यामुळे जास्तीत जास्त फायदे मिळविण्यात मदत होऊ शकते.

आरोग्य विमा पॉलिसी हा ग्राहक आणि विमा कंपनीमधील करार असतो. पॉलिसीमधील अटींनुसार कॅशलेस किंवा रिइम्बर्समेंट पद्धतीने वैद्यकीय खर्च

व्यवस्थापित करण्यास विमा कंपनी वचनबद्ध असते. त्याकरिता, तुम्हाला प्रीमियमची रक्कम मासिक, त्रैमासिक किंवा वार्षिक हप्त्यांमध्ये भरावी लागते.

सरकारी क्षेत्रातील कंपन्यांच्या आरोग्य विमा योजना आणि खासगी आरोग्य विमा योजना थोड्या वेगळ्या असतात. सरकारी आरोग्य विमा तुम्ही कमी प्रीमियममध्ये उतरवू शकता. खासगी आरोग्य विमा योजना मात्र थोड्या जास्त दरामध्ये उपलब्ध असल्या तरी अनेकदा जास्त कव्हरेज देणाऱ्या असतात. तुम्ही जो आरोग्य विमा उतरवाल, त्याच्या मर्यादा तसेच लाभ समजून घेऊनच तो उतरवावा. यामुळे नंतरचा मनस्ताप टाळता येऊ शकतो.

आरोग्य विम्याचे फायदे
वैद्यकीय खर्चाचा समावेश
आरोग्य विम्याचा एक मोठा फायदा म्हणजे आपल्याला खिशाला तोशीस न पडता, वैद्यकीय खर्च विम्याकडून सांभाळला जातो. विमा उतरवण्यापूर्वी विमा कंपनीला विमाधारकाने त्याच्या विद्यमान आरोग्य परिस्थितीची माहिती देणे आवश्यक असते. त्या माहितीच्या आधारे आणि आरोग्य विमा कंपनीच्या धोरणांच्या अटी आणि शर्तींनुसार विमा कंपनी वैद्यकीय बिल भरते. हॉस्पिटलायझेशन नियोजित असो वा अनपेक्षित, त्यासाठी आवश्यक ते आर्थिक कव्हरेज विम्यामुळे मिळते. संबंधित रुग्णालयांना विमाधारकाच्या आजाराच्या खर्चाचा अंदाज विमा कंपन्यांना द्यावा लागतो. त्याप्रमाणे त्या आजारावरील उपचारांचा खर्च कव्हर केला जातो.

कॅशलेस सुविा
आरोग्य विम्याचा महत्त्वाचा फायदा म्हणजे 'कॅशलेस सुविधा'. विमा कंपनीच्या यादीत असलेल्या कोणत्याही रुग्णालयाकडून तुम्ही उपचार घेत असल्यास, तुम्हाला कॅशलेस सुविधेचा लाभ मिळू शकतो. आरोग्य विमा उतरवण्यापूर्वी विमा कंपनी ग्राहकाकडून त्याच्या आरोग्याची सविस्तर माहिती मागवते. त्यानुसार विमा कंपनी थेट रुग्णालयाकडे वैद्यकीय बिलांची पूर्तता करते. विमाधारकाला स्वतःच्या खिशातून काहीही देण्याची गरज लागत नाही. पण तुम्ही जर विमा कंपनीच्या यादीत नसलेल्या रुग्णालयाकडून उपचार घेतले असतील, तर तुम्हाला आधी खर्च स्वतः करावा लागतो आणि नंतर क्लेम करून परतफेड मागावी लागते.

नो-क्लेम लाभ
आरोग्य विमा उतरविल्यावर नॉ-क्लेम बोनसदेखील मिळतो. विम्याची मुदत

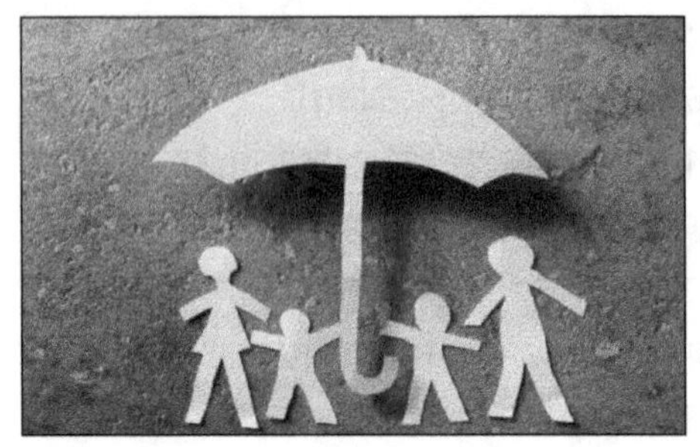

संपल्यानंतर तुमच्या आरोग्य योजनांचे नूतनीकरण करावे लागते. जर विमाधारकाने आधीच्या वर्षात क्लेम घेतला नसेल, तर त्याला नो-क्लेम बोनस मिळतो. हा बोनस जमा करून, विमाधारकाला आधीच्या वर्षाइतकीच प्रीमियम रक्कम भरून आधीपेक्षा थोड्या जास्त किमतीचे वैद्यकीय संरक्षण मिळते. या फायद्यामध्ये विमाधारकाच्या प्रीमियमच्या रकमेत बचत होते.

आयकरात सूट

आरोग्य विमाधारकाला आयकराच्या कलम ८० डी नुसार, त्याने भरलेल्या प्रीमियमच्या रकमेला उत्पन्नातून वजावट मिळते.

भावी काळातील आरोग्य समस्यांच्या उपचाराच्या खर्चाचे नियोजन

भारतात कर्करोग, हृदयविकार, किडनीचे विकार यांप्रकारच्या गंभीर आजारात दिवसेंदिवस वाढ होताना दिसत आहे. हे आजार कोणालाही होऊ शकतात. या सर्व आजारांवरील उपचार खूप महाग आहेत. त्यामुळे, भविष्यात निर्माण होणाऱ्या समस्यांची तरतूद म्हणून या खर्चाचे नियोजन काही वर्षे आधीपासूनच करता येऊ शकते.

आरोग्य विम्यांमध्ये खालील गोष्टींची परतफेड होऊ शकते.

- रुग्णालयाचा खर्च
- कोणत्याही डे-केअर उपचारांचा खर्च
- घरी केलेल्या उपचारांसाठी घरगुती शुल्क
- रुग्णालयात दाखल होण्यापूर्वीचा आणि नंतरचा खर्च
- वार्षिक आरोग्य तपासणी
- रुग्णवाहिकेचा खर्च

संलग्न कंपन्या

काही आजारांच्या बाबतीत, आरोग्य विम्याच्या संरक्षणामध्ये डॉक्टरांना रुग्णाच्या घरी बोलावून झालेल्या भेटी व निदान चाचण्यांचा समावेश होतो. काही आरोग्य विम्यांमध्ये त्या कंपनीशी संलग्न असलेल्या किंवा भागीदार असलेल्या संस्थांकडून झालेल्या वैद्यकीय सेवांच्या खर्चावर सवलतदेखील मिळते. यातूनही आजारांवरील खर्चात बचत होते.

आरोग्य विम्याचे तोटे

वैद्यकीय विमा पॉलिसी खरेदी करण्यापूर्वीकाही तोट्यांचाही विचार करणे गरजेचे असते-

उच्च खर्च

आरोग्य विमा उतरवल्यावर, आवश्यक असलेल्या संरक्षणाप्रमाणे मोठी रक्कम गुंतवावी लागू शकते. विमाधारकाला दैनंदिन खर्चाच्या अंदाजपत्रकात हे ओझे वाटते. प्रीमियमची रक्कम ही आवश्यक असलेल्या एकूण संरक्षणानुसार बदलते. जास्त संरक्षण हवे असल्यास, त्या प्रमाणात जास्त प्रीमियम भरावा लागतो. वाढत्या वयानुसार आणि दीर्घकालीन आजारांसाठी प्रीमियमदेखील वाढतो.

तरुण वयात हेल्थकेअर प्लॅनमध्ये गुंतवणूक केल्याने प्रीमियम रक्कम तर कमी होतेच, पण अनेक फायदेही मिळतात. मात्र वय जसजसे वाढते, तसतसे प्रीमियमची रक्कमही वाढते. याचे मुख्य कारण म्हणजे वाढत्या वयानुसार, ज्येष्ठ नागरिकांमध्ये गंभीर वैद्यकीय स्थिती उद्भवण्याची शक्यता जास्त असते. या काळात हे नागरिक निवृत्त झालेले असल्याने त्यांचे उत्पन्नही कमी असते. सबब, दर्जेदार आरोग्यविमा योजनेत गुंतवणूक करणे हे ज्येष्ठ नागरिकांना मोठे आव्हान ठरू शकते.

प्रतीक्षा कालावधी

आरोग्य विमा उतरवताना आणखी एक अडचणीची गोष्ट म्हणजे प्रतीक्षा कालावधी. आरोग्य विमा उतरवण्यापूर्वी जर त्या व्यक्तीला काही विशिष्ट आजार असतील, तर त्याला त्या आजारांच्या उपचारांचा क्लेम करण्यासाठी काही काळ प्रतीक्षा करावी लागते. हा काळ त्या त्या आजारांप्रमाणे एक ते तीन वर्षे असू शकतो. आरोग्य विम्याबाबत हा एक महत्त्वाचा तोटा मानला जातो. उदाहरणार्थ, तुम्हाला उच्च रक्तदाब किंवा मधुमेह असल्यास, प्रतीक्षा कालावधी संपेपर्यंत तुमचा वैद्यकीय खर्च कव्हर केला जात नाही.

सामाजिक आरोग्य विम्याचे फायदे आणि तोटे

खाजगी आरोग्यविम्याचे फायदे आणि तोटे जाणून घेण्याप्रमाणेच सामाजिक आरोग्यविम्याचे फायदे आणि तोटेही समजून घेणे गरजेचे आहे. सामाजिक आरोग्य विमा हा खासगी आरोग्य पॉलिसीपेक्षा वेगळा असतो. खासगी आरोग्य विमा योजना वैयक्तिक पॉलिसीधारकांवर लक्ष केंद्रित करते, तर सामाजिक आरोग्य विमा प्रत्येकासाठी सामाजिक समानता ठेवत असतो.

याचे उदाहरण म्हणजे, प्रधानमंत्री जन आरोग्य योजना (पीएमजेएवाय). याचा

प्रीमियम पूर्णपणे सरकारकडून दिला जातो. या योजनेचा मुख्य उद्देश भारतीय नागरिकांना आरोग्य संरक्षण देणे आहे. पण अनेक सामाजिक आरोग्य विमा योजना केवळ कमी उत्पन्न असलेल्या कुटुंबांसाठी लागू असतात. विमा उतरवू इच्छिणाऱ्या व्यक्तींनी सामाजिक आरोग्य विम्याबाबतचे विशिष्ट आर्थिक निकष पूर्ण केले तरच ते या योजनांत सहभागी होऊ शकतात.

या साऱ्या उहापोहामधून मूळ प्रश्नाचे म्हणजेच आरोग्य विमा उतरवणे आवश्यक आहे का? याचे उत्तर 'होय' असे आहे. अनेक गैरसोयी असूनही आरोग्य विमा उतरवणे आवश्यक आहे. कारण त्यादारे विमाधारकाच्या वैद्यकीय खर्चाची काळजी घेतली जाते. मात्र कोणताही विमा उतरवण्यापूर्वी उपलब्ध असलेल्या विविध आरोग्य विमा योजनांचे विश्लेषण करून मगच पूर्ण विचारांती विमा उतरवणे गरजेचे आहे.

कौटुंबिक आरोग्य विमा

आजकाल, कौटुंबिक आरोग्य विमा प्रत्येकासाठी आवश्यक आहे, कारण सर्वांचीच जीवनशैली आमूलाग्र बदलत आहे. विशेष म्हणजे, वैद्यकीय विमा पॉलिसी ऑनलाइन तसेच ऑफलाइन सहज उपलब्ध आहेत.

वैयक्तिक आरोग्य विमा पॉलिसीपेक्षा कौटुंबिक आरोग्य विमा कसा वेगळा आहे?

कौटुंबिक आरोग्य विमा, कुटुंबआरोग्य विमा योजना अशा विशेषतः कुटुंबांसाठी तयार केलेल्या आरोग्य विमा योजना असतात. मुख्यतः, ही वैयक्तिक आरोग्य विमा पॉलिसीसारखीच असते, फरक एवढाच असतो की कौटुंबिक आरोग्य योजना संपूर्ण कुटुंबाला संरक्षित करते.

उदाहरणार्थ, तुम्ही ४५ वर्षे वयाचे पगारदार कर्मचारी आहात आणि तुमच्या कुटुंबात चार सदस्य आहेत, ज्यात दोन मुले आणि दोन प्रौढ आहेत. तुमचे कुटुंब सुरक्षित करण्यासाठी, तुम्ही तुमच्या कुटुंबातील प्रत्येक सदस्यासाठी ३ लाख रुपयांचा वैयक्तिक वैद्यकीय विमा खरेदी करू शकता. पण त्यानंतर, जर तुमच्या मुलाला कोणताही गंभीर आजार झाल्याचे निदान झाले आणि संपूर्ण आरोग्यसेवा खर्च ४ लाख रुपयांपेक्षा जास्त असेल, तर तुम्हाला १ लाखाची उर्वरित रक्कम तुमच्या स्वतःच्या खिशातून भरावी लागेल. याउलट, जर तुम्ही ५ लाखांची कौटुंबिक आरोग्य पॉलिसी खरेदी केली असेल आणि अशीच परिस्थिती उद्भवली, तर तुम्हाला संपूर्ण रकमेचे संरक्षण मिळेल, आणि कसलेही अतिरिक्त पैसे द्यावे लागणार नाहीत. त्याकरिता कौटुंबिक जबाबदाऱ्या असलेल्या प्रत्येक व्यक्तीने कौटुंबिक आरोग्य योजना हा आरोग्यविमा उतरवण्याची

शिफारस केली जाते.

कुटुंबासाठी आरोग्य विमा पॉलिसी खरेदी केल्यास, प्रत्येकाची वेगळी पॉलिसी काढण्याचा खर्च तर वाचतोच, पण साऱ्या कुटुंबासाठी मोठ्या प्रमाणात आरोग्य कव्हरेज निश्चित होते. तथापि, तुम्ही आरोग्य विमा योजना शोधण्यास सुरुवात

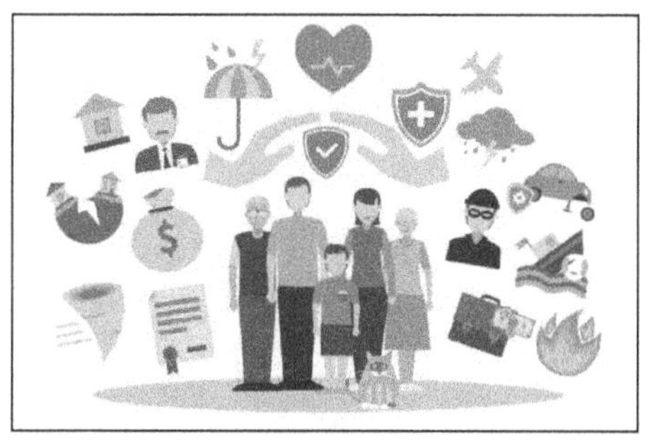

करण्यापूर्वी पूर्ण विचार करा. कौटुंबिक आरोग्य योजना खरेदी करण्यासाठी अनेक आरोग्यविमा कंपन्या भारतात विविध कौटुंबिक आरोग्य योजना प्रदान करतात. त्यापैकी सर्वोत्तम निवडणे खरोखर कठीण काम असते. योग्य कौटुंबिक आरोग्य विमा खरेदी करण्यासाठी त्याबद्दलची माहिती मिळवा, त्यावर थोडे संशोधन करा. तुमची निवड निश्चित करण्यापूर्वी उपलब्ध असलेले सर्व उत्तम पर्याय शोधा. तुमच्या कौटुंबिक आरोग्यसेवा गरजांचे विश्लेषण करा आणि मगच कौटुंबिक आरोग्यविमा उतरवा.

ल्ल्ल्ल

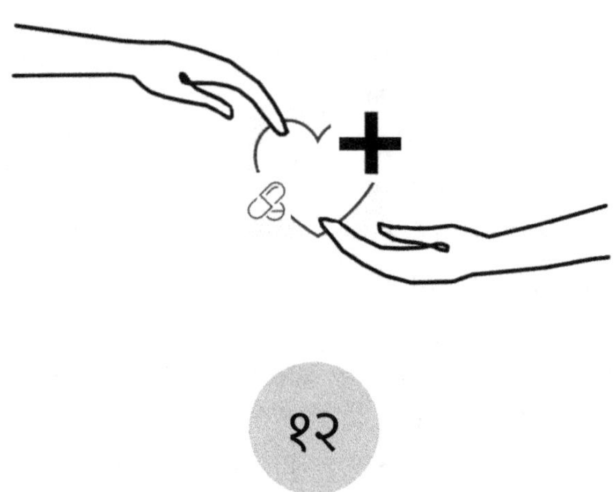

१२

अवयवदान

अवयवदान आणि प्रत्यारोपण म्हणजे एका व्यक्तीचा (दात्याचा) अवयव काढून घेणे आणि शस्त्रक्रिया करून, ज्याचा तो अवयव निकामी झाला आहे, अशा दुसऱ्या व्यक्तीमध्ये (प्राप्तकर्ता) बसवणे. म्हणजेच, दाता आपला अवयव प्राप्तकर्त्याला दान करतो. दात्याच्या शरीरावर प्रत्यारोपणाची शस्त्रक्रिया करून तो अवयव बसवला जातो.

खालील अवयवांचे, ऊतींचे आणि पेशींचे प्रत्यारोपण केले जाते -

- **अवयव** – हृदय, मूत्रपिंड, यकृत, फुफ्फुस, मध्यकर्ण, स्वादुपिंड, जठर, आतडी, गर्भाशय
- **ऊती समूह (पेशी समूह)** - कॉर्निया, हाडे, स्नायूबंध (टेन्डन), त्वचा, स्वादुपिंड, हृदयाच्या झडपा, मज्जातंतू आणि रक्तवाहिन्या.
- **पेशी** - अस्थिमज्जा आणि स्टेम पेशी.

एखाद्या रुग्णाचा महत्त्वाचा अवयव आजार किंवा दुखापतीमुळे निकामी झाला तर त्याला प्रत्यारोपणाची गरज भासते. जगातील पहिले यशस्वी अवयव प्रत्यारोपण मूत्रपिंडाचे झाले आहे. डेव्हिड ह्यूम आणि जोसेफ केली यांनी १९५४मध्ये बोस्टन येथील पीटर ब्रिघम हॉस्पिटलमध्ये ते केले होते. भारतातील पहिले मूत्रपिंड प्रत्यारोपण १ डिसेंबर १९७१ रोजी ख्रिश्चन मेडिकल कॉलेज, वेल्लोर (तमिळनाडू) येथे करण्यात आले.

अवयव प्रत्यारोपण ही आधुनिक वैद्यकशास्त्रातील एक मोठी प्रगती आहे. मात्र दुर्दैवाने,

अवयवांची आवश्यकता असलेल्या व्यक्तींची संख्या अवयव दान करणाऱ्यांच्या संख्येपेक्षा कितीतरी पटीने जास्त आहे. केंद्रीय आरोग्य आणि कुटुंब व्यवहार मंत्रालयाच्या आकडेवारीनुसार २०२२मध्ये १५,५६१ अवयव प्रत्यारोपण शस्त्रक्रिया करण्यात आल्या. यापैकी १२,७९१ म्हणजे ८२ टक्के अवयव जिवंत दात्यांनी दान केलेले होते.

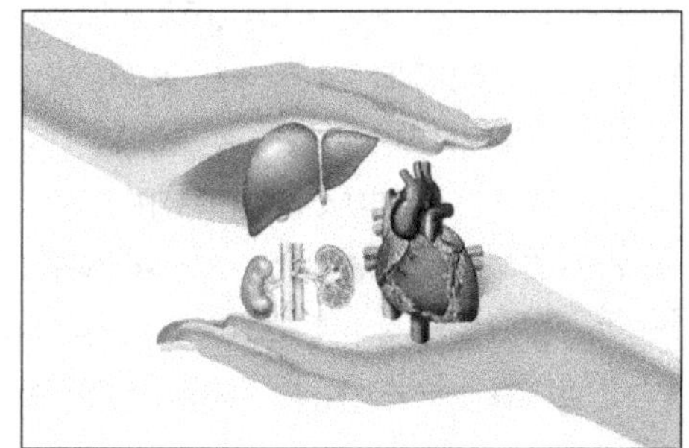

जागतिक आरोग्य संघटनेच्या आकडेवारीनुसार, २०२०मध्ये, अवयव प्रत्यारोपणाच्या प्रतीक्षेत असलेल्या अंदाजे पाच लाख लोकांचा मृत्यू झाला आहे. देशभरात दरवर्षी केवळ मूत्रपिंडाच्या प्रत्यारोपणाच्या प्रतीक्षेत असलेल्या व्यक्तींची संख्या १.५ लाख होती. त्यातील केवळ चार टक्के व्यक्तींना प्रत्यारोपणाचा लाभ झाला. भारतातील अवयवदानाचे प्रमाण अल्प, म्हणजे ०.०१ टक्के आहे. विविध अवयवदानाच्या प्रतीक्षेत असलेल्या १७ लोकांचा मृत्यू दरदिवशी केवळ दात्यांच्या कमतरतेमुळे होतो.

- प्रत्यारोपणाच्या बाबतीत भारत जगात तिसऱ्या क्रमांकावर आहे.
- २०२२ मधील एकूण प्रत्यारोपणापैकी १७.८ टक्के अवयव मृत देणगीदारांचे होते.
- मृत व्यक्तीकडून दान केलेल्या अवयव प्रत्यारोपणाची संख्या २०१३मध्ये ३८७ होती. २०२२मध्ये ती संख्या २७६५ वर पोहोचली आहे.
- अवयव प्रत्यारोपणाची एकूण संख्या २०१३ मध्ये ४,९९० होती. २०२२ मध्ये ती संख्या १५,६६१ वर पोहोचली आहे.
- दरवर्षी अंदाजे दीड ते दोन लाख लोकांना किडनी प्रत्यारोपणाची गरज असते.

२०२२ मध्ये, केवळ १० हजार रुग्णांना एक मूत्रपिंड मिळाले, तर यकृत प्रत्यारोपणाची आवश्यकता असलेल्या ८० हजार लोकांपैकी सुमारे ३ हजार लोकांना यकृत मिळाले. २०२२ या वर्षात एकूण १०हजार रुग्णांना हृदय प्रत्यारोपणाची गरज होती, त्यापैकी फक्त २५० जणांना ते मिळाले.

अवयव दान कोण करू शकते ?

सर्व वयोगटांतील व्यक्ती अवयवदान करण्यास पात्र असतात. जेव्हा एखादी व्यक्ती मरण पावते, तेव्हा त्याचा वैद्यकीय इतिहास, वय आणि शारीरिक परिस्थिती या आधारांवर ती व्यक्ती अवयवदाता म्हणून कितपत योग्य ठरेल याचे मूल्यांकन केले जाते.

वेगवेगळ्या धर्मांत, मृत्युपश्चात शरीरावरचे अंतिम संस्कार वेगवेगळ्या पद्धतीने केले जातात. शरीरातून प्राण गेले असले, तरी शरीरातील काही अवयव हे मृत्यूनंतरही काही काळ सक्रीय असतात. त्यांचा वेळेत वापर करून, ते अवयव दुसऱ्याच्या शरीरात बसवले, तर त्या दुसऱ्या व्यक्तीला त्या अवयवांचा फायदा होऊ शकतो. सामाजिक आणि परोपकाराच्या भावनेने हे अवयव दान केले जातात. मृत्यूनंतरही कोणाच्या तरी कामी यावे, ही त्यामागची भावना असते.

अवयवदानाची पूर्वतयारी : अवयवदानाची प्रक्रिया तशी सोपी असते. अवयवदान हे पूर्णत: स्वयंसेवी आणि स्वतःच्या इच्छेने केलेले दान असते. ऑनलाईन फॉर्म भरून किंवा संबंधित रुग्णालयाशी संपर्क साधून अवयवदानासाठी नोंदणी केली जाते. या

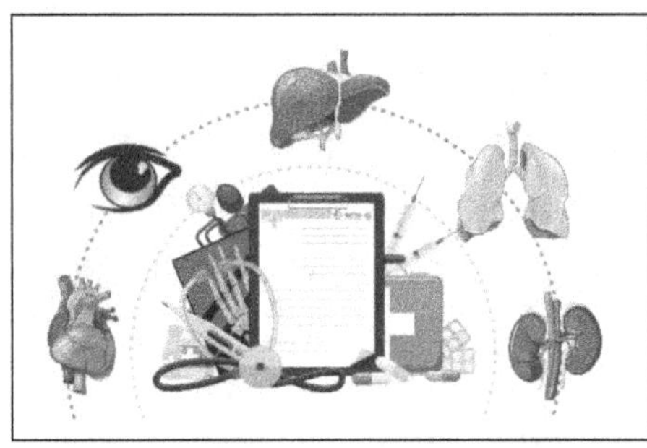

नोंदणीवेळी दोन साक्षीदार सोबत असणे गरजेचे असते. त्यापैकी एक आपल्या कुटुंबातील व्यक्ती असावी. नोंदणी झाल्यावर एक डोनर कार्ड दिले जाते. नोंदणीकृत व्यक्ती जेव्हा मृत्यू पावते, तेव्हा त्याच्या कुटुंबियांनी त्या रुग्णालयाशी संपर्क करणे गरजेचे असते. रुग्णालयातील या विषयाच्या संबंधित लोकांमार्फत अवयव काढून घेण्याची प्रक्रिया पार पाडली जाते.

जिवंत व्यक्तींचे अवयवदान : जिवंत व्यक्ती एक मूत्रपिंड, यकृताचा काही भाग आणि स्वादुपिंडाचा काही भाग, बोन मॅरो (हाडातील मगज) यांचे अवयवदान करू शकतात. हे फक्त रक्ताच्या आणि जवळच्या नातेवाईकांमध्ये शक्यतो केले जाते. सुदृढ व्यक्ती रक्तदानही करू शकतात.

अपघातात मेंदू मृत घोषित व्यक्तीचे अवयवदान : एखादी व्यक्ती अपघातात मेंदू मृत घोषित झालेली असल्यास, त्या व्यक्तीचे हृदय, मूत्रपिंड, यकृत, फुफ्फुस, स्वादुपिंड, छोटे व मोठे आतडे, स्वरयंत्र, कंठनाळ, गर्भाशय, मध्यकर्ण, त्वचा, हाडे, रक्तवाहिन्या, धमन्या, मज्जातंतू, बीजकोष (ओव्हरीज), अंडाशय (टेस्टीस), हाडांचे, हातापायांची बोटे इत्यादी भागांचे दान केले जाऊ शकते.

मृत व्यक्तींचे अवयवदान : मृत व्यक्तीचे डोळे, त्वचा, हृदयाच्या झडपा, रक्त धमन्या, रक्त वाहिन्या, कार्टिलेज दान केले जाऊ शकते.

विविध अवयवांच्या दानासाठी काही मूलभूत अटी असतात. त्यांचे पालन करणे आवश्यक असते.

नेत्रदान : भारतात अवयवदानामध्ये नेत्रदान सर्वांत जास्त संख्येने होते. नेत्रदानामध्ये मृत

व्यक्तीच्या डोळ्यातील फक्त कॉर्निया काढून घेतला जातो. डोळ्यातील इतर अवयव किंवा संपूर्ण डोळा काढला जात नाही. नेत्रदान करू इच्छिणाऱ्या व्यक्तीची वयाची शंभरी उलटलेली असली तरी त्याला नेत्रदान करता येते.

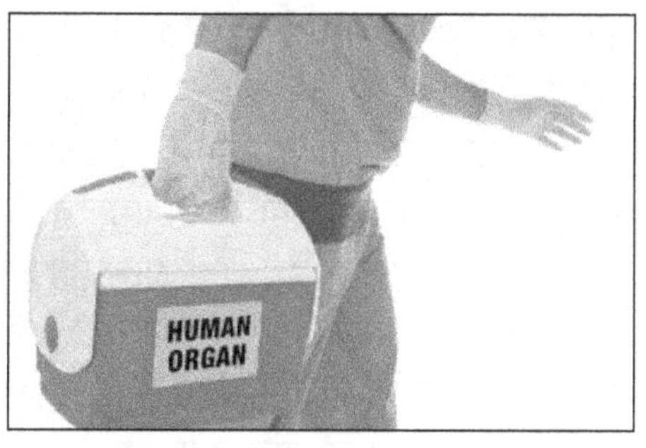

हृदय आणि फुफ्फुसे : भारतात २०२२पर्यंत, वयाच्या पन्नाशीच्या आत असलेल्या मृत व्यक्तीचेच हृदय आणि फुफ्फुस ट्रान्सप्लांटसाठी वापरता येईल असा नियम होता. वयाच्या पन्नाशीनंतर, हृदय आणि फुफ्फुसांची क्षमता कमी होत असल्याने, हृदय आणि फुफ्फुस सहसा ट्रान्सप्लांट केले जात नव्हते. पण २०२२च्या कायद्यातील सुधारणांद्वारे वयाची ही अट काढून टाकण्यात आली आहे. हृदय आणि फुफ्फुसे यांची क्षमता वयाच्या ७०पर्यंत चांगली राहू शकते, त्यामुळे अवयवदात्यांच्या सर्व शारीरिक तपासण्या करून तसेच त्यांच्या हृदयाची आणि फुफ्फुसांची क्षमता सिद्ध करून ती दान केली जाऊ शकतात. या नव्या नियमामुळे भारतातील हृदयाच्या आणि फुफ्फुसांच्या दानाला गती मिळू शकेल.

मूत्रपिंडे आणि यकृत : एखादी व्यक्ती आपले मूत्रपिंड किंवा यकृत दान करू इच्छित असेल आणि त्याचे यकृत त्याच्या मृत्यूनंतरही सुस्थितीत असेल, तर त्या व्यक्तीच्या मृत्यूपश्चात त्याचा वापर गरजू रूग्णांसाठी केला जाऊ शकतो. पूर्वी याबाबतीत मृत दात्याचे वय ७० वर्षांच्या आत असणे आवश्यक होते. पण २०२२च्या कायद्यातील सुधारणांद्वारे वयाची अट काढून टाकण्यात आली आहे.

जिवंत व्यक्तीही आपले मूत्रपिंड किंवा यकृत दान करू शकतात. यामध्ये मूत्रपिंडाचा किंवा यकृताचा एक भागच दात्याच्या शरीरातून काढला जातो आणि गरजू प्राप्तकर्त्यांमध्ये तो प्रत्यारोपित केला जातो.

हाडे : भारतात हाडांशी निगडीत शस्त्रक्रिया मोठ्या प्रमाणावर होतात. गरजू रूग्णाला हाडांची गरज भासल्यास हाडांचा वापर केला जातो. दान ७० वर्षांच्या आतील वयाच्या मृत व्यक्तीकडूनच स्वीकारले जाते. यापेक्षा जास्त वयाच्या व्यक्तींची हाडे कमजोर झालेली असल्याने, इतर रूग्णांसाठी त्याचा वापर करता येत नाही.

जीवन जगण्यासाठी अनेकांना महत्त्वाच्या अवयवांची नितांत गरज असते. मृत पावणाऱ्या व्यक्तींची दरदिवशीची संख्या पाहता, अवयवदात्यांची त्रुटी कमी करता येऊ शकते. आपल्या मरणानंतरही दुसऱ्या व्यक्तीला जीवन देण्याचा विचार करा आणि एका व्यक्तीला जीवदान द्या, हा संदेश सर्व नागरिकांपर्यंत पोचणे गरजेचे आहे.

अवयव प्रत्यारोपण नियंत्रित करणारे कायदे आणि नियम

भारतात १९९४मध्ये, *मानवी अवयवांचे प्रत्यारोपण कायदा* हा अवयवदान आणि प्रत्यारोपणाशी संबंधित प्राथमिक कायदा संमत करण्यात आला. अवयवदात्याचे मानवी अवयव काढणे, त्याची योग्य साठवण करणे आणि प्रत्यारोपण प्रक्रियांचे नियमन करणे हा त्याचा मुख्य उद्देश होता. प्रत्यारोपणातील उपचार चांगले व्हावेत आणि मानवी अवयवांमधील व्यावसायिक व्यवहार रोखले जावेत, हाही या कायद्यामागील एक हेतू होता. आरोग्याशी संबंधित बाबी आपल्या देशात प्रत्येक राज्याद्वारे नियंत्रित केल्या जातात. हा कायदा महाराष्ट्र, हिमाचल प्रदेश आणि गोवा या राज्यांच्या विनंतीवरून निर्माण करण्यात आला होता. या राज्यांनी तो आहे तसा स्वीकारला. त्यानंतर आंध्र प्रदेश आणि जम्मू आणि काश्मीर वगळता इतर सर्व राज्यांनी तो स्वीकारला. २००९ मध्ये गोवा, हिमाचल प्रदेश आणि पश्चिम बंगाल या राज्यांनी या कायद्याची परिणामकारकता, प्रासंगिकता आणि परिणाम यातील अपुरेपणा दूर करण्यासाठी या कायद्यात सुधारणा प्रस्तावित केली होती. संसदेने २०११ मध्ये या कायद्यातील सुधारणा मंजूर केली आणि २०१४ मध्ये नवे नियम अधिसूचित करण्यात आले. प्रस्तावित राज्ये आणि केंद्रशासित प्रदेशांनी हे आहे तसे स्वीकारले आहेत आणि इतर राज्यांनी राज्यांच्या विधानसभेत ठराव पारित करून ते स्वीकारले.

या कायद्यातील मुख्य तरतुदी (२०१४च्या सुधारणा आणि नियमांसह) खालीलप्रमाणे आहेत:

१. मेंदू मृत्यू (ब्रेन डेथ) - मेंदूचे कार्य थांबल्यावरही हृदय सुरू असणे, यालाच ब्रेन डेथ म्हणतात. हा मृत्यूचा एक प्रकार म्हणून ओळखला जातो. मेंदू मृत्यू प्रमाणपत्रासाठी प्रक्रिया आणि निकष परिभाषित (फॉर्म 10) अनुसरावा.

२. जिवंत दाता आणि शव - जिवंत व्यक्ती म्हणजे जिचे हृदय आणि मेंदू दोन्ही सुरू आहेत. हृदय बंद पडल्यावर किंवा/आणि मेंदू मृत झाल्यावर ती व्यक्ती मृत घोषित केली जाते. त्या त्या स्थितीतल्या नियमांप्रमाणे आणि कायद्यानुसार, मानवी अवयव आणि ऊतींचे प्रत्यारोपण करता येते.

३. प्रत्यारोपणाचे क्रियाकलाप - निरीक्षण करण्यासाठी नियामक आणि सल्लागार संस्था आणि त्यांची रचना परिभाषित केली गेली.

(अ) **योग्य अधिकारी (ॲप्रोप्रिएट ऑथॉरिटी-AA)** : प्रत्यारोपणासाठी रुग्णालयांची तपासणी करणे, नोंदणी करणे, रुग्णालयांसाठी आवश्यक मानकांची अंमलबजावणी करणे आणि प्रत्यारोपणाच्या गुणवत्तेची चाचणी करण्यासाठी नियमित तपासणी करणे ही जबाबदारी या प्राधिकरणाला दिली आहे. कायद्याच्या तरतुदींच्या उल्लंघनासंबंधीच्या तक्रारींची चौकशी ते करू

शकते आणि कोणत्याही व्यक्तीला बोलावणे, कागदपत्रांची विनंती करणे आणि शोध वॉरंट जारी करण्याबाबतचे दिवाणी न्यायालयाचे अधिकार त्यांना आहेत.

(ब) **सल्लागार समिती :** योग्य प्राधिकरणाला सल्ला देऊ शकतील अशा प्रत्यारोपणाच्या विभागातील तज्ज्ञांचा समावेश यात केला जावा.

(क) **ऑथोरायझेशन समिती (AC) :** ही समिती, जिवंत दात्याचे आर्थिक कारणांसाठी शोषण होणार नाही याची खात्री करण्यासाठी आणि प्रत्यारोपणातील व्यावसायिक व्यवहार रोखण्यासाठी प्रत्येक प्रकरणाचे पुनरावलोकन करून जिवंत दात्याच्या प्रत्यारोपणाचे नियमन करते. कार्यवाहीचे व्हिडिओ रेकॉर्डिंग आणि निर्णय चोवीस तासांच्या आत सूचित केले जातात. त्यांच्या निर्णयाविरुद्ध राज्य किंवा केंद्र सरकारकडे अपील केले जाऊ शकते.

(ड) **वैद्यकीय मंडळ (ब्रेन डेथ कमिटी) :** मेंदू मृत्यू प्रमाणपत्रासाठी जबाबदार डॉक्टरांचे पॅनेल असले पाहिजे. न्यूरॉलॉजिस्ट किंवा न्यूरोसर्जनची उपलब्धता नसल्यास, रुग्णालयाच्या प्रभारी वैद्यकीय प्रशासकाद्वारे नामनिर्देशित केलेले कोणतेही सर्जन, फिजिशियन, भूलतज्ज्ञ किंवा इंटेन्सिव्हिस्ट मेंदूचा मृत्यू प्रमाणित करू शकतात.

४. जिवंत दात्यांना जवळचे नातेवाईक आहेत किंवा नाहीत यानुसार वर्गीकृत केले जाते.

(अ) **जवळचे नातेवाईक** – पती / पत्नी, मुले, आई, वडील, नातवंडे, भावंडे आणि आजी, आजोबा यांना अवयव दान करण्यासाठी प्रत्यारोपण केंद्राच्या प्रभारी डॉक्टरांची परवानगी आवश्यक असते.

(ब) संबंधित नसलेल्या दात्याला त्याचे अवयव दान करण्यासाठी राज्याने स्थापन केलेल्या अधिकृत समितीची परवानगी आवश्यक असते.

५. अदलाबदल प्रत्यारोपण (स्वॅप ट्रान्सप्लांटेशन) : जेव्हा जवळचा नातेवाईक जिवंत दाता वैद्यकीयदृष्ट्या प्राप्तकर्त्याशी वैद्यकीयदृष्ट्या जुळत नाही म्हणजेच विसंगत असतो, तेव्हा त्यांची दुसऱ्या संबंधित दाता आणि प्राप्तकर्ता या जोडीसह अदलाबदली प्रत्यारोपण करण्यासाठी परवानगी असते.

६. मेंदूच्या मृत्यूनंतर अवयव दानासाठी अधिकृतता :

(अ) मृत्यूपूर्वी व्यक्ती स्वत: किंवा स्वत:द्वारे परवानगी देऊ शकते.

(ब) कायदेशीरदृष्ट्या मृताचे शरीर ताब्यात असलेल्या व्यक्तीद्वारे - डॉक्टर रुग्णाला किंवा आयसीयूमध्ये दाखल असलेल्या प्रत्येक व्यक्तीच्या नातेवाईकांना रुग्णाच्या अवयव दानाच्या पर्यायांबद्दल विचारू शकतात. त्यांना ती माहिती

नसल्यास, रुग्णाला किंवा त्याच्या जवळच्या नातेवाईकांना अवयवदानाच्या पर्यायांची माहिती दिली जाते.

(क) दावा न केलेल्या शरीरातील अवयव किंवा ऊती या अवयवदानासाठी वापरण्याची अधिकृतता प्रक्रिया वर्णन केलेली आहे.

७. योग्य प्राधिकरणाकडे नोंदणी केल्यानंतर आयसीयू सुविधा असलेल्या कोणत्याही रुग्णालयातून अवयव पुनर्प्राप्तीची परवानगी : आयसीयू सुविधा असलेले कोणतेही रुग्णालय, मनुष्यबळ, पायाभूत सुविधा आणि मेंदूतील मृत व्यक्तीचे निदान आणि देखभाल करण्यासाठी आणि त्यांच्या तात्पुरत्या साठवणुकीच्या सुविधेसह अवयव आणि ऊतक पुनर्प्राप्त करण्यासाठी आणि वाहतूक करण्यासाठी आवश्यक असलेली उपकरणे, पुनर्प्राप्ती केंद्र म्हणून नोंदणी करू शकतात.

८. दात्यांचे व्यवस्थापन : पुनर्प्राप्ती, वाहतूक आणि जतन यांचा खर्च प्राप्तकर्ता, संस्था, सरकार, स्वयंसेवी संस्था किंवा समाजाने उचलणे अपेक्षित असते, दात्याने किंवा दात्याच्या नातेवाईकांनी किंवा कुटुंबाने नाही.

९. मेडिको : लीगल प्रकरणांमध्ये अवयव दानाची प्रक्रिया ही मृत्यूचे कारण आणि अवयव पुनर्प्राप्त करण्यात विलंब होऊ नये म्हणून परिभाषित केली आहे.

१०. प्रत्यारोपण केंद्र सुविधा : रुग्णालयाच्या नोंदणीसाठी आवश्यक मनुष्यबळ आणि सुविधा उपलब्ध केली पाहिजे

११. पायाभूत सुविधा : उपकरणे यांची आवश्यकता आणि मार्गदर्शक तत्त्वे आणि ऊती बँकांसाठी मानक कार्यप्रणाली रेखांकित केल्या आहेत.

१२. प्रत्यारोपण सर्जन : कॉर्निया आणि ऊतक पुनर्प्राप्ती तंत्रज्ञांची पात्रता परिभाषित केलेली आहे.

१३. प्रत्यारोपण समन्वयकांची नियुक्ती (परिभाषित पात्रतेसह) अनिवार्य केलेली आहे.

भारतीय आरोग्य आणि कुटुंब कल्याण मंत्रालयाने, २०२२मध्ये राष्ट्रीय अवयव प्रत्यारोपण मार्गदर्शक तत्त्वांमध्ये बदल केले आहेत. त्यामुळे आता, ६५ वर्षांपिक्षा जास्त वयाच्या व्यक्तींना मृत देणगीदारांकडून प्रत्यारोपणासाठी अवयव मिळू शकतात.

नवीन मार्गदर्शक तत्त्वांमधील ठळक मुद्दे

वयोमर्यादा : भारतातील आयुर्मान अलीकडे वाढलेले असल्यामुळे अवयवदानासाठी असलेली वयाची मर्यादा रद्द केली गेली. यापूर्वी, नॉट्टोच्या (नॅशनल ऑर्गन अँड टिश्यू ट्रान्सप्लांट ऑर्गनायझेशन) मार्गदर्शक तत्त्वानुसार, ६५ वर्षांपिक्षा

जास्त वयाच्या शेवटच्या टप्प्यातील अवयव निकामी झालेल्या रुग्णाला अवयव प्राप्त करण्यासाठी नोंदणी करण्यास मनाई होती.

अधिवासाची आवश्यकता नाही : 'एक राष्ट्र, एक धोरण' या उपक्रमांतर्गत एखाद्या राज्यात अवयव प्राप्तकर्ता म्हणून नोंदणी करण्यासाठी अधिवासाची आवश्यकता मंत्रालयाने काढून टाकली आहे. त्यानुसार गरजू रुग्ण त्याच्या आवडीच्या कोणत्याही राज्यात अवयव मिळविण्यासाठी नोंदणी करू शकतो आणि तेथे शस्त्रक्रियाही करू शकतो.

नोंदणीशुल्क रद्द : अवयव प्राप्ती करण्याच्या नोंदणीसाठी आता कोणतेही नोंदणी शुल्क आकारले जाणार नाही. जी राज्ये असे शुल्क आकारतात, त्या राज्यांना तसे न करण्यास सरकारने सांगितले आहे. अवयव प्राप्तकर्त्यांच्या प्रतीक्षा यादीत रुग्णाची नोंदणी करण्यासाठी पैसे मागणाऱ्या राज्यांमध्ये गुजरात, तेलंगणा, महाराष्ट्र आणि केरळ यांचा समावेश होता.

नॉट्टो- NOTTO

नॅशनल ऑर्गन अँड टिश्यू ट्रान्सप्लांट ऑर्गनायझेशन (NOTTO) ची स्थापना केंद्र सरकारच्या आरोग्य आणि कुटुंब कल्याण मंत्रालयाच्या आरोग्य सेवा महासंचालनालयांतर्गत करण्यात आली आहे. प्रत्यारोपणाच्या सर्व क्रियाकलापांचा समन्वय साधण्यासाठी आणि

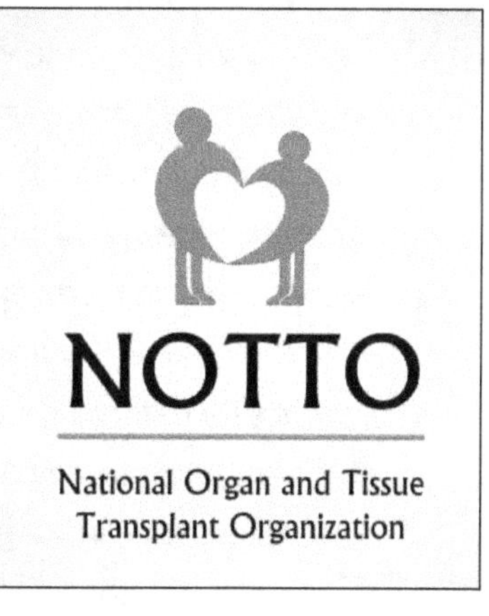

अवयव आणि ऊतींच्या खरेदी आणि वितरणासाठी नॉट्टोचा राष्ट्रीय नेटवर्क विभाग काम करतो. ROTTOs आणि SOTTOsद्वारे देशात अवयव आणि ऊतींचे दान आणि प्रत्यारोपणाची नोंदणी राखण्यासाठी सर्वोच्च केंद्र म्हणून नॉट्टो कार्य करते.

नॉट्टो या संस्थेचे दोन मुख्य विभाग आहेत-

- नॅशनल ह्युमन ऑर्गन अँड टिश्यू रिमूव्हल अँड स्टोरेज नेटवर्क
- नॅशनल बायोमटेरियल सेंटर

नॅशनल ह्युमन ऑर्गन अँड टिश्यू रिमूव्हल अँड स्टोअरेज नेटवर्क

मानवी अवयव प्रत्यारोपण (सुधारित) कायदा २०११ नुसार हे नेटवर्क सुरुवातीला दिल्लीसाठी स्थापित केले गेले आणि कालांतराने देशातील इतर राज्ये आणि प्रदेशांना समाविष्ट करण्यासाठी विस्तारित केले गेले.

NOTTO चा राष्ट्रीय नेटवर्क विभाग खालील कार्ये करतो

- देशातील अवयव आणि ऊती जमा करणे, त्यांचे वितरण, समन्वय आणि नेटवर्किंग करणे
- तसेच अवयव आणि ऊतक दान व प्रत्यारोपणाच्या नोंदणीसाठी अखिल भारतीय क्रियाकलापांसाठी सर्वोच्च केंद्र म्हणून कार्य करणे.
- कमीत कमी वेळेत सर्वांत सुरक्षित मार्गाने अवयव प्रत्यारोपण सुलभ करण्यासाठी योजना आखणे
- राष्ट्रीय नोंदणी विकसित आणि प्रकाशित करण्यासाठी व डेटा संकलित करण्यासाठी उपक्रम राबवणे

राष्ट्रीय स्तरावरील कामे

- विविध कार्यांसाठी धोरण, मार्गदर्शक तत्त्वे आणि आचारसंहिता तयार करणे
- तत्सम प्रादेशिक आणि राज्यस्तरीय संघटनांसह संवाद जाळे तयार करणे
- राज्ये आणि क्षेत्रांमधील सर्व नोंदणी डेटा संकलित आणि प्रकाशित करणे
- जनजागृती, अवयवदान आणि प्रत्यारोपण उपक्रमांना प्रोत्साहन देणे.
- अवयव आणि ऊती जमा करण्यापासून ते प्रत्यारोपणापर्यंतचे समन्वय ठेवणे
- सर्व संबंधित संस्था, रुग्णालये आणि व्यक्तींना माहितीचा प्रसार करणे
- राज्यांमधील प्रत्यारोपणाच्या क्रियाकलापांचे निरीक्षण करणे आणि या संदर्भात डेटा-बँक अद्ययावत राखणे.
- अवयव प्रत्यारोपण पाळत ठेवणे आणि अवयव प्रत्यारोपण आणि अवयव दाता नोंदणीसाठी डेटा व्यवस्थापनात मदत करणे.
- अवयव दाते आणि प्रत्यारोपणाच्या कायदेशीर आणि गैर-कायदेशीर पैलूंवर सल्लामसलत, समर्थन देणे
- यात कार्य करणाऱ्या कर्मचाऱ्यांसाठी विविध संवर्गासाठी समन्वय आणि प्रशिक्षण आयोजित करणे

दिल्ली आणि नॅशनल कॅपिटल रिजन (एनसीआर) साठी कार्य

- प्रत्यारोपणाची आवश्यकता असलेल्या गंभीर आजारी रुग्णांची प्रतीक्षा यादी राखणे
- प्रत्यारोपण केंद्र, पुनर्प्राप्ती केंद्रे आणि टिश्यू बँकांसह नेटवर्किंग करणे
- वैद्यकीय कायदेशीर पैलूंसह अवयव आणि ऊतींच्या खरेदीसाठी आवश्यक असलेल्या सर्व क्रियाकलापांसाठी समन्वय राखणे

- देणगीदारांसह प्राप्तकर्त्यांची जुळणी करणे
- दिल्ली राज्य आणि राष्ट्रीय राजधानीच्या प्रदेशात अवयव आणि ऊतींचे वाटप, वाहतूक, साठवण आणि वितरण करणे
- प्रत्यारोपणानंतर ग्राफ्ट निकामी होणे, जगण्याचा कालावधी इ. बाबत रुग्णांचा आणि जिवंत दात्याचा पाठपुरावा करणे
- अवयवदानाला प्रोत्साहन देण्यासाठी जनजागृती, समर्थन आणि प्रशिक्षण कार्यशाळा आणि इतर उपक्रम राबवणे

नॅशनल बायोमटेरियल सेंटर (नॅशनल टिश्यू बँक)

विविध उपक्रम- नॅशनल बायोमटेरियल सेंटरतर्फे खालील उपक्रम केले जातात.

- ऊतक खरेदी आणि वितरणासाठी समन्वय
- दाता टिश्यू स्क्रीनिंग
- ऊती आणि स्टोअरेज काढणे
- ऊतींचे संरक्षण
- ऊतकांची प्रयोगशाळा तपासणी
- टिश्यू ट्रॅकिंग
- निर्जंतुकीकरण
- रेकॉर्ड देखभाल, डेटा संरक्षण आणि गोपनीयता
- ऊतींमधील गुणवत्ता व्यवस्थापन
- ऊतींवरील रुग्णाची माहिती
- मार्गदर्शक तत्त्वे, प्रोटोकॉल आणि मानक ऑपरेटिंग प्रक्रियांचा विकास
- प्रशिक्षण
- इतर टिश्यू बँकांच्या नोंदणीसाठी आवश्यकतेनुसार मदत करणे

बदललेल्या परिस्थितीत बायोमटेरिअल्सची खरेदी, साठवण आणि वितरण पूर्ण करण्यासाठी ऊती प्रत्यारोपणाच्या मागण्या पूर्ण करण्यासाठी राष्ट्रीय स्तरावरील टिश्यू बँकेची स्थापना करण्यात आली. मानवी अवयवांचे प्रत्यारोपण (सुधारित) कायदा २०११मध्ये ऊतक दान आणि ऊतक बँकांची नोंदणी या घटकांचा समावेश करण्यात आला. हे केंद्र खालील गोष्टींची काळजी घेते:-

- **हाडे आणि हाडांशी संबंधित उतके**- उदा. डीप फ्रोझन बोन ॲलोग्राफ्ट, फ्रीझ ड्राय बोन ॲलोग्राफ्ट, डोवेल ॲलोग्राफ्ट, एएए बोन, ड्युरामेटर, फेशियलटा, फ्रोझन ह्युमन अम्नीओटिक मेम्ब्रेन, गुडघे, नितंब आणि खांदे यांसारखे उच्च तापमान उपचार बोर्ड कॅडेव्हरिक सांधे, कॅडेव्हरिक क्रेनिअम बोन ग्राफ्ट, लूज

हाडांचे विविध प्रकार ऑर्थोडॉन्टिक्समध्ये वापरले जाणारे बोवाइन ऑलोग्राफ्ट

- त्वचा कलम
- कॉर्निया
- हृदयाच्या झडपा आणि रक्तवाहिन्या

NOTTOच्या https://notto.mohfw.gov.in/index.htm या वेबसाईटवर अवयवदान आणि प्रत्यारोपणासंबंधित खालील अर्ज उपलब्ध आहेत.

फॉर्म १- संबंधित दात्याला ओळखणाऱ्या व्यक्तीकडून अवयव किंवा ऊतक दानासाठी

फॉर्म २- जिवंत पती-पत्नी दात्याकडून अवयव किंवा ऊतक दानासाठी

फॉर्म ३- जवळच्या नातेवाईक जिवंत दात्याशिवाय अवयव किंवा ऊतक दानासाठी

फॉर्म ४- जिवंत दात्याच्या वैद्यकीय तंदुरुस्तीच्या प्रमाणपत्रासाठी

फॉर्म ५- प्राप्तकर्त्यासिह जिवंत दात्याचे आनुवंशिक संबंध प्रमाणित करण्यासाठी

फॉर्म ६- जोडीदार जिवंत दात्यासाठी

फॉर्म ७- अवयव किंवा ऊतक गहाण ठेवण्यासाठी

फॉर्म ८- घोषणा सहसंमतीसाठी

फॉर्म ९- रुग्णालय किंवा तुरुंगात दावा न केलेल्या मृतदेहासाठी

फॉर्म १०- ब्रेन स्टेम मृत्यूच्या प्रमाणीकरणासाठी

फॉर्म ११- जिवंत दात्याकडून प्रत्यारोपणाच्या मंजुरीसाठी अर्ज

फॉर्म १२- कॉर्निया व्यतिरिक्त अवयव किंवा ऊतींचे प्रत्यारोपण करण्यासाठी रुग्णालयाच्या नोंदणीसाठी अर्ज

फॉर्म १३- डोळा/कॉर्निया पुनर्प्राप्ती व्यतिरिक्त अवयव/ऊतक पुनर्प्राप्त करण्यासाठी रुग्णालयाच्या नोंदणीसाठी अर्ज

फॉर्म १४- आय बँकांव्यतिरिक्त टिश्यू बँकांच्या नोंदणीसाठी अर्ज

फॉर्म १५- मानवी अवयव प्रत्यारोपण कायद्याच्या अंतर्गत नेत्र बँक, कॉर्नियल प्रत्यारोपण केंद्र, नेत्र पुनर्प्राप्ती केंद्राच्या नोंदणीसाठी अर्ज

फॉर्म १६- अवयव/ऊतक प्रत्यारोपण/पुनर्प्राप्ती आणि/किंवा टिश्यू बँकिंगसाठी नोंदणीचे प्रमाणपत्र

फॉर्म १७- नोंदणीच्या नूतनीकरणाचे प्रमाणपत्र

फॉर्म १८- हॉस्पिटल ऑफ ॲथोरायझेशन कमिटीद्वारे प्रमाणपत्र (जर रुग्णालय अधिकृतता समिती उपलब्ध नसेल तर जिल्हा/राज्याची अधिकृतता समिती) जिथे प्रत्यारोपण करावे लागेल (लेटर हेडवर जारी केले जावे).

फॉर्म १९- सक्षम प्राधिकाऱ्याचे प्रमाणपत्र [नियम 2(c) मध्ये परिभाषित केल्यानुसार] पती/पत्नी व्यतिरिक्त, भारतीय जवळच्या नातेवाईकांसाठी, प्रकरणे (पती-पत्नी

दात्याच्या बाबतीत, फॉर्म 6 लागू होईल.)

फॉर्म २०- प्राप्तकर्ता किंवा देणगीदाराच्या अधिवास स्थितीच्या संदर्भात पडताळणी प्रमाणपत्र [तहसीलदार किंवा इतर कोणत्याही अधिकृत अधिकाऱ्याद्वारे जारी केले जाणार आहे (केवळ देणगीदारासाठी आवश्यक आहे - जर ते राज्याचे नसतील तर जवळचे नातेवाईक किंवा प्राप्तकर्ता व्यतिरिक्त ऑपरेशनसाठी ओळखले जाणारे प्रत्यारोपण रुग्णालय येथे आहे)]

फॉर्म २१- परदेशी व्यक्तींच्या बाबतीत अवयव दाता आणि प्राप्तकर्ता यांच्यातील संबंधांचे प्रमाणपत्र (संबंधित दूतावासाने जारी करावे)

प्रत्यारोपणाबाबत राष्ट्रीय धोरण निर्माण करण्याच्या दिशेने, मानवी अवयव प्रत्यारोपण (सुधारणा) कायदा २०११ च्या नियमांमध्ये बदल करण्याचा केंद्र सरकारचा विचार आहे. सध्या वेगवेगळ्या राज्यांमध्ये वेगवेगळे नियम आहेत. या नियमांमध्ये बदल करण्याचा केंद्र सरकारचा विचार आहे, जेणेकरून देशभरातील सर्व राज्यांमध्ये एकच मानक निकष पाळला जाईल. तथापि, आरोग्य हा राज्याचा विषय असल्याने केंद्र सरकारने तयार केलेले नियम राज्यांवर बंधनकारक असणार नाहीत. अवयवांसाठी अधिक चांगल्या आणि अधिक न्याय्य गोष्टी आणि शवदात्यांना प्रोत्साहन हे या बदलांचे उद्दिष्ट आहे. सध्या भारतात केल्या जाणाऱ्या सर्व अवयव प्रत्यारोपणाचा तो एक छोटासा भाग आहे.

भारतात अवयवदान आणि प्रत्यारोपणासाठीची प्रतीक्षा यादी, त्याविषयीची जागरुकता आणि वास्तव परिस्थिती पाहिली तर खालील गोष्टी आवश्यक वाटतात -

- अवयव दानाला प्रोत्साहन देणे हा एक महत्त्वाचा उपक्रम आहे. यामुळे एक जीव वाचू शकतो आणि संपूर्ण समाजाला लाभ होऊ शकतो.

- जागरूकता वाढवून, लोकांना शिक्षित करून आणि देणगी प्रक्रियेत सुधारणा करून, अवयव आणि ऊतक दान अधिक सुलभ बनवले जाऊ शकते आणि संभाव्य दात्यांची संख्या वाढू शकते.

- दुर्बल घटकांना दान केलेल्या अवयवांची सुलभता वाढवण्यासाठी, सार्वजनिक रुग्णालयांनी प्रत्यारोपण करण्यासाठी आणि गरीबांना परवडणारे योग्य उपचार उपलब्ध करून देण्यासाठी पायाभूत सुविधांची क्षमता वाढवणे आवश्यक आहे.

- क्रॉस-सबसिडीझेशनमुळे दुर्बल घटकांसाठी सुलभता वाढू शकते. प्रत्येकी तीन किंवा चार प्रत्यारोपणासाठी, खासगी रुग्णालयांनी बहुसंख्य अवयवांचे दान करणाऱ्यास लोकसंख्येच्या विभागात मोफत प्रत्यारोपण केले पाहिजे, असे सुचवण्यात आले आहे.

ग्रीन कॉरिडॉर

अवयव प्रत्यारोपणामध्ये दात्याच्या शरीरातून काढलेला अवयव आणि त्याचे प्राप्तकर्त्याच्या शरीरात केले जाणारे प्रत्यारोपण, या दरम्यानचा विलंब कमी केल्यास प्रत्यारोपण यशस्वी होण्याची शक्यता वाढते. म्हणूनच, तो अवयव एका ठिकाणाहून दुसरीकडे नेण्याची वाहतूक हा एक महत्त्वाचा घटक आहे. भारतातील अनेक भागात

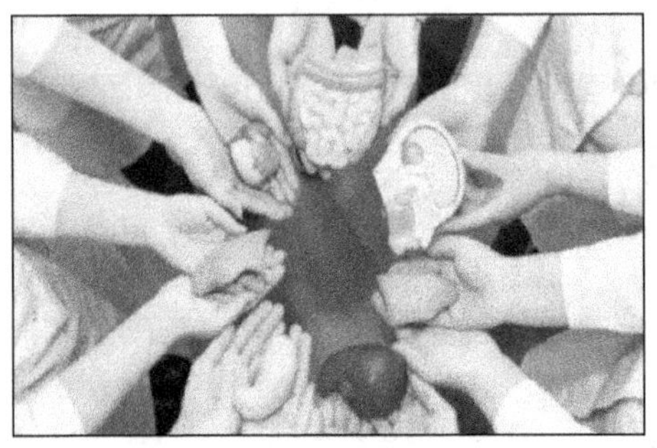

यासाठी ग्रीन कॉरिडॉर तयार करण्यात आले आहेत. ग्रीन कॉरिडॉर हा एक विशेष आखलेला मार्ग असतो. दात्याच्या शरीरातून काढलेला अवयव रुग्णवाहिकेला शक्य तितक्या कमी वेळेत प्राप्तकर्त्याच्या ठिकाणी पोहोचवता यावा यासाठी लागेल तेव्हा हा मार्ग मोकळा केला जातो. अवयव एका रुग्णालयातून दुसऱ्या रुग्णालयात नेण्यासाठी प्रत्यारोपणात सहभागी असलेली रुग्णालये, शहरातील वाहतूक अधिकारी आणि काही वेळेस विमानतळ अधिकारी सहकार्य करतात.

चेन्नई शहरात जुलै २०१४मध्ये रुग्णालय अधिकारी आणि पोलिसांनी समन्वय साधून अवयव प्रत्यारोपणासाठीचे एक हृदय नेहमीच्या वेळेच्या निम्म्या वेळेत एका रुग्णालयातून दुसऱ्या रुग्णालयात व्यवस्थितपणे पोहचवले. तेव्हापासून अशा आखलेल्या मार्गाला *ग्रीन कॉरिडॉर* हे औपचारिक नाव मिळाले.

हृदय शरीराबाहेर काढल्यापासून ४ ते ६ तासांच्या आत आणि यकृत शरीराबाहेर काढल्यापासून १२ ते १५ तासांच्या आत प्राप्तकर्त्याकडे पोचणे महत्त्वाचे असते. त्यामुळे ग्रीन कॉरिडॉर सामान्यत: हृदय आणि यकृताच्या वाहतुकीसाठी वापरले जातात. अवयवाची वाहतूक आणखी जलद होण्यासाठी आवश्यक तेव्हा हवाई रुग्णवाहिका देखील वापरल्या जातात. ग्रीन कॉरिडॉरमुळे अवयव वाया जात नाहीत आणि अवयव प्रत्यारोपणाला गती मिळते. यासाठी आता ड्रोनचा अधिक वापर करण्याची सूचनाही करण्यात आली आहे.

अवयवदान आणि प्रत्यारोपणाशी संबंधित कार्यकारी संस्था

भारतात अनेक सरकारी आणि गैर-सरकारी संस्था अवयवदानाच्या क्षेत्रात काम करतात.

अवयवदान करणाऱ्या दात्याला, मग तो जिवंत दाता असो किंवा मृत अथवा मेंदूमृत; त्याचा अवयव शस्त्रक्रियेद्वारे काढताना कोणताही खर्च येत नाही. हा खर्च

प्राप्तकर्ताच करतो. या उलट कोणत्याही दात्याने अवयवदान स्वेच्छेने करावे, त्यासाठी कोणतेही शुल्क किंवा देणगी घेऊ नये, असा कायदा आहे.

सरकारी संस्था

* आंध्र प्रदेश - जीवनदान कार्यक्रम
* कर्नाटक - प्रत्यारोपणासाठी कर्नाटकची विभागीय समन्वय समिती
* केरळ – मृतसंजीवनी – अवयव सामायिकरणासाठी केरळ नेटवर्क
* महाराष्ट्र – मुंबईतील झोनल ट्रान्सप्लांट कोऑर्डिनेशन सेंटर
* राजस्थान – नवजीवन – राजस्थान नेटवर्क ऑफ ऑर्गन शेअरिंग
* तामिळनाडू - कॅडेव्हर ट्रान्सप्लांट प्रोग्राम, ट्रान्सस्टन

प्रादेशिक अवयव आणि ऊतक प्रत्यारोपण संघटना (ROTTO)

* किंग एडवर्ड मेमोरियल हॉस्पिटल आणि सेठ मेडिकल कॉलेज, मुंबई – महाराष्ट्र, गुजरात, गोवा, दादरा आणि नगर हवेली आणि दमण आणि दीव, मध्य प्रदेश, छत्तीसगड
* सरकारी मल्टीस्पेशालिटी हॉस्पिटल, चेन्नई - तामिळनाडू, केरळ, तेलंगणा, आंध्र प्रदेश, कर्नाटक, पाँडिचेरी, अंदमान आणि निकोबार बेटे, लक्षद्वीप
* इन्स्टिटट्यूट ऑफ पीजी मेडिकल एज्युकेशन अँड रिसर्च, कोलकाता - पश्चिम बंगाल, झारखंड, सिक्कीम, बिहार आणि ओडिशा
* *PGIMER* चंदीगड - पंजाब, हरियाणा, हिमाचल प्रदेश, जम्मू आणि काश्मीर, राजस्थान, उत्तर प्रदेश आणि उत्तराखंड
* गुवाहाटी मेडिकल कॉलेज आणि हॉस्पिटल, आसाम - आसाम, मेघालय, अरुणाचल प्रदेश, मणिपूर, नागालँड, मिझोरम, त्रिपुरा.

गैर-सरकारी संस्था

* अपेक्स किडनी फाउंडेशन
* गिफ्ट युवर ऑर्गन
* मोहन फाउंडेशन
* नर्मदा किडनी फाउंडेशन
* शतायु

भारतात, आरोग्य विमा पॉलिसी प्राप्तकर्त्यांच्या अवयव प्रत्यारोपणाशी होणारा संबंधित खर्च कव्हर करतात. याबाबत काही प्रमुख मुद्दे :

अवयव प्राप्तकर्त्यांच्या प्रत्यारोपण शस्त्रक्रियेसाठी संरक्षण:

- शस्त्रक्रिया, स्क्रीनिंग, चाचण्या आणि अवयव प्रत्यारोपणाच्या प्रक्रियेचा खर्च सामान्यतः विम्याच्या रकमेपर्यंत संरक्षित केला जातो.
- शस्त्रक्रियेनंतरच्या गुंतागुंत, जसे की किडनी प्रत्यारोपणानंतर एका मूत्रपिंडासह व्यवस्थापित करणे, देखील विमा संरक्षणात समाविष्ट केले आहे.
- शस्त्रक्रिया आणि प्रत्यारोपणातून बरे होतानाचा खर्च, औषधे आणि रुग्णालयात मुक्काम हे सहसा अवयव प्राप्तकर्त्यांच्या पॉलिसीत दिलेले असते.

अवयव दाता संरक्षण:

- अनेक आरोग्य विमा संस्था आता अवयवदात्याच्या हॉस्पिटलायझेशनसाठी मूलभूत खर्चाच्या संरक्षणासह योजना उपलब्ध करून देतात.
- शस्त्रक्रियेद्वारे अवयव काढण्याचा संबंधित खर्च गृहीत धरल जात केला जातो.
- प्राप्तकर्त्याने केलेल्या शस्त्रक्रिया-संबंधित खर्चाचा देखील समावेश आहे2.

अवयव प्रत्यारोपणाचा खर्च:

- कायद्याने अवयव मोफत दिले असले तरी प्रत्यारोपणाचा खर्च जास्त असू शकतो.
- खासगी रुग्णालये वेगवेगळे शुल्क आकारतात (उदा. हृदय प्रत्यारोपणासाठी रू. १० लाख ते रू. ३० लाख).
- तुमच्या आरोग्य विमा पॉलिसीमध्ये अवयव प्रत्यारोपणासाठी संपूर्ण संरक्षण असणे महत्त्वाचे आहे.

अवयवदानासंबधी कायद्यांमुळे अवयवदानाची प्रक्रिया आता अधिक सुरक्षित झाली आहे. मानवी उपचाराकरिता तसेच मानवी अवयवांची व्यावसायिक विक्री होऊ नये म्हणून मानवी अवयव काढणे, तो जतन करणे, प्रत्यारोपण करणे यासाठी केंद्र सरकारने मानवी अवयव प्रत्यारोपण कायदा १९९४ अमलात आणला. त्यानंतर वेळोवेळी त्यात सुधारणाही करण्यात आल्या. "आपल्या मृत्यूनंतर आपल्यामुळे कुणाचे तरी जीवन फुलवू या", असा विचार जर मनात आणला, तर समाजातील हजारो नागरिक या अवयवदान अभियानात स्वतःहून सहभागी होतील. अवयव दानाचा अर्ज भरतील यात शंकाच नाही.

☘☘☘☘

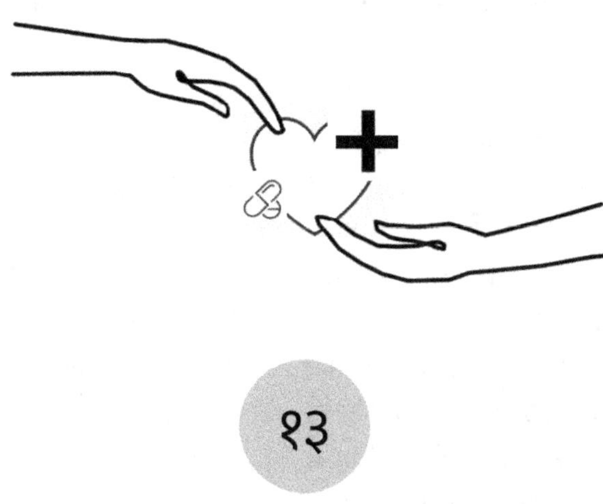

फॅमिली डॉक्टरचे महत्त्व

तीन वेगवेगळ्या प्रसंगांची कल्पना करा –

- घरातले लहान मूल रात्री तापाने फणफणले आहे
- रस्त्यावर एखाद्याला अपघात झाला आहे. हाड मोडण्यासारखे गंभीर काही झाले नसले तरी सर्वांग खरचटून रक्तबंबाळ झाले आहे
- अंथरुणाला खिळलेल्या वृद्ध व्यक्तीची शुद्ध अचानक हरपली आहे

वरच्या तिनही प्रसंगात कोणती व्यक्ती तुम्हाला अगदी योग्य मदत करू शकते? याचे उत्तर आहे फॅमिली डॉक्टर! खरेतर, कोणत्याही कारणासाठी वैद्यकीय गरज पडली तर प्रथम पर्याय हा नेहमी फॅमिली डॉक्टर किंवा कौटुंबिक चिकित्सक हेच हवेत. पण आजच्या काळात प्रत्यक्षात तसे घडताना दिसत नाही. आजकाल रुग्ण लहानसहान गोष्टींनाही स्पेशालिस्ट डॉक्टरांकडे जाण्याचा आग्रह धरताना दिसतात. वैद्यकीय बाबतीतल्या खर्चाच्या विश्लेषक तज्ज्ञांच्या मते आरोग्यसेवेवरील खर्चाचा बोजा यामुळेच जास्त वाढतो.

या गोष्टींना अपवाद असतो तो केवळ मेडिकल इमर्जन्सी म्हणजे वैद्यकीय आपत्कालीन परिस्थिती असेल तर. उदा. एखाद्याला अपस्माराचे तीव्र झटके येणे, छातीत दुखून घाम फुटून उलट्या होणे, अपघातात रस्त्यावर व्यक्ती बेशुद्ध पडणे, अशा परिस्थितीत मात्र वेळ न दवडता जवळच्या रुग्णालयामध्ये त्वरित जाणे हेच अगदी योग्य असते.

फॅमिली डॉक्टर्स का महत्त्वाचे आहेत हे स्पष्ट करणारी ही काही कारणे –

पिढ्यांचा वैद्यकीय इतिहास : फॅमिली डॉक्टर हे त्यांच्याकडे उपचार घेणाऱ्या व्यक्तीच्या संपूर्ण कुटुंबासाठी उपचार करतात. अगदी पणजी-पणजोबा, आजी-आजोबा यांच्यापासून आई-वडील, काका-काकू, सून-मुलगा किंवा जावई-मुलगी आणि भावंडे, नातवंडे असे सगळे. त्यामुळे त्या डॉक्टरांना अशा कुटुंबाच्या वैद्यकीय इतिहासाची पूर्ण कल्पना असते. कुटुंबात कोणाला काही 'जीवनशैलीजन्य' आजार आहेत का याची माहिती असते. उदा. एखाद्या कुटुंबात अस्थमा, मधुमेह किंवा रक्तदाबाचा यांसारखा काही आजार आधीच्या दोन-तीन पिढ्यांपासून चालत आला आहे अथवा कोणाला एखाद्या औषधाची ॲलर्जी आहे, कोणते औषध लागू पडते अशा सगळ्या प्रकारचा वैद्यकीय इतिहास फॅमिली डॉक्टरांकडे असतो. शिवाय त्या कुटुंबाच्या आर्थिक परिस्थितीची थोडीफार कल्पना असते. त्यामुळे उपचार सांगताना, तपासण्या करायला सांगताना, ऑपरेशनच्या बाबतीत निर्णय घेताना फॅमिली डॉक्टर सगळ्या गोष्टी लक्षात घेऊन अचूक सल्ला-मार्गदर्शन करू शकतात.

वैयक्तिक आणि कौटुंबिक पार्श्वभूमी : फॅमिली डॉक्टरांच्या प्रॅक्टिसमध्ये 'कुटुंब' हा घटक महत्त्वाचा असतो. फॅमिली डॉक्टर हा त्या कुटुंबाचा एक घटक असतो. एका कुटुंबाच्या एकाहून अधिक पिढ्यांतील व्यक्तींना वर्षानुवर्षे उपचार दिल्याने फॅमिली डॉक्टरांकडे रुग्णाचा कौटुंबिक आरोग्य इतिहास असतो. उदाहरणार्थ, एखाद्या घरातील महिलेला तरुणपणात सर्व्हायकल कॅन्सरचे निदान झालेले असल्यास, तिच्या मुलींसाठी तो एक धोक्याचा भाग आहे हे लक्षात घेऊन फॅमिली डॉक्टर त्या मुलीला आनुवंशिक कर्करोग समुपदेशनाची शिफारस करू शकतात. किंवा मधुमेह, हृदयविकार असे आजार एखाद्या कुटुंबात प्रचलित असतील तर त्या कुटुंबातील इतर सदस्यांना त्या आजारासाठी स्क्रीनिंग करून घेण्याचे सुचवू शकतात. तसेच हे आजार टाळण्यासाठी काय करावे याचादेखील सल्ला देऊ शकतात.

फॅमिली डॉक्टर : रुग्णाला कल्पना नसेल अशा आजारांवर फॅमिली डॉक्टर उपचार करू शकतात.

आजकाल फॅमिली डॉक्टर म्हणजे सर्दी खोकल्याचा डॉक्टर अशी संकल्पना रूढ होत चालली आहे. त्यामुळे काही वेगळे असल्यास स्पेशलिस्ट डॉक्टरांकडे जाण्याचा पायंडा आहे. मात्र लोकांना कल्पना नसते की फॅमिली डॉक्टरला जनरल फिजिशियन किंवा प्रायमरी केअर फिजिशियन म्हणतात. केवळ नाक-कान-घशाच्या आजारांबाबतच नव्हे तर शरीरातील सर्व संस्थांच्या आजाराची त्यांना बऱ्यापैकी माहिती असते. उदा. पचनसंस्था, मेंदूची मज्जासंस्था, हृदय आणि रक्ताभिसरण संस्था, अस्थिमज्जा संस्था,

मूत्रविकार संस्था याबाबत त्याचा अभ्यास असतो. एवढेच नव्हे तर मधुमेह, उच्च रक्तदाब, हृदयविकार, किडनी किंवा यकृताचे आजार, संधिवात, कर्करोग, अपस्मार, नेत्रविकार, कानाचे आजार यांचे निदान सर्वांत आधी फॅमिली डॉक्टर करतात. साथीच्या आजारांबाबत तर

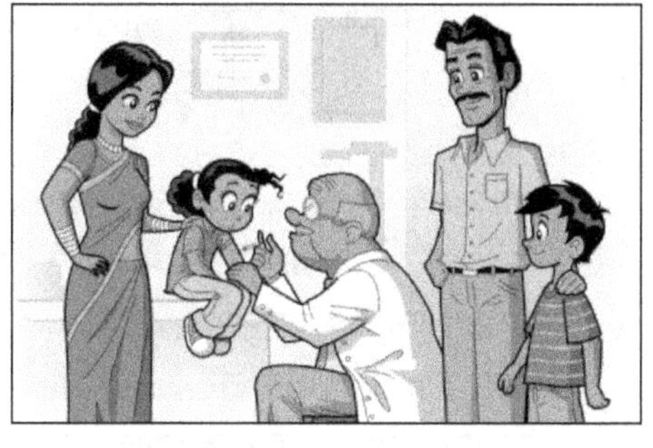

त्यांच्याकडे पूर्ण माहिती असते. शिवाय त्यांच्या रुग्णांमुळे गावातील कोणत्या भागात कोणत्या आजाराची साथ आहे हे माहिती असल्याने, सुरुवातीच्या काळातच त्या आजाराचे निदान करून पुढील गुंतागुंत आणि आजार गंभीर होणे टाळू शकतात.

केवळ औषध-इंजेक्शनांनी बरे होणारे आजारच नव्हे तर काही लहानसहान शस्त्रक्रियासुद्धा ते करू शकतात. उदा. चामखीळ काढणे, पायांवरील कॉर्न्स काढणे, खोल जखमा शिवणे, जड कर्णभूषणे वापरल्याने स्त्रियांच्या कानाच्या पाळीवर आलेले मोठे छिद्र बुजवणे एवढेच काय पण फ्रॅक्चर झालेल्या रुग्णाची ती हाडे सरकलेली नसतील तर त्याला प्लास्टर किंवा प्लास्टर स्लॅब घालणे अशी शल्यचिकित्सेची कामेदेखील ते एका मर्यादिपर्यंत करू शकतात. वेळ पडल्यास आणि योग्य डॉक्टर उपलब्ध नसल्यास गरोदर स्त्रीचे बाळंतपणसुद्धा करू शकतात.

स्पेशालिस्टची निवड : आपल्याला जर एखाद्या विशेषज्ञाची आवश्यकता असेल तर फॅमिली डॉक्टरच आपल्याला त्या क्षेत्रातला योग्य डॉक्टर शोधण्यात मदत करतात. जेव्हा एखाद्या रुग्णाला हृदयविकार, कर्करोग किंवा इतर कोणत्याही गंभीर त्रासाचे निदान होते आणि त्यासाठी तज्ज्ञांना भेटण्याची आवश्यकता असते, तेव्हा तुमचे फॅमिली डॉक्टरच तुमच्या विशिष्ट गरजा आणि व्यक्तिमत्त्वाशी जुळणारा स्पेशालिस्ट शोधण्यात मदत करू शकतात.

हल्ली अनेक रुग्ण आपल्या मनानेच किंवा एखाद्या नातेवाईकांच्या/परिचितांच्या अनुभवावरुन स्पेशालिस्ट डॉक्टरांकडे जातात. खरेतर कित्येकदा रुग्णांना स्पेशालिस्ट उपचारांची गरजही नसते. यामध्ये रुग्णाचा वेळ, पैसा नाहक वाया जातो. रुग्णाला स्पेशालिस्ट डॉक्टरची गरज आहे का?असल्यास कोणत्या प्रकारच्या स्पेशालिस्टची आहे आणि त्या क्षेत्रातील सर्वोत्तम उपचार करणारा तज्ज्ञ डॉक्टर कोण आहे, याबाबतचा सल्ला फॅमिली डॉक्टरच देऊ शकतात.

५. प्रतिबंधक उपायांचे सल्ले : आजच्या वैद्यकीय आजारांमध्ये प्रतिबंधक उपायांना खूप महत्त्व आहे. या सल्ल्यांमध्ये तुमची आरोग्यशैली सुधारणे, आजारी पडण्यापासून

दूर ठेवणे, मोठे आणि दीर्घकालीन आजार होऊ नयेत यासाठी काय करावे?अशा बाबी असतात. त्यामुळे तुमचे आरोग्य उत्तम राहते, जीवनमान सुधारते आणि आयुर्मर्यादा वाढते.

आजारांमध्ये प्राथमिक काळजी अधिक घेतल्याने रुग्णालयामधील खर्चिक आरोग्यसेवेसाठी होणाऱ्या कौटुंबिकच नव्हे, तर राष्ट्रीय खर्चातही बचत होते.

एका जागतिक सर्वेक्षणानुसार, दर १०,००० नागरिकांमागे प्राथमिक काळजी घेणारा एक फॅमिली डॉक्टर असेल, तर

- रुग्णालयामध्ये दाखल होण्याचे प्रमाण ५.५ टक्क्याने कमी होते
- आपत्कालीन कक्षांना येणाऱ्या रुग्णात ११ टक्के घट होते
- शस्त्रक्रियांच्या संख्येमध्ये ११ टक्के घट होते.

थोडक्यात फॅमिली डॉक्टर आरोग्याचे संवर्धन तर करतातच पण देशाची आर्थिक बचतही करून देतात.

फॅमिली डॉक्टरांकडे जाण्याने वैयक्तिक किंवा राष्ट्रीय खर्चात कशी बचत होते हे पाहू -

- योग्य वेळेत योग्य उपचार मिळाल्यास आजार वाढून रुग्णांना रुग्णालयामध्ये भरती होण्याची वेळच येत नाही. उदा. मधुमेह, उच्च रक्तदाब, जखमा
- केवळ आजाराची भीती वाटून अनेक रुग्ण अकारण रुग्णालयात दाखल होत असतात. उदा. डेंग्यूमध्ये केवळ निदान झाल्यावर रुग्ण पूर्ण चांगला असताना विनाकारण रुग्णालयामध्ये दाखल होतो.
- काही आजार फॅमिली डॉक्टरकडून इलाज करून घरच्या घरी बरे होत असतात. परंतु रुग्ण त्या कारणासाठी रुग्णालयात भरती होतात. उदा. डोकेदुखी, उलट्या, जुलाब, काही प्रकारची सामान्य पोटदुखी.
- कित्येकदा दवाखान्यामध्ये रुग्ण अकारण इंजेक्शन द्या, सलाईन लावा, जखमेवर टाके टाका अशी मागणी करतात. त्यांना त्या उपचारांची आवश्यकता कशी नाही हे समजावून सांगितल्याने अशी अकारण इंजेक्शन्स, सलाईन, टाके घालणे टाळता येते.

काही वेळा रात्री-अपरात्री, अतिशय गंभीर परिस्थिती असताना लोकांना फॅमिली डॉक्टर हवे असतात, पण मिळत नाहीत. याची काही कारणे पाहू -

- हे लोक एकाच डॉक्टरकडे न जाता सतत डॉक्टर बदलत असतात.
- असे लोक आपल्या नेहमीच्या आजारांसाठी फॅमिली डॉक्टरकडे न जाता, स्पेशालिस्ट डॉक्टरकडे जातात आणि निर्वाणीच्या वेळेस त्यांना फॅमिली डॉक्टरची आठवण येते. सबब अशा वेळेस फॅमिली डॉक्टरांना अशा रुग्णाला सेवा देणे बहुधा अशक्य होते.

- रुग्णाचा मृत्यू घरात झाल्यास त्याला एमबीबीएस फॅमिली डॉक्टरांचा मृत्यूचा दाखला लागतो. स्पेशालिस्ट डॉक्टर्स सहसा असे घरी मृत्यू पावलेल्या रुग्णांना दाखला देणे टाळतात. अशा रुग्णाला रुग्णालयामध्ये नेल्यास, मृतावस्थेत आणलेल्या रुग्णाचे पोस्टमॉर्टेम करायला सांगितले जाते. ते टाळण्यासाठी, आतापर्यंत कधीही ज्या डॉक्टरांकडे रुग्ण उपचारांसाठी गेलेला नाही अशा डॉक्टरांकडे लोक हा दाखला मागायला जातात. ज्या रुग्णांवर गेल्या १५ दिवसात उपचार केले असतील त्यांनाच मृत्यू दाखला द्यावा असे बंधन कायद्यानुसार डॉक्टरांवर असते. त्यामुळे, त्यांनी पूर्वी कधीही न पाहिलेल्या रुग्णांचे मृत्यूचे कारण डॉक्टर लिहू शकत नाहीत. जर असे लिहिले आणि त्या व्यक्तीचा खून झाला असेल किंवा त्याच्यावर अत्याचार झाले असतील, तर दाखला देणाऱ्या डॉक्टरांवर कायदेशीर कारवाई होऊ शकते. त्यामुळे फॅमिली डॉक्टर ते देऊ शकत नाहीत. यासाठी प्रत्येक कुटुंबाने केवळ अशा अडीअडचणींसाठी नव्हे, तर कोणत्याही आजारात फॅमिली डॉक्टरचा सल्ला घेत जावे आणि फॅमिली डॉक्टर म्हणून त्यांना पक्के करावे.

शासकीय योजनांची गरज

समाजाला मोठ्या प्रमाणात फॅमिली डॉक्टर्स हवे असतील तर तीन महत्त्वाच्या गोष्टींची शासकीय पातळीवर दाखल घ्यायला हवी.

- आजच्या उच्च शिक्षणाच्या जगात पदवी प्राप्त झालेला प्रत्येक डॉक्टर विद्यार्थी हा पदव्युत्तर शिक्षणासाठी 'पीजी-नीट' ही परीक्षा देत असतो. त्यात मिळालेल्या मार्कांनुसार त्याला पदव्युत्तर उच्च शिक्षणाच्या अभ्यासक्रमांना प्रवेश मिळतो. यामध्ये फॅमिली मेडिसिन या विषयाचा समावेश केल्यास, पदव्युत्तर शिक्षण घेतलेले उच्च दर्जाचे फॅमिली डॉक्टर्स समाजाला मिळतील.

- ग्रामीण विभागात फॅमिली डॉक्टरांची आज जास्त गरज आहे. त्यामुळे अशा भागात जाऊ इच्छिणाऱ्या डॉक्टर्सना सरकारने कमी व्याज दरात जागा आणि करांमध्ये सवलत द्यावी, ज्यायोगे डॉक्टर्स ग्रामीण भागात जाण्यास आकर्षित होतील. यापूर्वी औद्योगिक क्षेत्रामध्ये हा प्रयोग यशस्वीरित्या झालेला आहे. तो वैद्यकीय क्षेत्रात करावा.

- दरवर्षी १९ मे हा दिवस 'जागतिक फॅमिली डॉक्टर्स डे' म्हणून जगभरात साजरा केला जातो. लोकांना फॅमिली डॉक्टर्स या संकल्पनेचे महत्त्व पटावे, त्याबाबत जनजागृती व्हावी, या उद्देशाने हा दिवस भारतात सर्वत्र साजरा करावा.

आजच्या जगात सर्वच सामाजिक मूल्यांची घसरण झाली आहे. सर्व बाबतीत धंदेवाईकपणा आणि पैशांमध्ये गुणांना मोजण्याची प्रवृत्ती या गोष्टी वैद्यकीय सेवेतसुद्धा आल्या आहेत. वैद्यकीय व्यवसायाचेही काहीसे बाजारीकरण झाले आहे. परिणामतः डॉक्टरांवरचा रुग्णांचा

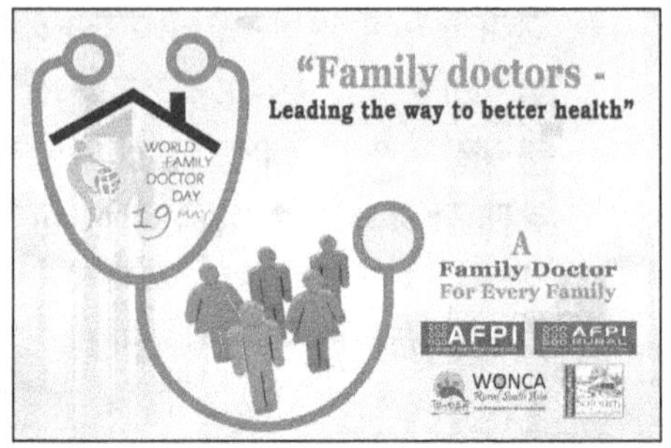

विश्वास कमी झाला आहे. त्याचप्रमाणे, आजाराबाबतची सत्य परिस्थिती समजून घेण्याची आणि डॉक्टरांनी सांगितलेला सल्ला ऐकण्याची रुग्णाची आणि त्याच्या नातेवाईकांचीही मनस्थिती नसते. डॉक्टरांना दोष देणे, गैरवर्तन करणे या गोष्टी त्यातूनच येतात. त्यामुळे रुग्ण आणि डॉक्टर यांच्यामधील दरी कमी होणे गरजेचे आहे. दोघांना एकमेकांबद्दल विश्वास वाटायला हवा. यासाठी, तसेच देशातील नागरिकांना रास्त दरात उच्च दर्जाची आरोग्यसेवा देता यावी यासाठी प्रत्येक कुटुंबाला एक फॅमिली डॉक्टर हवाच.

ल्ल्ल्ल

लेखक परिचय

डॉ. अविनाश भोंडवे

avinash.bhondwe@gmail.com

- एम.बी.बी.एस., १९८३ ए.सी.जी.पी. (HON), २०१६
- १९८४ पासून शिवाजीनगर, पुणे येथे फॅमिली डॉक्टर म्हणून कार्यरत

लेखन

- विद्यार्थीदशेत १९७५ सालापासून वृत्तपत्रीय आणि ललित लेखन
- एकूण एकोणीस पुस्तके प्रकाशित, विविध वृत्तपत्रात, मासिकात आणि नियतकालिकात ५००० पेक्षा जास्त आरोग्यविषयक लेख प्रकाशित, आरोग्य विश्लेषक म्हणून मराठी आणि इंग्रजी वृत्तवाहिन्यांवर २००० पेक्षा जास्त मुलाखती, सुमारे २५०० पेक्षा जास्त आरोग्यविषयक भाषणे आणि कार्यशाळा, तारुण्यात पदार्पण करणाऱ्या किशोरवयीन मुलांसाठी सुमारे १५०० पेक्षा अधिक कार्यशाळा.
- विविध मासिकांमध्ये एकूण ७ एकांकिका आणि २७ कथा प्रसिद्ध 'तारुण्याच्या उंबरठ्यावर' ही तारुण्यात पदार्पण करणाऱ्या किशोरवयीन मुलांसाठी दृकश्राव्य सीडी

सार्वजनिक संस्था

- राष्ट्रीय डीन- आय.एम.ए. कॉलेज ऑफ जनरल प्रॅक्टिशनर्स- (२०२१-२०२२)
- इंडियन मेडिकल असोसिएशन, महाराष्ट्र राज्य- अध्यक्ष (२०१९-२०)
- युनेस्को इंटरनॅशनल चेअर फॉर बायोएथिक्स- (२०१९-२०)
- इंडियन मेडिकल असोसिएशन, महाराष्ट्र राज्य- ज्येष्ठ उपाध्यक्ष (२०१५-१६)
- इंडियन मेडिकल असोसिएशन, पुणे शाखा- अध्यक्ष (२००८-०९)
- जनरल प्रॅक्टिशनर्स असोसिएशन, पुणे, अध्यक्ष- (२००६-०७)
- असिस्टंट गव्हर्नर, रोटरी डिस्ट्रिक्ट ३१३१- (२०१५-१६)
- रोटरी क्लब ऑफ पुणे शनिवारवाडा, अध्यक्ष (२००४-०५)
- राज्य सचिव- इंडियन मेडिकल असोसिएशन-कॉलेज ऑफ जनरल प्रॅक्टिशनर्स (२००९-१०)

पुरस्कार

- 'डॉक्टर ऑफ द इयर' पुरस्कार, जी.पी.ए.,पुणे- २०१३
- राष्ट्रीय पातळीवर सर्वोत्तम राज्य अध्यक्ष- आयएमए नॅशनल- डिसेंबर २०२०
- राज्यस्तरीय 'डॉ.सुरेश नाडकर्णी मित्र मंडळ पुरस्कार'- आय.एम.ए. महाराष्ट्र -२०१५
- पुणे मराठी ग्रंथालयातर्फे, 'ना.के.बेहेरे पुरस्कार-२०१५' 'आरोग्यातील अंधश्रद्धा' या पुस्तकासाठी
- मराठी विज्ञान परिषद, मुंबई- उत्कृष्ट लेखन पारितोषिक-२०१६- 'तारुण्यगान' या पुस्तकासाठी
- ग्रंथभारती, नागपूर- उत्कृष्ट लेखक पारितोषिक- २०१६
- उत्कृष्ट एकांकिका लेखक पुरस्कार – रोटरी क्लब एकांकिका स्पर्धा- २००३

'कोरोना वॉरिअर' पुरस्कार

- म.गांधी इंटरनॅशनल मिशन, नेपाळ; मे २०२०
- छत्रपती संभाजी राजे- शिवराज्याभिषेक सोहळा- ६ जून २०२०
- महाराष्ट्र राज्य राज्यपाल कोरोना सन्मान-१३ डिसेंबर २०२०
- सुसंगत प्रतिष्ठान- कोरोना योद्धा पुरस्कार- १६ जुलै २०२१

www.ingramcontent.com/pod-product-compliance
Lightning Source LLC
LaVergne TN
LVHW010528200726